經方淺悟

北京中医药大学中医博士
董正平／著

亲如家人的临床关怀
医者仁心的充分流露

中医古籍出版社

目录

第二章　和解剂

第三章　理气剂

第四章　和血剂

第五章　温剂补剂

第六章　清剂润剂

第七章　寒热补泻并用剂

中篇・合方策略

第一章　治三阳经表之方——葛根汤、小柴胡汤合方

第二章　疗气滞痰阻之证
——四逆散、半夏厚朴汤合方

第三章　基于“调寒热、畅气机”治法
——半夏泻心汤、葛根芩连汤、半夏厚朴汤合方

第四章　基于“调寒热、畅气机”治法
—— 半夏泻心汤、四逆散合方

第五章　太阳经气不利与水液运行障碍
——麻黄汤、五苓散合方

第六章　太阳经气不利与水液运行障碍
——葛根汤、五苓散合方

第七章　少阳气机不利与血、水运行障碍
——小柴胡汤、五苓散合方

第八章　少阳气机不利与血、水运行障碍——小柴胡汤、猪苓汤合方

第九章　少阳气机不利与血、水运行障碍——小柴胡汤、桂枝茯苓丸合方

第十章　少阳气机不利与血、水运行障碍
——小柴胡汤、麻黄连翘赤小豆汤合方

第十一章　少阳气机不利与血、水运行障碍
——大柴胡汤、桂枝茯苓丸、五苓散合方

第十二章　治疗气滞、血瘀、水停的奇妙组合
——四逆散、当归芍药散、桂枝茯苓丸合方

第十三章　治疗气虚、血瘀、水停的常用组合——防己黄芪汤、当归芍药散合方

第十四章　阳气与水饮（痰饮）——苓桂术甘汤、枳实薤白桂枝汤合方

第十五章　阳气与水饮（痰饮）
——苓桂术甘汤、半夏白术天麻汤合方

下篇·讲座实录与医学随笔

第一章　讲座实录

第二章　医学随笔

推荐序

我的书不请人写序，我也不给别人的书写序。因为序总是以赞誉为主，而现在的书值得赞誉的不多，为了避免谬赞，不写序比较稳妥。

为正平的书写序，算是破例了，也没有破例，为值得赞誉的书写序不算谬赞，我认为正平其人、其书，都值得赞誉。

我主要的工作是教《伤寒论》，看肾病。我是专业的老师，业余的医生。我认为这是中医比较好的一种状态，就是不要让自己处在一种急功近利的状态。专业的老师，就是要教好书，这是没有什么功利可言的工作；业余的医生，就是看病是我的兴趣，但不是为了挣钱，这样也就避免了将医学太过功利化。我这么告诉我的学生，他们很赞同我的想法，正平不仅赞同，也想这么做，而且真这么做了，所以，我们是师生，更是知音。

我认为，要学好中医，首先要热爱中医。这种爱是发自内心的，就是学中医会很高兴，很快乐，无怨无悔，乐此不疲。其次要静下心，不为名利所困。有了这两条，学中医也不会太难。我的学生就是这样的一群人，正平就是典型的代表。我教学生的方法很简单，就是熟读《内经》，背会《伤寒论》《金匮要略》和《温病条辨》，跟着我看病。我的学生对经典比较熟，看病比较好，无疑，正平这方面也做得很出色。

现在是中医处境最困难的阶段，中医赖以生存的环境不复存在，连语言文字都已经变了，中医对现代人类而言完全是陌生概念，所以，从整体而言，中医的振兴不太可能。但这对于那些心无旁骛，笃志于中医，始终立足于经典和临床的小众而言，无疑又是最好的机遇。当大众都读不懂经典，也不屑于读经典，疗效不能保障的时候，这些坚持读经典，坚持临床，疗效较好的小众就成了稀缺资源，而正平就是这个小众中的一分子，在哪里都能很快打开局面，受到学生和病人的欢迎。

关于立言，有人认为不能太早，而且要很慎重，因为有些名家不留文字。有感而发，有得之言，所见所闻，所历所事，都能给人们有所启迪，这就很有意义了，何必非要等到老了才写呢？大家看看正平的书，一定会有收获的。青出于蓝而胜于蓝，这是基本规律，张仲景可比他的老师张伯祖胜出太多。

我认为，不想背《伤寒论》就别说想学中医，学不好《伤寒论》是不可能成为名医的。正平的《伤寒论》学得不错。

是可以为序吗？大家定夺吧！

北京中医药大学博士生导师　肖相如

2017年5月26日星期五于北京

自序

余幼遵父命，读诵医书。早年应诊，以时方为主。乙酉年（2005年），始痛下决心，由巧返拙，笃志于仲景之学。戊子年（2008年），遇一同道，专以《伤寒论》方治病，多奇效。问之，曰：“尔有千万方，我只百十二；病有千万证，不出百十二。”其言似狭隘，细思忖之，有至理存焉！自此，余临床应诊，皆以仲景经方为主，或用原方，或略损益。守拙至今，已七载矣。期间，读仲景、用经方，苦乐得失，非同道中人不能体会。

今以近年临证之积累，参以古今明贤之说，而成一编。陈修园曰：“经方愈读愈有味，愈用愈神奇，凡日间临证立方，至晚间一一于经方查对，必别有神悟。”“神悟”非吾所能，“浅悟”庶几可乎，遂名其书曰《经方浅悟》。就教于海内方家。

董正平

丁酉年六月（2017年8月）

前言

笔者应学生邀请，自2013年至2016年，每1-2周进行一次“经方讲座”，连续达3年之久（注：自2016年9月起，“经方讲座”更名为“《伤寒论》师承课堂”，授课形式、内容都有了较大的变化）。其初衷是：普及经方医学的理念和方法，提高学生临床诊治疾病的能力。从听众的反馈来看，已初见成效。由于本课程的开展，笔者对以往的临床和治学进行了一些总结，本书的初稿即得益于这段时间的积累。

本书分上、中、下三篇：上篇“单方化裁”，收录经方24首；中篇“合方策略”，收录经方合方15组；下篇“讲座实录与医学随笔”，收录讲座实录4篇、医学随笔14篇。

上篇、中篇：每方（合方）由“经方故事”“临床体悟”“方证”“现代临床应用与药理研究”四部分组成，中篇有部分内容没有“方证”“现代临床应用与药理研究”。

“经方故事”：全书共收录医案100余则。绝大多数为笔者临床所治医案，极少数为师友所治医案（笔者亲见）；绝大多数为验案，也有少数败案（供读者借鉴）。为了提高本书的可读性，在写作的时候，某些医案有情节描写，都是源于当时的现实情境；而某些医案，因为没有特殊情节，所以记录相对简单。此外，为了给读者一个相对全面的认识，在临床常见病之后，附有治疗该病证的常用经方；限于篇幅，笔者只列举了方名，未加以阐述。望读者见谅。

“临床体悟”：首列古今名医方论，次列笔者临床体会。

“方证”：分“组成和用法”“加减变化”“原文荟萃”。注：“原文荟萃”部分，在每则条文后面注明了本条在《伤寒论》或《金匮要略》原文中位置，如“（伤寒12）”，说明这条是《伤寒论》原文第12条。如“（金匮九·5）”，说明这条是《金匮要略》原文第九篇下面的第5条。这样标注便于读者查阅原文。

“现代临床应用与药理研究”：分“现代常用剂量、用法”“功用”“主治”“使用注意”“现代疾病”“药理研究”六方面加以介绍。笔者提示，“现代疾病”和“药理研究”两部分内容，对临床具有一定的参考价值（在编写时，尽量遵循全面收集资料的原则）；但在临床使用经方时，依然要以中医经方医学的理论为指导。

下篇：介绍了笔者对《大医精诚》的理解，为什么走上经方之路，经方治学的方法，以及从医过程中的体会等。

本书在写作过程中，承蒙笔者业师、北京中医药大学肖相如教授指导和审订。如果没有老师的鼓励、鞭策和支持，绝不会有本书的面世。在此谨表衷心谢意！

感谢单位领导，因为领导的鼓励和支持，笔者才有锻炼的机会，动笔的勇气，和成书的信心。感谢每一位参与“经方讲座”的同学，是你们的热情、信任和付出，才有了见证我们共同成长的课堂。感谢中华医学会医学教育分会、中国高等教育学会医学教育专业委员会医学教育研究课题的资助。

限于笔者的水平，加之时间仓促，书中难免漏误之处，还望高明指正。

作者

2017年8月

上篇

单方化裁

第一章　解表剂

第一节　群方之魁——桂枝汤

一、经方故事

吃螃蟹引起的胃疼

2010年的夏天，我在北京中医药大学读博士。某日，在出版社工作的朋友带了一位病人来学校找我求治，当时就诊的地方是宿舍楼下的接待室。

这位20多岁的女孩坐在沙发上，面色白中泛青，双手护着胃脘部。患者胃痛，伴有恶心，大便不成形，舌淡苔薄白，脉弦略紧，触诊双手发凉。追问病史，她说可能是1周前吃螃蟹引起。考虑为中焦虚寒、饮食不当所致胃痛。当即让病人俯卧，为其点后背督脉上的至阳穴，2-3分钟后，患者胃痛缓解。

随后为她开了桂枝汤合良附丸加味：桂枝10g，生白芍10g，生姜10g，大枣15g，炙甘草8g，高良姜10g，香附8g，苏梗10g。4副。

除去姜枣之外，一共才6味药。当时，朋友很是诧异："胃疼这么厉害，这点药行么？"我说："试试看吧，应该没问题。"

患者服药后，胃痛即止，后来又找我调理了两次。

临证用方拓展
治疗胃痛的常用经方：

四逆散，半夏泻心汤，理中汤，黄芪建中汤，黄土汤，苓桂术甘汤，旋覆代赭汤，芍药甘草汤，麦门冬汤，大柴胡汤，小陷胸汤，下瘀血汤，乌梅丸。

恼人的荨麻疹

这是2011年秋天我在北京坐诊时治疗的一则案例：一位33岁的女士，全身起淡红色荨麻疹已1周，此起彼伏，非常恼人。到某医院输液3天，同时服抗过敏药，不愈。

自述盖上毛毯，全身温暖后皮疹则消退，而出汗后吹风则加重。舌质淡，苔薄白，脉弱。

考虑为气虚、营卫不和所致，用桂枝汤加黄芪治疗：桂枝10g，生白芍10g，生姜20g，大枣15g，炙甘草8g，生黄芪30g，姜衣6g。

服药5副而愈。随访半年，未再复发。

临证用方拓展
治疗荨麻疹的常用经方：

麻黄汤类方（麻黄汤、葛根汤、麻黄加术汤），桂枝汤类方（桂枝汤、黄芪桂枝五物汤、当归四逆汤、桂枝加葛根汤、桂枝加龙骨牡蛎汤、桂枝新加汤、桂枝加附子汤、桂枝加黄芪汤、桂枝加大黄汤），麻桂合剂（桂枝二麻黄一汤、桂麻各半汤、桂枝二越婢一汤），麻杏甘石汤，麻黄连翘赤小豆汤，防己黄芪汤，小青龙汤，白虎汤类方（白虎汤、白虎加人参汤），柴胡剂（小柴胡汤、大柴胡汤、四逆散），理中汤、建中汤类方（理中汤、桂枝人参汤、小建中汤、黄芪建中汤），半夏泻心汤，茵陈蒿汤，薯蓣丸，五苓散，麻黄附子细辛汤，乌梅丸，桂枝茯苓丸。

“脉促、胸闷”的女孩

2008年夏，我在安徽曾治疗一位13岁的女孩，感冒1周，未曾治疗，3天前出现前胸微微发闷，呼吸略有不利感，近2天症状进一步加重。女孩的母亲很是焦急，遂带来就诊。

我见病人面色偏于淡白，体型偏于瘦弱，舌质淡，苔薄白，脉紧略有促急感。就想到了《伤寒论》的条文：“太阳病，下之后，脉促胸满者，桂枝去芍药汤主之。”遂开方如下：桂枝10g，炙甘草8g，生姜15g，大枣15g。

服药4副，所有症状消失。女孩由此产生了跟我学医的想法，可惜我后来回北中医读博士，从此就失去了联系。

定时腹痛的小朋友

2010年暑假，应朋友相邀，我到广东惠州游玩，顺便给大家看看病。记得当时有一大批公安系统的患者来找我看病，后来我才得知，原来是L大姐此前做了大力宣传。

记得在当年春季，通过朋友介绍，L大姐打电话来咨询，病人是她7.5岁的女儿。患儿4个月前感冒，经治疗，感冒症状缓解，却出现每天早上起床后腹痛，持续半小时，然后自行缓解，余无明显不适。B超发现肠系膜淋巴结肿大，伴有颈部、腹股沟淋巴结肿大。曾到广州、深圳多家大医院诊治，均无确效。舌象照片：舌质暗尖边略红，舌下脉络粗大，苔薄白。

患儿主症符合“腹满时痛”的特点，再结合舌质瘀象明显，遂考虑为太阴脾虚兼瘀，处方（桂枝加芍药汤合桂枝茯苓丸加味）：桂枝8g，生白芍15g，炙甘草6g，茯苓10g，桃仁4g，丹皮4g，赤芍4g，生牡蛎15g，夏枯草10g，生姜3片，大枣6枚。

喝药3副，腹痛即消失，继服4副后，B超复查正常。

笔者注：本方为桂枝加芍药汤合桂枝茯苓丸，应属合方的范畴，因后文“合方策略”部分没有安排桂枝汤合方的相关内容，故列于此。另，行医日久，越加谨慎，现在，我已经极少远程给患者诊病、开药了。

临证用方拓展
治疗腹痛的常用经方：

和解剂（小柴胡汤去黄芩加芍药、四逆散、黄连汤），通腑剂（大承气汤、大陷胸汤），表里双解剂（大柴胡汤、厚朴七物汤、乌头桂枝汤、桂枝加芍药汤、桂枝加大黄汤），活血逐瘀剂（枳实芍药散、红蓝花酒、桂枝茯苓丸、桃核承气汤、抵当汤、大黄牡丹皮汤、下瘀血汤），温阳剂（理中汤、附子粳米汤、真武汤、大乌头煎），建中剂（小建中汤、黄芪建中汤），温经补血剂（温经汤、当归生姜羊肉汤）。

清涕直流的大叔

W大叔今年65岁，由儿子陪同前来就诊。

自述近2年来，每晚夜间醒来，则清涕直流，稍受风寒也发，伴鼻痒、喷嚏、汗出。每次都流清涕，质稀如水，量甚大，手巾不能离手。纳佳，夜尿2–3次，大便2天1次，畅。口干不苦。舌略嫩红，苔薄。脉寸关弦涩，左尺偏弱，右尺略浮。长期血尿2+。

初诊时，考虑为肾阳不足、外受风寒，处予肾气丸、桂枝汤、麻黄附子细辛汤合方加川芎、白芷，6副。

患者服药后，效不显。反思首诊处方用药太杂，力量不专。应先补肺脏之阳气，兼以散寒通窍。

二诊处方（桂枝汤、甘草干姜汤、玉屏风散合方）：干姜10g，炙甘草10g，桂枝10g，白芍10g，苍耳子8g，辛夷花8g（包），生黄芪20g，防风10g，生白术10g，苍术10g，大枣15g。

服药6副后，诸症大减。上方加生姜10g，制附子3g，巴戟天10g，淫羊藿10g，继服6副。后未再复诊。

患者3个月后，再次来诊。自述停药后，效果一直保持良好。近1周，因过度劳累，前症复作，病情比以前轻。继以上方6副，后未再复诊。

临证用方拓展
治疗鼻炎的常用经方：

桂枝汤，桂枝加黄芪汤，麻黄汤，葛根汤，小青龙汤，麻杏甘石汤，小柴胡汤，麻黄连翘赤小豆汤，五苓散，苓桂术甘汤合苓甘五味姜辛汤，桔梗汤，葶苈大枣泻肺汤，甘草干姜汤，薯蓣丸，防己黄芪汤，金匮肾气丸合麻黄附子细辛汤，麦门冬汤，百合地黄汤，当归贝母苦参丸。

二、临床体悟

（一）名医方论

清·吴谦：名曰桂枝汤者，君以桂枝也。桂枝辛温，辛能发散，温通卫阳；芍药酸寒，酸能收敛，寒走阴营。桂枝君芍药，是于发汗中寓敛汗之旨；芍药臣桂枝，是于和营中有调卫之功。生姜之辛，佐桂枝以解表；大枣之甘，佐芍药以和中。甘草甘平，有安内攘外之能，用以调和中气，即以调和表里，且以调和诸药。以桂、芍之相须，姜、枣之相得，借甘草之调和，阳表阴里，气卫血营，并行而不悖，是刚柔相济以相和也。而精义在服后须臾啜稀粥以助药力。盖谷气内充，不但易为酿汗，更使已入之邪不能少留，将来之邪不得复入也。又妙在温覆令一时许，漐漐微似有汗，是授人以微汗之法也。(《医宗金鉴・订正伤寒论注》)

(二) 理法探讨

桂枝汤是《伤寒论》第一方，被后世称为“群方之魁”“和方之祖”。本方由桂枝、芍药、炙甘草、生姜、大枣5味药物组成，其功效有以下三个方面特点：(1) 调和营卫，发汗又止汗；(2) 调和阴阳，解表又治里；(3) 调和脾胃，固护后天之本。

本方为太阳中风证的主方，其主症为“头痛发热，汗出恶风，脉浮缓”。在辨证的时候，历代医家非常强调：“有汗”才能用桂枝汤。临床体会，本方所治“有汗”，可以是明显的汗出，也可以是不太明显的汗出。明显的汗出，肉眼就能看到；不太明显的汗出，肉眼可能看不到，需要结合触诊——医生用手去接触患者的皮肤，去感受其潮湿润滑感。此外，笔者在使用本方时，还会触诊患者的双手，患者双手发凉也是使用本方的一个佐证。

值得注意的是，有不少“虚性”“寒性”皮肤病都可以使用本方来治疗。这类病人，常常因为汗出后受风而加重，表现为明显的得温则减，遇寒则重。偏于气虚者，加黄芪；偏于表寒郁闭者，加麻黄。在治疗荨麻疹时，本方使用频率较高，笔者常常会加入一味姜皮以提高疗效（笔者家传验方：生姜皮适量，开水泡服，治疗荨麻疹，疗效甚佳）。

虚寒性鼻病也可使用本方化裁治疗，其临床特点为：微受风寒即鼻塞、鼻痒、喷嚏、鼻涕，往往是大量的清鼻涕。此时，可以合用玉屏风散以益气固表，也可加入甘草干姜汤以温肺摄涕。

在脾胃虚弱证中，笔者也常常使用本方加味治疗。如果患者除了疲乏，胃脘隐痛，纳少，便溏等脾虚症状之外，又有汗出恶风等表现，使用本方加味是最合适的。此时，可以视患者具体情况进行加味：脾气虚，可以合四君子汤；脾阳虚，可以合理中汤。若是以寒邪侵犯脾胃为主，脾虚为次，此时，则可以合用温胃散寒的药物，如良附丸、川椒、小茴香之类。

《金匮要略》使用本方加龙骨、牡蛎（桂枝加龙骨牡蛎汤），治疗阴阳两虚之“男子遗精”“女子梦交”。本方具有调补、调和阴阳的作用，在治疗虚损性内伤杂病的时候，多加味或合方使用。

南京黄煌教授提出的“桂枝体质”，总结出这类人群的特点为“肤色白而缺乏光泽，皮肤湿润而不干燥，口唇暗淡而不鲜红，体型偏瘦者多，肌肉比较坚紧，一般无浮肿，腹部平，腹部肌肉较硬而缺乏底力，如同鼓皮，严重者腹部扁平而两腹直肌拘急”。可以作为我们临床使用本方的参考。

此外，关于本方的归类，历来多有争论，一般将其归于“解表剂”，但有人认为本方属“和解剂”，也有人认为本方属“补益剂”。笔者认为，如果从本方的方后注来看，显然，本方应属于“解表剂”。但如前文所述，本方主治广泛，功效卓著，非“解表”二字所能统括。只有全面掌握本方的主治特点，才能更好地运用于临床。

又，北宋时期，庞安时在《伤寒总病论》“叙论”中说：“桂枝汤……自江淮间地偏暖处，惟冬及春可行之。自春末及夏至以前，桂枝、麻黄、青龙内宜加黄芩也。自夏至以后，桂枝内故须随证增加知母、大青、石膏、升麻等辈取汗也。”朱肱在《类证活人书》中也有类似说法：“自春末及夏至以前，桂枝证可加黄芩半两；夏至后，有桂枝证，可加知母一两、石膏二两，或加升麻半两。”

同样以桂枝汤为例，民国曹颖甫在上海行医，地域当属“江淮间”，而《经方实验录》中却记载了大量用桂枝汤原方治愈的夏日外感病案。并且，曹颖甫还强调："近日，桂枝汤方独于夏令为宜也"，其解释是"大约夏令汗液大泄，毛孔大开，开窗而卧，外风中其毛孔，即病中风，于是有发热自汗之证。"可见，桂枝汤在"江淮间"只适应于冬季和春季，其他季节则需要加入寒凉药的说法是没有事实根据的。

这个问题的关键在于：中医治病必须视病人具体证候来立法处方，而不应仅凭发病的季节和地域来加减用药。庞、朱两家笼统地以季节和地域为凭，在辛温解表方中盲目加入寒凉药，实际上是对中医"辨证论治"的模糊化。这种做法可以说是"外感病滥用寒凉"的发端。

三、桂枝汤方证

1. 原文组成和用法

桂枝三两（去皮） 芍药三两 甘草二两（炙） 生姜三两（切） 大枣十二枚（擘）

上五味，㕮咀三味，以水七升，微火煮取三升，去滓，适寒温，服一升。服已须臾，啜热稀粥一升余，以助药力，温覆令一时许，遍身漐漐微似有汗者益佳，不可令如水流漓，病必不除。若一服汗出病瘥，停后服，不必尽剂；若不汗，更服依前法；又不汗，后服小促其间，半日许令三服尽。若病重者，一日一夜服，周时观之，服一剂尽，病症犹在者，复作服；若汗不出，乃服至二、三剂。

2. 加减变化

（1）原文

加葛根，为桂枝加葛根汤，治疗项背不舒，疹发不透；加厚朴、杏仁，为桂枝加厚朴杏子汤，治疗宿有喘疾，复感风寒；加附子，治疗阳虚漏汗；去芍药，治疗胸阳虚所致脉促胸闷（若阳虚较重，再加附子）；加芍药、生姜、人参（桂枝新加汤），治疗气血不足所致身痛；加芍药（桂枝加芍药汤），治疗脾虚致腹满时痛（若兼有胃热肠燥，再加大黄）；加桂枝（桂枝加桂汤），治疗心阳虚弱的奔豚病；倍芍药加饴糖，为小建中汤，治疗心悸，腹中痛等；加龙骨、牡蛎（桂枝加龙骨牡蛎汤），治疗"男子遗精""女子梦交"。

（2）后世发挥

庞安时、朱肱等认为：地处南方或时值夏天，使用桂枝汤，应加黄芩、知母、石膏、升麻等寒凉药。此法不仅不足为凭，且流弊甚大，详见前文"临床体悟"所述。

《伤寒集验》：加白茯苓、人参，治汗吐下后胃虚而哕，怫郁面赤；去大枣，加附子、红花，治妇人伤寒表虚，自汗身凉，四肢拘急，脉沉而迟，太阳标病，少阴本病，经水适断；加红花，治妇人伤寒发热恶寒，四肢拘急，口燥舌干，经脉凝滞，不得往来。

《方剂学》：恶风寒较甚者，加防风、荆芥、淡豆豉疏散风寒；体质虚者，加黄芪益气；兼见咳喘者，加杏仁、苏子、桔梗宣肺止咳平喘，兼痰咳，合二陈汤。

3. 原文荟萃

（1）太阳中风，阳浮而阴弱，阳浮者，热自发；阴弱者，汗自出。啬啬恶寒，淅淅恶风，翕翕发热，鼻鸣干呕者，桂枝汤主之。（伤寒12）

（2）太阳病，头痛、发热、汗出、恶风，桂枝汤主之。（伤寒13）

（3）太阳病，下之后，其气上冲者，可与桂枝汤，方用前法；若不上冲者，不得与之。（伤寒15）

（4）太阳病，初服桂枝汤，反烦，不解者，先刺风池、风府，却与桂枝汤则愈。（伤寒24）

（5）服桂枝汤，大汗出，脉洪大者，与桂枝汤，如前法。若形似疟，一日再发者，汗出必解，宜桂枝二麻黄一汤。（伤寒25）

（6）太阳病，外证未解，脉浮弱者，当以汗解，宜桂枝汤。（伤寒42）

（7）太阳病，外证未解，不可下也，下之为逆；欲解外者，宜桂枝汤。（伤寒44）

（8）太阳病，先发汗不解，而复下之，脉浮者不愈。浮为在外，而反下之，故令不愈。今脉浮，故在外，当须解外则愈，宜桂枝汤。（伤寒45）

（9）病常自汗出者，此为荣气和。荣气和者，外不谐，以卫气不共荣气谐和故尔。以荣行脉中，卫行脉外。复发其汗，荣卫和则愈，宜桂枝汤。（伤寒53）

（10）病患脏无他病，时发热，自汗出，而不愈者，此卫气不和也。先其时发汗则愈，宜桂枝汤。（伤寒54）

（11）伤寒不大便六七日，头痛有热者，与承气汤；其小便清者，知不在里，仍在表也，当须发汗；若头痛者必衄，宜桂枝汤。（伤寒56）

（12）伤寒发汗已解，半日许复烦，脉浮数者，可更发汗，宜桂枝汤。（伤寒57）

（13）伤寒，医下之，续得下利清谷不止，身疼痛者，急当救里；后身疼痛，清便自调者，急当救表，救里宜四逆汤，救表宜桂枝汤。（伤寒91）

（14）太阳病，发热、汗出者，此为荣弱卫强，故使汗出。欲救邪风者，宜桂枝汤。（伤寒95）

（15）伤寒大下后复发汗，心下痞、恶寒者，表未解也。不可攻痞，当先解表，表解乃可攻痞；解表宜桂枝汤，攻痞宜大黄黄连泻心汤。（伤寒164）

（16）阳明病，脉迟、汗出多、微恶寒者，表未解也，可发汗，宜桂枝汤。（伤寒234）

（17）病人烦热，汗出则解；又如疟状，日晡所发热者，属阳明也。脉

实者，宜下之；脉浮虚者，宜发汗。下之宜大承气汤，发汗宜桂枝汤。（伤寒240）

（18）太阴病，脉浮者，可发汗，宜桂枝汤。（伤寒276）

（19）下利腹胀满，身体疼痛者，先温其里，乃攻其表；温里宜四逆汤，攻表宜桂枝汤。（伤寒272）

（20）吐利止而身痛不休者，当消息和解其外，宜桂枝汤小和之。（伤寒387）

（21）师曰：妇人得平脉，阴脉小弱，其人渴，不能食，无寒热，名妊娠，桂枝汤主之……。（金匮二十·1）

（22）产后风，续之数十日不解，头微痛，恶寒，时时有热，心下满，干呕，汗出，虽久，阳旦证续在者，可与阳旦汤，即桂枝汤。（金匮二十一·8）

四、桂枝汤现代临床应用与药理研究

1. 现代常用剂量、用法

桂枝9g，芍药9g，炙甘草6g，生姜9g，大枣3枚。水煎2次，早晚各温服一次。用于外感病，可以根据病情，参照原文用法，比如喝热粥辅助发汗，增加服药剂量和次数等。

2. 功用

解肌发表，调和营卫。

3. 主治

外感风寒表虚证。恶风发热，汗出头痛，鼻塞，干呕，苔白不渴，脉浮缓或浮弱。

4. 使用注意

(1)忌口:禁生冷、黏滑、肉面、五辛、酒酪、臭恶等物;

(2)太阳伤寒证禁用桂枝汤;

(3)以酒客为例,提示内蕴湿热者禁用桂枝汤;

(4)里热盛者禁用桂枝汤。

5. 现代疾病

(1)内科疾病:体虚感冒,空调病,哮喘;心功能不全,心肌炎,高血压性心肌病,心脏神经官能症,心脏瓣膜病,心律失常,低血压,冠心病;慢性胃炎,肠炎,胃溃疡,胃神经官能症,肠易激综合征,胃癌晚期,便秘;肋间神经痛,糖尿病周围神经病变,顽固性失眠,慢性疲劳综合征;遗尿,慢性肾衰;过敏性紫癜,白细胞减少症;恶性淋巴瘤,营养不良,自汗盗汗;风湿,类风湿;肿瘤放、化疗后手足综合征;

(2)外科疾病:颈椎病,肩周炎,骨垢炎,腰肌劳损,坐骨神经痛,骨关节周围炎,骨质疏松;

(3)妇产科疾病:痛经,滑胎,妊娠反应,产后发热,更年期综合征;

(4)儿科疾病:小儿厌食症,小儿遗尿,小儿夜游症;

(5)五官科疾病:过敏性鼻炎,急慢性鼻窦炎,地图舌,美尼尔病;

(6)皮肤病:荨麻疹,过敏性水肿,皮肤瘙痒症,冬季皮炎,接触性皮炎,痤疮,皮肤感染,汗证,慢性肾衰皮肤病变,冻疮,银屑病。

6. 药理研究

双向调节作用(对汗腺分泌、体温、血压、肠蠕动、免疫功能),解热,抗炎,抗病毒,抗菌,抗过敏,抗惊厥,镇痛镇静,降低血糖,对糖尿病心肌损伤的改善和防治,调节高脂血症,改善心肌缺血后心功能,扩张血管,健胃,增强肾上腺皮质功能等。

第二节 治太阳、阳明之方——葛根汤

一、经方故事

躺下就鼻塞的女生

这位21岁的女生患鼻炎多年，她告诉我：不管是白天还是晚上，只要一躺下，就会鼻塞，平躺一段时间，背部温暖之后，则能擤出鼻涕，鼻塞随之缓解。平时如果受凉，鼻塞亦发。

鼻内有痰感，后脑勺发闷，背部拘紧、怕冷。舌略暗红，尖红，齿痕，苔薄黄。口干，欲饮水，饮不多。纳可，眠可。右脉略显紧数，左脉略虚涩。

考虑为太阳阳明经输不利，兼有郁热，处方：葛根15g，生麻黄4g，桂枝6g，生白芍6g，生甘草3g，川芎4g，辛夷花8g，干姜3g，生石膏10g，大枣15g。

服前方6副，鼻塞明显好转，呼吸较畅，后背已不凉。嘱患者常服葱姜红糖水以维持疗效。

临证用方拓展
治疗鼻炎的常用经方：

参阅前文“桂枝汤”。

远程诊治的二例家人腹泻

（一）

2006年秋，我在北京中医药大学上学。

一个周末，我在教学楼用公用电话给家里打电话。母亲在电话里告诉我：3天前外出做客，吃饭时，喝了几杯啤酒，回家途中又感受风寒。当晚出现肠鸣、腹泻，已经吃了氟哌酸、十滴水等药，效果不明显。肚子现在仍然咕噜咕噜地响，大便像水一样稀，略带腥味，肚子胀，不疼。身上怕冷，没有汗，浑身疼，腰背部尤其厉害，偶尔恶心，吐酸水。

听完母亲的描述，我考虑为太阳阳明合病之“下利”，处方（葛根汤加半夏、黄连）：葛根20g，生麻黄8g，桂枝8g，生白芍8g，生甘草6g，姜半夏8g，黄连6g，生姜4片，大枣4枚。

服药1副，腹泻、恶寒、身痛等症大为减轻，再服1副，病遂愈。母亲对本方疗效的描述是：如刺在肉中，服药后，就像立刻将刺拔出来了一样。

（二）

2007年冬，堂弟（1岁10个月）感冒1周，经西医输液治疗5天，输液第2天开始，出现纳差，肠鸣，腹泻，大便呈水样，大便后用手纸擦肛门，发现纸上带血。家人甚为担忧。所以打电话来让我开个方子。

得知堂弟患病以来，怕冷，鼻塞，鼻涕多，色白而黏，不发热，手脚不温。我考虑为太阳阳明合病之“下利”，兼有太阴虚寒，处方（葛根汤加炮姜、炒白术）：煨葛根10g，生麻黄3g，桂枝6g，生白芍6g，生甘草3g，炮姜4g，炒白术4g，生姜4片，大枣4枚。

服药3副，病即愈。

临证用方拓展

治疗腹泻的常用经方：

葛根汤，吴茱萸汤；葛根黄芩黄连汤，黄芩汤，白头翁汤；大小承气汤，大柴胡汤；五苓散，猪苓汤；四逆汤，真武汤，理中汤，桂枝人参汤；半夏泻心汤，生姜泻心汤，甘草泻心汤，乌梅丸；四逆散；赤石脂禹余粮汤，桃花汤。

二、临床体悟

（一）名医方论

明·方有执：麻黄散太阳之表，葛根解阳明之肌，桂枝主营卫之和，姜、枣健脾胃之弱，甘草者，和中之国老，芍药者，缓中而佐使。夫如是而经中之邪散，则胃中之正回，不分清者自分清，不显治者而治在其中矣。（《伤寒论条辨》）

（二）理法探讨

葛根汤在《伤寒论》《金匮要略》里均有记述，由桂枝汤加葛根、麻黄组成，具有解表发汗，生津舒筋的作用。

在经方原文中，主要治疗太阳病“项背强几几，无汗恶风”和“无汗而小便反少，气上冲胸，口噤不得语，欲作刚痉”，以及太阳与阳明合病“必自下利”。由此，现代临床多用于治疗颈椎病（本方治疗此病为大家所熟知，所以“经方故事”部分没有选取这方面的案例）、肩周炎、面瘫、咀嚼肌痉挛、腹泻等病证。

关于本方治疗“项背强几几”“刚痉”，历代争议不大；关于太阳与阳明合病之“下利”，《千金翼方》及《明赵开美翻刻宋版伤寒论》均认为有两种说法：⑴ 使用本方治疗；⑵ 使用葛根芩连汤治疗。丁光迪教授1987年曾在《国医论坛》发表文章，认为应该用葛根芩连汤，而非葛根汤。

关于葛根汤治太阳与阳明合病之“下利”的机理，古代医家也有不少解释，兹不赘述。

细读《金匮要略》所载，本方可以治疗伴见“无汗而小便反少”的“欲作刚痉”。“无汗而小便反少”的病机应该是：外寒束缚太阳经表，腠理闭塞，故“无汗”；太阳在表之经气不利，影响在里之太阳腑（膀胱）的气化功能失常，故“小便反少”。

笔者认为，既然“无汗而小便反少”，水液外排的通道受阻，则水邪内蓄，就可能渗于肠道，出现腹泻。而葛根汤重点在于解表邪、开腠理，进一步恢复全身的气化功能。腹泻得愈，只是全身气化功能恢复的一项表现。我想，这也许就是后世所谓逆流挽舟治疗腹泻的机理吧。

值得注意的是，因为葛根汤可以外解太阳、阳明经之邪，使表气舒畅，人体气血津液得以周流，因此具有提神的功效。笔者曾经治疗一位以“注意力难以集中”为主诉的女生，辨证属太阳、阳明、少阳经气不利，以葛根汤合小柴胡汤治疗，效果甚佳，详见后文“合方策略”的相关内容。

另外，据南京黄煌教授经验，本方可用于治疗寒湿闭塞所导致的闭经（西医诊断可能是多囊卵巢综合征），本人曾试用过几例，效果欠佳，不知是因为辨证不够准确，还是剂量或化裁不当。

笔者体会，临床上，不管是外感、内伤，很多病证都存在表气闭塞的病机，而本方能开太阳、阳明经表之气，所以常常有其使用的机会。

关于本方的煎法，原文提出“先煮麻黄、葛根”“去白沫”，笔者曾亲自试验，先煎麻黄、葛根，但并没有发现“白沫”，后来，二药也就不先煎了。

附：关于葛根汤解阳明之邪的争论

明·许宏、方有执，清·魏念庭等都明确指出，葛根“行于阳明之经”“解阳明之肌”“阳明发汗之药”等。（《金镜内台方议》《伤寒论条辨》《金匮要略方论本义》）

清·柯琴则对葛根入阳明经提出质疑：“要知葛根……，然惟表实里虚者宜之。胃家实者，非所宜也。故仲景于阳明经中不用葛根，东垣用药分经不列于太阳而列于阳明，易老云‘未入阳明者不可服’，皆未知此义。”（《伤寒来苏集·伤寒附翼》）清·王子接也指出：“故仲景治太阳病未入阳明者，用以驱邪，断入阳明之路。若阳明正病中，未尝有葛根之方。东垣、易老谓葛根是阳明经主药，误矣。”（《绛雪园古方选注》）

可见，关于葛根汤能否“主阳明”的争论，主要集中在葛根这味药上。

关于葛根，《本经》载：“葛根，味甘平。主消渴，身大热，呕吐，诸痹，起阴气，解诸毒。”张元素在《珍珠囊》载“葛根，甘，纯阳，止渴，升阳，解酒毒，阳明经之本药也”，其在《脏腑标本药式·胃》述及“解肌，阳明主肌肉，邪入肌肉，已不在表，故用解不用发，升麻、葛根、豆豉”；在《医学启源》则强调：“葛根，气平味甘，除脾胃虚热而止渴，又能解酒之毒，通行足阳明之经。”

《东垣试效方》载“葛根甘平，治脾胃虚弱而渴，除胃热，善解酒毒，通行足阳明经之药。”

综上，张元素、李东垣称葛根“阳明经药”，原因有二：(1)“除脾胃虚热而止渴”，“除胃热”；(2)“解肌，阳明主肌肉”。所以，二者所谓“阳明”是指足阳明胃之经、腑。而非《伤寒论》特指以“胃家实”为主要病机的“阳明病”。

笔者认为，张、李师徒二人所强调的葛根为“阳明经药”，还是有其临床指导价值的。首先，不管是外感病还是内伤病过程中，如果出现胃肠有热、口渴、腹泻，即可以考虑使用葛根；其次，凡全身肌肉灼热、拘急、疼痛等症，以及胃经、大肠经所循行的部位的所有不适（如鼻干、眼涩，前额疼痛、咬肌痉挛疼痛，乳房、胸脯、大腿、小腿疼痛），也都可以考虑使用葛根。

三、葛根汤方证

1. 原文组成和用法

葛根四两　麻黄三两（去节）　桂枝二两（去皮）　生姜三两（切）　甘草二两（炙）　芍药二两　大枣十二枚（擘）。

上七味，以水一斗，先煮麻黄、葛根，减二升，去白沫，内诸药，煮取三升，去滓，温服一升，覆取微似汗，余如桂枝法将息及禁忌。

2. 加减变化

（1）原文

加半夏，为葛根加半夏汤，治疗太阳阳明合病，但呕者。

（2）后世发挥

《黄煌经方使用手册》：闭经或月经后期，浮肿者，合当归芍药散；腰部冷重，神疲乏力者，合甘姜苓术汤；腹痛及腰痛者，特别是左少腹按之疼痛，下肢皮肤干燥，舌暗者，合桂枝茯苓丸；慢性鼻炎，鼻窦炎，过敏性鼻炎，加川芎，辛夷；头部的疮疖、三叉神经痛、周围面神经炎、暴聋、头痛，加大黄、川芎；腰腿关节沉重疼痛较甚，加白术，附子；体格壮实男子的高血压、糖尿病、颈椎病、落枕，加黄连、黄芩。

《眼科锦囊》：葛根汤治上冲眼、疫眼及翳膜，若大便秘结者，加大黄；生翳者，加石膏。

3. 原文荟萃

（1）太阳病，项背强几几，无汗恶风，葛根汤主之。（伤寒31）

（2）太阳与阳明合病者，必自下利，葛根汤主之。（伤寒32）

（3）太阳病，无汗而小便反少，气上冲胸，口噤不得语，欲作刚痉。葛根汤主之。（金匮二·12）

四、葛根汤现代临床应用与药理研究

1. 现代常用剂量、用法

葛根12g，麻黄9g，桂枝6g，生姜9g，炙甘草6g，芍药6g，大枣4枚。水煎2次，早晚各温服1次。

2. 功用

解表发汗，生津舒筋。

3. 主治

风寒束表、太阳经输不利（或内迫大肠）证。外感风寒，项背拘急疼痛，无汗恶风；或腹泻；或痉病，口噤不语，无汗，小便少，舌淡苔白，脉浮紧。

4. 使用注意

（1）禁生冷，黏滑，肉面，五辛，酒酪，臭恶等物。

（2）气血虚弱者，慎用。

（3）有报道称，使用本方偶发固定性药疹；本方合用非甾体抗炎药洛索洛芬，将损伤胃黏膜；本方有抑制肝药酶作用，因此，在与由这些酶代谢的药物连用时应十分谨慎。

5. 现代疾病

（1）内科疾病：感冒，上呼吸道感染，胃肠型感冒，急性支气管炎，肺炎；心绞痛；肠炎；风湿性关节炎初期，强直性脊柱炎；面神经麻痹，各类神经性疼痛，纤维性肌痛，紧张性头痛，面瘫，咀嚼肌痉挛，椎-基底动脉供血不足，颈源性眩晕、头痛，枕神经痛，缺血性脑梗塞，脑卒中后抑郁症；

（2）外科疾病：颈椎病，落枕，痉挛性斜颈，肩周炎，急性腰损伤，踝关节损伤，腰肌劳损，坐骨神经痛，软组织损伤，外伤性蛛网膜下腔出血；

（3）妇产科疾病：乳腺炎，产后缺乳，更年期综合征，老年妇女尿失禁；

（4）儿科疾病：小儿腹泻，小儿遗尿，流行性腮腺炎，儿童自发性寰椎半脱位；

（5）五官科疾病：过敏性鼻炎，慢性鼻窦炎，扁桃体炎，咽炎，春季结膜炎，颞下颌关节紊乱综合征；

（6）皮肤病：痤疮，局限性硬皮病，荨麻疹，湿疹，皮炎，化脓性皮肤病；

（7）传染病：痢疾，流感。

6. 药理研究

解热，抗流感，抗炎，止痛，扩张血管，降压，扩张脑血管，增加脑血流量，降低脑血管阻力，抗血栓，抑制血小板聚集，抗过敏，调节免疫，促进产褥期妇女乳汁分泌，抗疲劳，镇痛，促进排卵等。

第三节 攘外安内——小青龙汤

一、经方故事

发热咳嗽的青年

2011年深秋的某个傍晚，大概是农历9月中旬吧，走出地铁口，又步行了一段路程，我来到了北京西站前的过街天桥。抬眼望去，一轮明月遥挂在车站城楼的一角。此时，夜风中已有几分寒意，我紧了紧外衣，快步向进站口走去。

这是一个周六的傍晚，刚刚结束下午门诊的我，从魏公村乘地铁来到北京西站，准备坐晚上七点多的动车前往保定（第二天在河北大学讲授《中国医学史》）。

那晚，当我站在月台上正要准备登车时，电话铃响了。是远在广东的小L打来的："董哥，有个事想问你一下，我们单位有个同事，感冒发烧咳嗽，输液已经一周了还不好，跟我去年的病情非常像，能不能给他服用我那张方子？"

小L是我2010年夏在广东认识的，他和我朋友合租一套房子。那次我从北京坐了一天一夜的火车到惠州，然后又坐了2个小时的汽车才到达朋友的住处，当时好像是下午2点多。

朋友是个非常热心的人，我刚进屋不久，他就急忙跟我说，与他合租的兄弟感冒好几天了，输液也不好，现正躺在屋里，朋友问我能不能帮忙看看。我说，没问题，不过，我现在很疲劳，需要稍微休息一会儿，等精力恢复再给他看，这样会准确一些。

我在床上闭目养神了半个小时，然后前往病人的房间。

这是我第一次见小L，他是个体型略胖，面庞略圆，皮肤白皙的小伙子，印象最深的是，他的两侧下眼泡发暗，由于发烧，脸颊微红。问诊后得知，感冒发烧咳嗽已经4天了，输液3天，病情不减。现：发热38.8℃，恶寒，无汗，咳嗽，痰稀，舌淡略暗，苔白滑，脉浮紧。我跟朋友说，这是典型的小青龙汤证，我开个方子，吃了很快就能好。

处方：麻黄9g，生白芍9g，细辛3g，干姜8g，炙甘草6g，桂枝9g，五味子6g，姜半夏9g。

小L服药2副后，病情大愈，继以苓桂术甘汤3副善后。由于疗效非常满意，所以小L很是感激，也记忆深刻。

此次，同事与他上次病情相似，所以他才打电话来向我咨询。

临证用方拓展

治疗感冒的常用经方：

桂枝汤类（桂枝汤、桂枝加厚朴杏子汤、桂枝加葛根汤、小建中汤、桂枝人参汤），麻黄汤类证（麻黄汤、葛根汤、麻黄加术汤、麻杏苡甘汤、小青龙汤、小青龙加石膏汤、麻黄附子细辛汤），麻桂各半汤，小柴胡汤类（小柴胡汤、柴胡桂枝汤、大柴胡汤），麻杏甘石汤，白虎汤类（白虎汤、白虎加人参汤、竹叶石膏汤）。

满地手纸的病室

2004年寒假期间，曾在老家治疗一位咳痰喘促的中年妇女。

那是一个阴冷的下午，患者的家属找到我说："情况有点急，咳嗽气喘非常厉害，麻烦您走一趟。”

当我来到她家，走进她的房间，首先映入眼帘的，是床前满地的揉成团状的手纸。

病人戴着棉帽，倚在床头，见我进屋，正要打招呼，突然又是一阵呛咳。我乘机看了一眼她吐在手纸上的痰液，量多，质地较稀，上面还有不少泡沫。

“每年秋冬气温下降的时候，都会咳喘一阵子。前天用冷水洗衣服后，出现鼻塞、流鼻涕、打喷嚏，全身怕冷，紧接着就是咳喘。”

摸她的额头和后背，体温并不高，也没有汗。

看她的舌头，舌质淡暗，苔薄白而滑。脉浮紧而弦。非常典型的外寒内饮证。所以给她开了小青龙汤原方：麻黄6g，生白芍6g，细辛3g，干姜10g，炙甘草8g，桂枝10g，五味子6g，姜半夏10g。

嘱咐她趁热喝药，喝药后，再喝一碗热粥，盖厚被子捂汗。

患者服第一次药后，只觉得浑身热感，没有出汗。隔了2个小时再喝第2次药，片刻微微汗出，浑身舒畅，咳喘减轻。从下午4点到晚上8点，连喝了3次药，咳喘大减，可以平卧，当晚熟睡。

次日，咳喘诸症基本缓解，以理中汤合苓桂术甘汤加味善后。

临证用方拓展
治疗咳喘的常用经方：

桂枝加厚朴杏子汤，麻黄汤，小青龙汤，射干麻黄汤，小青龙加石膏汤，厚朴麻黄汤，越婢加半夏汤，麻杏甘石汤，小柴胡汤，大柴胡汤合桂枝茯苓丸，苓甘五味姜辛汤，小半夏加茯苓汤，苓桂术甘汤，小陷胸汤（黄芩易黄连），桔梗汤，甘草汤，葶苈大枣泻肺汤，皂荚丸，四逆散加五味子、干姜，半夏厚朴汤，橘皮竹茹汤，甘草干姜汤，麦门冬汤，炙甘草汤。

冷库工作者的鼻炎

W女士是1个月前因过敏性鼻炎及咳嗽来门诊求治的，经过5周的治疗，现在已经完全缓解了。

W女士患过敏性鼻炎已数年，期间一直未进行系统治疗，由于今年症状明显加重，经人介绍前来求诊。她之前在超市工作，经常出入冷库，冷热交替之时就会喷嚏连连，同时流大量清水样鼻涕。现：喷嚏、流清涕、咳嗽，痰白、量不多，面萎黄，舌淡暗，苔白腻，舌根偏右处剥苔，脉偏弱，右寸浮略紧。

判断为：素体阳气不足，现风寒束表、水饮内停。首诊以祛邪为主，予小青龙汤加味：生麻黄6g，细辛3g，姜半夏10g，炙甘草6g，五味子8g，干姜8g，桂枝8g，生白芍10g，苍耳子8g，川芎8g，白芷8g。6副。

一周后复诊，咳嗽及鼻炎症状均减，自诉近来气管过敏、胸闷。在前方基础上合玉屏风散加苏梗，6剂继进。

三诊，诸症均明显减轻，剥苔基本恢复。W女士说："董博士，我感觉好得差不多了，吃完这一次可以停药了吗？"我回复道："从您的面色和舌脉看，目前虽然症状缓解了，但是体质比较虚，主要是气虚、阳虚。前面的治疗是以缓解症状为主，兼顾调整体质，接下来应该以调整体质为主，否则病情可能会反复。根据您的情况，我觉得您应该再坚持吃一段时间中药。"经过这样沟通，W女士认同我的治疗方案，遂撤掉小青龙汤，予桂枝汤、玉屏风散、甘草干姜汤合方加苏梗及通窍药。

四诊，症状进一步减轻，便在前方的基础上去掉通窍药和苏梗，加补肾药数味。一直到五诊及上周六，除病情稳定之外，精神、气色、舌象也有了较大改善。

"那我下周不用来了哈。"她高兴地说道。终于如她所愿，可以停药了。

该病案分析如下：患者在初诊时外寒内饮的状态很明显，但从面色和舌象、脉象上看，她还有阳气虚的问题。所以采取的治疗步骤是：首先以祛邪为主，接着以祛邪兼以扶正，继而以扶正兼祛邪，最后专以扶正。

临证用方拓展

治疗鼻炎的常用经方：

参阅本书“桂枝汤”相关内容。

二、临床体悟

（一）名医方论

金·成无己：伤寒表不解，则麻黄汤可以发；中风表不解，则桂枝汤可以散。惟其表且不解，而又加之心下有水气，则非麻黄汤所能发，桂枝汤所能散，乃须小青龙汤，始可祛除表里之邪气尔。麻黄味甘辛温，为发散之主，表不解应发散之，则以麻黄为君。桂枝味辛热，甘草味甘平，甘辛为阳，佐麻黄表散之，用二者所以为臣。芍药味酸微寒，五味子味酸温，二者所以为佐者，寒饮伤肺，咳逆而喘，则肺气逆，《内经》曰：“肺欲收，急食酸以收之”，故用芍药、五味子为佐，以收逆气。干姜味辛热，细辛味辛热，半夏味辛微温，三者所以为使者，心下有水，津液不行，则肾气燥。《内经》曰：“肾苦燥，急食辛以润之。”是以干姜、细辛、半夏为使，以散寒水。逆气收，寒水散，津液通行，汗出而解矣。（《伤寒明理论》）

（二）理法探讨

小青龙汤既见于《伤寒论》，也见于《金匮要略》，由麻黄、芍药、细辛、干姜、炙甘草、桂枝、五味子、半夏8味药组成，具有解表散寒，温肺化饮的功效,《伤寒论》用于治疗外寒内饮之咳喘,《金匮要略》用于治疗外寒内饮之“溢饮”“(支饮)咳逆倚息不得卧”及“妇人吐涎沫”。

“外寒”的具体表现有:恶寒发热,头身疼痛,无汗等。“内饮”的具体表现有:喘咳,甚则不得平卧,痰涎清稀而量多,或伴有胸痞、干呕、身体疼重、头面四肢浮肿等症。其舌脉特点为:舌质淡暗,苔白滑,脉浮弦或浮紧。其病往往素有饮邪内停,因感受风寒之邪而引发。

一般认为,方中麻黄、桂枝解表散寒,干姜、细辛、半夏温肺化饮,芍药和营养血,五味子敛肺止咳,二药与辛散之品相配,一散一收,既可增强止咳平喘之功,又可制约诸药辛散太过之弊,甘草益气和中,调和诸药。

方中芍药,现代多用白芍。笔者体会,外寒内饮之咳喘,往往病程较长,内有瘀滞,此时,可以赤白芍同用。

有人认为,五味子味酸善敛,表邪未解、内有寒饮,不宜使用。张锡纯对此另有一番论述:“仲景之方,用五味即用干姜。诚以外感之证皆忌五味,而兼痰嗽者尤忌之,以其酸敛之力甚大,能将外感之邪锢闭肺中,永成劳嗽,惟济之以干姜至辛之味,则无碍。诚以五行之理,辛能制酸,《内经》有明文也。徐氏《本草百种注》中论之甚详。”(《医学衷中参西录》)可见,在张锡纯看来,五味子配合干姜,即无敛邪之弊。

笔者体会,本方用于外寒内饮之咳喘,只要辨证无误,原方即有良效。本方除用于咳喘外,笔者还常用于治疗外寒内饮型鼻炎的急性发作期。

但本方终属祛邪之剂,邪去症减之后,即当以“温药和之”,常用温阳、健脾、化饮之品善后。

此外,中成药“通宣理肺丸”功效与本方相似,煮药不便者,可以选用。

三、小青龙汤方证

1. 原文组成和用法

麻黄（去节） 芍药 细辛 干姜 甘草（炙） 桂枝（去皮）各三两 五味子半升 半夏半升（洗）

上八味，以水一斗，先煮麻黄，减二升，去上沫，内诸药，煮取三升，去滓，温服一升。

2. 加减变化

（1）原文

若渴，去半夏，加栝蒌根三两；若微利，去麻黄，加荛花，如一鸡子，熬令赤色；若噎者，去麻黄，加附子一枚，炮；若小便不利，小腹满者，去麻黄，加茯苓四两；若喘，去麻黄，加杏仁半升，去皮尖。（后世对此争议较大）

小青龙加石膏汤，治外寒内饮兼有郁热，症见咳喘，烦躁者。

射干麻黄汤（本方去桂枝、芍药、甘草，加射干、紫菀、款冬花），治寒饮郁肺，症见“咳而上气，喉中水鸡声”者。

（2）后世发挥

《张氏医通》：冬月咳而发寒热，谓之寒嗽，小青龙汤加杏仁。水肿脉浮自汗，咳喘便秘，小青龙汤加葶苈、木香。

《方剂学》：若外寒证轻者，可去桂枝，麻黄改用炙麻黄；兼有热象而出现烦躁者，加生石膏、黄芩以清郁热；兼喉中痰鸣，加杏仁、射干、款冬花以化痰降气平喘；若鼻塞，清涕多者，加辛夷、苍耳子以宣通鼻窍；兼水肿者，加茯苓、猪苓以利水消肿。

3. 原文荟萃

（1）伤寒表不解，心下有水气，干呕，发热而咳，或渴，或利，或噎，或小便不利，少腹满，或喘者，小青龙汤主之。（伤寒40）

（2）伤寒，心下有水气，咳而微喘，发热不渴。服汤已渴者，此寒去欲解也。小青龙汤主之。（伤寒41）

（3）病溢饮者，当发其汗，大青龙汤主之；小青龙汤亦主之。（金匮十二·23）

（4）咳逆倚息不得卧，小青龙汤主之。（金匮十二·35）

（5）妇人吐涎沫，医反下之，心下即痞，当先治其吐涎沫，小青龙汤主之；涎沫止，乃治痞，泻心汤主之。（金匮二十二·7）

四、小青龙汤现代临床应用与药理研究

1. 现代常用剂量、用法

麻黄9g，芍药9g，细辛6g，干姜6g，炙甘草6g，桂枝9g，五味子6g，半夏9g。水煎2次，早晚各温服1次。

2. 功用

解表散寒，温肺化饮。

3. 主治

外寒里饮证。恶寒发热，头身疼痛，无汗，喘咳，痰涎清稀而量多，胸痞，或干呕，或痰饮喘咳，不得平卧，或身体疼重，头面四肢浮肿，舌苔白滑，脉浮。

4. 使用注意

（1）外寒内饮证，本来不渴，服本方后出现口渴，是寒饮渐消、疾病欲解的佳兆。

（2）阴虚干咳无痰或痰热证者，不宜使用；虚人不可久服。

5. 现代疾病

（1）内科疾病：感冒，急慢性支气管炎，喘息型支气管炎，毛细支气管炎，支气管哮喘，咳嗽变异性哮喘，肺炎，放射性肺炎，特发性肺纤维化，肺气肿，胸膜炎，恶性胸水；呕吐，腹泻，肠易激综合征，乙肝；病态窦房结综合征，冠心病，肺心病；肾炎；

（2）儿科疾病：小儿急性支气管炎、小儿哮喘；

（3）五官科疾病：过敏性鼻炎，鼾病，花粉症，卡他性中耳炎，结膜炎，泪囊炎，卡他性眼炎；

（4）皮肤病：荨麻疹；

（5）传染病：百日咳。

6. 药理研究

止咳，平喘，抗炎，解热，抑菌，抗过敏，增强免疫，抗癌，降低血流阻力等。

第四节　温阳散寒第一方——麻黄附子细辛汤

一、经方故事

受寒牙痛的女记者

2008年夏天，我在安徽庐江某单位参访，正值北京一个媒体代表团前来参观。代表团到达当天，即有一位40来岁的女记者身体不适，邀我诊治。

患者自述下飞机后，乘坐大巴，车内空调开得很低，下车后即感右侧头痛，伴有同侧上牙疼痛。摸其脉，沉紧明显，遂辨为寒性牙痛，处予麻黄附子细辛汤原方：生麻黄6g，制附子6g，细辛3g。

患者服药1剂痛止，2剂而愈。

临证用方拓展
治疗牙痛的常用经方：

葛根汤，小柴胡汤，大柴胡汤，麻黄连翘赤小豆汤，白虎汤，黄芩汤，麻黄附子细辛汤，理中汤，黄连阿胶鸡子黄汤，猪苓汤，知柏地黄汤。

病久不愈的阳虚咳嗽

这是2013年冬天治疗的一则病例。

患者是一位50多岁的男性农民，入冬以来一直咳嗽，服用多种西药和中成药均乏效，病情已持续1个半月。

现症：咽痒咳嗽，程度不甚剧烈，痰稀白，量不甚多，伴有畏寒肢冷，面色青白，精神不振。舌淡暗，苔薄白润，脉沉紧。辨为肺肾阳虚，兼寒邪束肺。

处方：生麻黄6g，制附子8g，细辛3g，干姜10g，炙甘草6g。

患者服药4副后，前来复诊，自述服药后，身上顿觉暖和，之后微微汗出，咽痒咳嗽大为减轻，畏寒症状已不明显，精神较前大为振奋。

二诊处方：制附子8g，干姜10g，炙甘草10g。

又服4副，诸证遂除。

临证用方拓展
治疗咳喘的常用经方：

参阅本书“小青龙汤”相关内容。

夹阴伤寒的验方

多年前在江西老家，某个秋天的下午，父亲的一位好友（当时40多岁）前来我家求方。

记得当时还是初秋，气温并不太低，但见他身穿厚厚的外套，即使这样，他还是说身上怕冷，而且腰背、双膝、双肩、双肘关节酸疼。患者甚为困乏，老是无精打采，已经10来天没能下地干活了。

我父亲问他：“是不是得夹阴（后文“理法探讨”有解释，我老家的人都理解这个病名）了？”他点头默许了，并且说：“前些日子一直吃药打针都不好。听说你家有一张治疗这个病的验方，给我开几副吃吃看吧。”父亲就给他开了一个方子。后来，他照方吃了几副，病很快就好了。

印象中，像这样来我家求方的病人还真不少。前段时间我想起此事，就打电话回家向父亲索要此方，父亲用短信给我发过来了：麻黄3g，制附子8g，细辛3g，干姜8g，秦艽10g，荆芥10g，防风12g，甘草6g，元胡12g，川芎12g。

本方即是在麻黄附子细辛汤的基础上，加干姜以温阳散寒，加荆芥、防风、秦艽、川芎、元胡以祛风活血止痛，加甘草调和诸药。立法主旨还是温阳散寒。用于治疗“夹阴伤寒”，确有显效。

临证用方拓展
治疗感冒的常用经方：

参阅本书“小青龙汤”相关内容。

二、临床体悟

（一）名医方论

清·钱潢：察其发热则寒邪在表，诊其脉沉则阴寒在里。表者，足太阳膀胱也；里者，足少阴肾也。肾与膀胱一表一里而为一合，表里兼治，故以麻黄发太阳之汗，以解其在表之寒邪；以附子温少阴之里，以补其命门之真阳；又以细辛之气温味辛专走少阴者，以助其辛温发散。三者合用，补散兼施，虽微发汗，无损于阳气矣。故为温经散寒之神剂云。（《伤寒溯源集》）

（二）理法探讨

本方出自《伤寒论》，由麻黄、制附子、细辛3味药物组成，具有温经扶阳，发汗散寒的功效，仲景用于治疗少阴病“发热，脉沉者”（少阴阳虚外感寒邪）。

在临床辨证时，要紧扣“阳虚”“外寒”两大病机。“阳虚”常见表现有：畏冷肢凉，口淡不渴，或喜热饮，小便清长或尿少不利，大便稀薄，舌淡胖，苔白滑，脉沉迟等。“外寒”常见表现有：恶寒，或伴有低热，无汗，头身疼痛等。此外，本证还往往有困乏欲寐、无精打采等表现。

在处方化裁时，也可以视二者的轻重而加药，如阳虚较重，可以加肉桂、干姜（或者合四逆汤、理中汤）等；外寒较重，则可以加桂枝、苏叶、荆芥等。

临床上有一类特殊病证，后世称之为“夹阴伤寒”，即受寒感冒未愈，又行房事，导致病情加重（或者是房事之后，复感寒邪而得病）的病证，这类病证采用治疗普通感冒的方法往往难以奏效。本病最常见的病机是内伤肾阳，外感寒邪，应该采取温阳散寒、两解太少的治法，经方麻黄附子细辛汤是不二选择。如上所述，在临床运用的时候，可以根据阳虚、外寒的轻重在原方基础上进行加味。

临床有一类寒性牙痛，此类牙痛往往因感受寒邪或进食冷饮而引发，可伴有一侧或两侧头痛。疼痛得温则缓，遇寒则重，口淡不渴。其舌脉多表现为：舌淡苔白滑，脉沉紧。这类寒性牙痛，使用本方原方即能达到良好的疗效，也可加入川芎、白芷等祛风止痛药。

同样，一些阳虚感寒导致的咳嗽、鼻炎等，都可以使用本方（或原方，或加味）进行治疗。在治疗阳虚感寒导致的咳嗽时，笔者常常会加入甘草干姜汤，以加强温阳止咳的功效。在治疗鼻炎时，则常常与桂枝汤合用，因为桂枝汤在表可以调营卫，在里可以健脾胃、和阴阳，与麻黄附子细辛汤相配，共同达到扶正祛邪的目的。

三、麻黄附子细辛汤方证

1. 原文组成和用法

麻黄二两（去节）　细辛二两　附子一枚（炮，去皮，破八片）

上三味，以水一斗，先煮麻黄，减二升，去上沫，内诸药，煮取三升，去滓，温服一升，日三服。

2. 加减变化

（1）原文

去细辛加炙甘草二两，为麻黄附子甘草汤，用于病势较缓宜微发汗者，或水气病脉沉者；

合桂枝去芍药汤治水饮所致“心下坚，大如盘”者。

（2）后世发挥

《十便良方》：加川芎、生姜，治疗“头痛连脑户，或额间与眉相引，如风所吹，其脉微弦而紧，谓之风冷头痛”。

《方剂学》：若证为阳气虚弱而见面色苍白、语声低微、肢冷等，宜加人参、黄芪合附子以助阳益气；兼咳喘吐痰者，宜加半夏、杏仁以化痰止咳平喘；兼湿滞经络之肢体酸痛，加苍术、独活祛湿通络止痛。

3. 原文荟萃

少阴病，始得之，反发热，脉沉者，麻黄附子细辛汤主之。（伤寒301）

四、麻黄附子细辛汤现代临床应用与药理研究

1. 现代常用剂量、用法

麻黄6g，细辛3g，制附子9g。水煎2次，早晚各温服1次。

2. 功用

温经扶阳，发汗散寒。

3. 主治

太阳、少阴两感证（素体阳虚，外感风寒表证）。发热、恶寒甚剧，虽厚衣重被，其寒不解，神疲欲寐，舌淡苔白，脉沉微；或暴聋、暴哑、暴盲，属阳虚寒闭者。

4. 使用注意

中病即止，若少阴阳虚而见下利清谷、四肢厥逆、脉微欲绝等症，则应遵仲景“先温其里，乃攻其表”的原则（用四逆汤治疗），否则误发其汗，可致亡阳危候。

5. 现代疾病

（1）内科疾病：感冒，发热，支气管哮喘，咳嗽变异性哮喘，老年支原体肺炎，慢阻肺，肺心病咯血；缓慢性心律失常，病态窦房结综合征，病毒性心肌炎后遗症，肺心病，心功能不全，顽固性心衰，高血压，低血压；偏头痛，三叉神经痛，周围性面瘫，精神分裂症，嗜睡，高血压眩晕，中风后遗症，糖尿病周围神经病变，重症肌无力，戒毒；遗尿；类风湿关节炎，系统性硬化症；

（2）外科疾病：坐骨神经痛，急性腰扭伤，腰椎间盘突出症，肩周炎，肾结石绞痛，脱肛；

（3）妇产科疾病：子宫脱垂，闭经，宫颈糜烂；

（4）男科疾病：不射精症，阳痿，缩阳症；

（5）儿科疾病：小儿腺病毒肺炎；

（6）五官科疾病：暴盲，暴哑，暴聋，过敏性鼻炎，慢性扁桃体炎，慢性咽炎，牙痛；

（7）皮肤病：荨麻疹，银屑病。

6. 药理研究

解热，镇痛，抗炎，镇咳，抗变态反应，平喘，调节免疫，抗氧化，抗癌作用，抗心律失常等。

第五节　一鸣惊人——麻黄杏仁薏苡甘草汤

一、经方故事

实习期间的最高荣誉

在全科大查房时，住院医师和实习医师的医术如果能得到患者的由衷赞叹，那将是怎样的一份自豪！在实习生涯中，我有幸经历过这么一次。

那天早上，在主任领着全科室的大夫查房时，这位患者极力称赞道：“这两位小大夫真了不起！我在朝阳医院，还有咱们院急诊科都没能解决的问题，竟然被他们的几副汤药治好了！”接着，他又伸出双手给大家看：“不仅如此，喝了这几副中药后，我手上多年的湿疹竟然也意外地大见好转，真是神了！”这位患者住院治疗4天后，病痛已经消失，下午准备出院。

这事发生在2004年夏天，我在北京中医药大学东直门医院呼吸病房实习。一天下午，来了一位40多岁的中年男性患者，他当时恶寒，发热，体温39℃，全身沉痛。患者自述1周前，打乒乓球出汗后，用冷水洗脸，后出现恶寒发热等症状。在朝阳医院急诊科输液留观3天，无效，医生建议转求中医诊治。患者遂到东直门医院急诊科就诊，又输液留观3天，症状依旧。

刻下：近1周来，每到下午3点多则发烧至39℃，身痛发沉，恶寒，无汗。舌略暗，苔白腻。当时带教的住院医师是我的一位师姐，也是一位热衷经方医学的中医。我们诊查完病人后，回到医生办公室，经过协商，认为患者属“风湿郁表”，处方：生麻黄6g，杏仁8g，生苡仁25g，生甘草6g。2副。将处方送到药房后，我们就下班了。

回到学校宿舍，我翻阅《金匮要略》原文，当下感叹道：确实该用麻杏苡甘汤，这例患者的发病过程和临床表现都和原文描述非常一致。

果然，患者服药2副后，症状大减。前方略作化裁，继服2副，发热、身痛、恶寒等症状全部消失，服药后，其久治不愈的手部湿疹也大见好转。主任查房时，就出现了以上这一幕。

临证用方拓展

治疗感冒的常用经方：

参阅本书“小青龙汤”相关内容。

中年妇女的霉菌性鼻窦炎

这位女患者，今年43岁，经人介绍前来就诊。

10天前，无明显原因出现鼻塞，鼻腔有异味，行CT检查，诊为：霉菌性鼻窦炎，鼻镜：鼻窦有脓液。口服西药、外用洗鼻液1周，症状略有好转。

现症：鼻塞，晨起咯少量白色黏痰。胃口差，大便溏，腹部不适。平素怕冷汗少。月经周期23-24天，色可，量偏少。舌淡红，苔白根略厚，欠润，脉略弦缓。

嘱停服西药，继续洗鼻。

处方（麻杏苡甘汤、薏苡附子败酱散、当归赤小豆散合方）：麻黄4g，杏仁8g，生苡仁30g，生甘草10g，制附子6g，败酱草15g，当归15g，赤小豆30g，生姜3片，大枣4枚。

以前方出入，患者服药12副，诸症大为缓解。后又以健脾化痰药调理3周，病愈。

临证用方拓展
治疗鼻窦炎的常用经方：

麻杏甘石汤，麻杏苡甘汤，小柴胡汤，麻黄连翘赤小豆汤，黄芩汤，桔梗汤，薏苡附子败酱散，乌梅丸，黄芪建中汤。

壮人的荨麻疹

这位35岁男性患者身材高大，自称向来身体健壮，不料10天前在室外劳作，突然天气变化，气温骤减，下了一阵暴雨，患者全身淋透，当时不以为意。

当天晚上，略有鼻塞、恶寒、发热，服姜汤一大碗，症状减轻。次日，全身突然起风团，此起彼伏，瘙痒难耐，微有恶寒，浑身发沉。忍耐2天，症状不缓解。前往当地卫生所求医，服抗过敏药，起初有效，后则无，遂来求诊。舌淡暗，苔薄白滑，脉浮紧。辨为风湿郁表。

处方：生麻黄10g，杏仁10g，生薏米20g，生甘草8g，姜衣6g，自加姜枣。嘱：防寒保暖。

患者服药2副（每次都能微微汗出），症状消失，减麻黄至4g，继服2副巩固。

临证用方拓展
治疗荨麻疹的常用经方：

参阅本书“桂枝汤”相关内容。

二、临床体悟

（一）名医方论

尤怡：此亦散寒除湿之法。日晡所剧，不必泥定肺与阳明。但以湿无来去，而风有休作，故曰此名风湿。然虽言风而寒亦在其中，观下文云，汗出当风，又曰久伤取冷，意可知矣。盖痉病非风不成，湿痹无寒不作，故以麻黄散寒，薏苡除湿，杏仁利气，助通泄之用，甘草补中，予胜湿之权也。

(《金匮要略心典》)

(二)理法探讨

本方出自《金匮要略》，由麻黄、炙甘草、薏苡仁、杏仁4味药物组成，具有发汗解表，祛风除湿的功效，是一首治疗风湿在表的小方，如果不加留意的话，往往不予重视。大部分注家都把眼光停留在注释“日晡所剧”，而对于本方的方义，有的只是几笔带过，有的则根本不加注释。

笔者也是在2004年夏使用本方取得良效(经方故事1)之后，才开始认真研究、思考和使用本方。《金匮要略》教材多将本方与麻黄加术汤进行比较，强调麻黄加术汤治疗的是寒湿在表，而本方治疗的则是风湿在表且有化热倾向。

笔者认为本方与三仁汤也有得一比：本方重在开上(麻黄、杏仁)与渗下(薏苡仁)；而三仁汤则兼顾开上(杏仁)，宣中(半夏、白蔻仁、厚朴)，和渗下(飞滑石、生薏苡仁、白通草、竹叶)。比较二者药物组成可知，前者缺乏宣中药物，渗下药物也略显不足；而后者则开上的力量不足，重在宣中和渗下。因此，笔者认为：在湿温初起，表气郁闭较重时，可以考虑二者合方使用，以增强疗效。

除了用于治疗外感病之外，笔者临床也常用于治疗痹证、荨麻疹、湿疹、过敏性鼻炎、鼻窦炎、支气管炎、哮喘等。

本方所治之痹证，往往急性起病，具有浑身肌肉酸重疼痛，恶风寒，苔白厚腻等特点，可伴有午后发热。若兼有关节疼痛，可与桂枝芍药知母汤合方使用。本方所治之荨麻疹，往往见于体质较壮实之人感受风湿之邪所致。若皮疹颜色红，范围大，瘙痒剧烈，腹部、大腿或腹股沟周边多发，舌质偏红，苔黄腻，脉浮滑数等湿热表现较明显者，可以合四妙散(苍术、黄柏、生薏仁、川牛膝)，加入白鲜皮、地肤子，则效果更佳。

由于本方麻黄、杏仁、甘草具有宣降肺气、止咳平喘等功效，薏苡仁具有利湿、清热、排脓等专长，故笔者常化裁本方，用于治疗过敏性鼻炎、鼻窦炎、支气管炎、哮喘等肺系病证。常常视证候特点而加味，可加苍耳、辛夷、白芷、川芎等以散寒通窍，加紫菀、冬花等以化痰止咳，加鱼腥草、败酱草、芦根、冬瓜子、葶苈子、桔梗等以解毒、排脓。

三、麻黄杏仁薏苡甘草汤方证

1. 原文组成和用法

麻黄半两（去节，汤泡） 甘草一两（炙） 薏苡仁半两 杏仁十个（去皮尖，炒）

上锉麻豆大，每服四钱匕，水盏半，煮八分，去滓，温服。

2. 加减变化

加二陈汤、三子养亲汤，治疗外有风湿、内有痰湿之咳喘；加羌活、防风、苍耳子，治疗风湿感冒；加苍术、防己、威灵仙，治疗风湿痹证；加辛夷花、苍耳子、败酱草，治疗鼻炎；加姜皮，治疗荨麻疹；加苍术、马齿苋、生香附治疗扁平疣。

3. 原文荟萃

病者一身尽疼，发热，日晡所剧者，名风湿。此病伤于汗出当风，或久伤取冷所致也。可与麻黄杏仁薏苡甘草汤。（金匮二・21）

四、麻黄杏仁薏苡甘草汤现代临床应用与药理研究

1. 现代常用剂量、用法

麻黄1.5g，炙甘草3g，薏苡仁9g，杏仁6g。水煎2次，早晚各温服1次。

2. 功用

发汗解表，祛风除湿。

3. 主治

风湿在表，湿郁化热证。发热，午后加重，浑身疼，无汗，微恶风寒，苔白腻，脉浮缓。

4. 使用注意

（服药后）“有微汗，避风”。

5. 现代疾病

（1）内科疾病：感冒，支气管炎，哮喘；肾小球肾炎；急性风湿热；

（2）五官科疾病：鼻炎；

（3）皮肤病：银屑病，荨麻疹，扁平疣。

6. 药理研究

缺乏。

第六节　关节疼痛赖此方——桂枝芍药知母汤

一、经方故事

踝关节剧痛的中年男子

D先生第一次来门诊时，因为前面排队的病人还很多，他在诊室等了很久。我因为忙于诊病，无暇顾及，倒是我的学生观察到他腿疼得厉害，久站难以坚持，帮他找了一张凳子坐下。

D先生今年44岁，他告诉我，近半年多来，左踝关节疼痛，天气变化则痛，晨起、久坐则甚。近日夜间尤重，左踝关节活动受限，因为害怕起夜（须活动踝关节），以致晚上不敢喝水。伴有右手麻胀。刷牙时恶心，大便调，纳佳，小便无泡沫，口干不多饮，喜热饮。

我见其左踝关节肿大，用手触摸，发现患侧较健侧皮温高。询知：患部无发热感，但也不怕冷。

近日检查：血沉15.2mm/h，类风湿因子152IU/ML。

舌略暗略胖，苔薄，右脉寸关弦紧尺弱，左脉弱。辨为风寒湿郁久化热之痹证。

处方：桂枝10g，生白芍20g，知母10g，制附子10g，生白术15g，防风10g，生麻黄6g，生甘草8g，细辛2g，生姜3片，大枣6枚。6副。

因为患者疼痛急重，我嘱其：第一天2副药同煎，一天喝完。头两煎内服，第三煎外洗患处。

二诊：服前方一日（2副的剂量），即肿痛大减。现下床行走已不甚痛，手麻胀已近消。刷牙时恶心亦减，病人喜形于色。遂用上方略作化裁，继服。患者共服药24副，病情稳定，停药。

坐骨神经痛的女士

这位女士今年34岁，是一位朋友介绍过来的。她跛行着走进我的办公室，见到一张凳子就迫不及待地坐了下来。

她告诉我：右腿后外侧疼痛剧烈，一直牵引到小腿，除了疼痛之外，局部还有发麻、发凉的感觉。右腿不能承重，疼痛影响走路，稍微走一段就必须坐下来休息。起因是3周前外出办事，突遇大雨，一身淋透，次日即感到右下肢发沉，后来就是疼痛。本来以为休息几天就能好了，没想到症状越来越重，经过朋友介绍，过来求治。

患者舌淡尖略红，苔白滑，脉弦而紧。辨为风寒湿痹，略有化热。

处方：桂枝15g，生白芍15g，甘草8g，麻黄10g，生姜30g，苍术20g，知母8g，防风15g，制附子10g，生薏仁25g。

共服药8副，其痛若失。

临证用方拓展
治疗痹证的常用经方：

桂枝汤类方（桂枝新加汤、桂枝加葛根汤、桂枝加黄芪汤、桂枝加附子汤、黄芪桂枝五物汤、葛根汤），麻黄汤类方（麻黄加术汤、麻黄杏仁薏苡甘草汤、麻黄附子细辛汤），柴胡桂枝汤，芍药甘草附子汤，当归四逆汤，白虎加桂枝汤，防己黄芪汤，桂枝附子汤，乌头汤，乌头桂枝汤，桂枝芍药知母汤。

二、临床体悟

（一）名医方论

清·尤怡：诸肢节疼通，即历节也。身体尪羸，脚肿如脱，形气不足，而湿热下甚也；头眩短气，温温欲吐，湿热且从下而上冲矣，与脚气冲心之候颇同。桂枝、麻黄、防风散湿于表，芍药、知母、甘草除热于中，白术、附子驱湿于下；而用生姜最多，以止呕降逆。为湿热外伤肢节，而复上冲心胃之治法也。（《金匮要略心典》）

清·张璐：然湿多则肿，寒多则痛，风多则动。用桂枝治风，麻黄治寒，白术治湿……（《张氏医通》）

（二）理法探讨

桂枝芍药知母汤出自《金匮要略》，由桂枝、芍药、甘草、麻黄、生姜、白术、知母、防风、附子9味药物组成，是一首治疗“风湿历节”的千古名方。

综合诸家论述，结合“以药测证”，本方具有祛风除湿、温经散寒、养阴清热的功效，用于治疗风寒湿邪郁久化热伤阴所致的痹证。《中医内科学》将痹证分为行痹（风气胜者）、痛痹（寒气胜者）、着痹（湿气胜者）、热痹（热邪胜者）等，而类风湿关节炎急性发作时，往往风寒湿热兼夹，用桂枝芍药知母汤最为合适。其中桂枝、防风可以祛风，麻黄、附子、生姜可以散寒，白术（湿邪甚者可以用苍术）可以化湿，知母、芍药可以养阴血而清内热，甘草则可以调和诸药。本方用之得当，确实是效如桴鼓。

在辨证的时候，除了以原文“诸肢节疼痛，身体尪羸，脚肿如脱，头眩短气，温温欲吐”为指导外，其临床表现可能还有以下特点：关节疼痛可呈游走性（风），发热恶寒（寒），关节、身体沉着疼痛（湿），疼痛关节局部有灼热感，口略干，舌尖边略红（热）。只要认证准确，原方即能取效。

笔者临床，常常视风、寒、湿、热之偏重而加味：风气胜者，可加入羌活、独活、秦艽、川芎等；寒气胜者，可加入乌头、肉桂、细辛等；湿气胜者，可加入萆薢、防己、薏仁、苍术等；郁热重者，可加入黄柏、忍冬藤、石膏等。

值得注意的是，本方祛邪之中，又暗含扶正之意。最适于治疗慢性痹证急性发作，虚实夹杂之证。若治久痹虚证较明显者，则可与独活寄生汤合用。

三、桂枝芍药知母汤方证

1. 原文组成和用法

桂枝四两　芍药三两　甘草二两　麻黄二两　生姜五两　白术五两　知母四两　防风四两　附子二枚（炮）

上九味，以水七升，煮取两升，温服七合，日三服。

2. 加减变化

本方为治疗类风湿的主方，常随病症配伍虫类药如地龙、全蝎、蜈蚣等以加强疗效。热痹甚者，重用知母或酌情加入石膏；湿热较重，加黄柏、生薏米；寒痹甚者，加重桂枝、附子；血虚肢节肥大者，加鸡血藤、鹿衔草、白芷；湿盛肢节肿大，加萆薢、泽泻、防己；气虚，加黄芪。

3. 原文荟萃

诸肢节疼痛，身体尪羸，脚肿如脱，头眩短气，温温欲吐者，桂枝芍药知母汤主之。（金匮五·8）

四、桂枝芍药知母汤现代临床应用与药理研究

1. 现代常用剂量、用法

桂枝12g，芍药9g，甘草6g，麻黄6g，生姜15g，白术15g，知母12g，防风12g，附子12g。水煎2次，早晚各温服1次。

2. 功用

祛风除湿，通阳散寒，佐以清热。

3. 主治

风湿历节（关节疼痛）。肢节疼痛，关节肿大变形，身体瘦弱，头眩短气，恶心欲吐，脉弦细弱。

4. 使用注意

服药后如果出现胃中不适，加蜂蜜同服。

5. 现代疾病

（1）内科疾病：类风湿关节病，风湿性关节炎，关节型银屑病；紧张性头痛，马尾神经炎；痛风；

（2）外科疾病：肩周炎，慢性椎间盘源性腰腿痛，坐骨神经痛，梨状肌综合征，膝关节滑膜炎，股骨头坏死，骨质增生，腱鞘炎；颞下颌关节紊乱综合征。

6. 药理研究

有抗炎、抑菌、强壮、增强免疫力、抗过敏等作用。

第二章 和解剂

第一节 平中见奇——小柴胡汤

一、经方故事

长期咳嗽的小孩

这个小女孩今年5岁，因为长期咳嗽，由家长陪同就诊。5个月前感冒发烧，当时输液治疗，烧退后，一直咳嗽至今。曾经服用各种中西药治疗（她的母亲是一家大药店的员工），效果都不明显。几天前，因为汗出受风，再次感冒，咳嗽加重，喉间有痰声，听诊左肺下段有哮鸣音，伴恶心，头痛。近日纳欠佳，大便尚调，尿黄，睡眠不实。扁桃体发红、肿大，舌偏红，苔薄白，脉略滑。

处方：柴胡5g，黄芩3g，党参3g，生甘草6g，姜半夏3g，蝉蜕3g，僵蚕5g，五味子3g，乌梅8g，生姜2片，大枣5枚。4副。

患者服药后，咳嗽、恶心、头痛等症状明显减轻，食纳渐增。嘱：节饮食、避风寒，前方继服6副以巩固疗效。

临证用方拓展
治疗咳喘的常用经方

参阅本书“小青龙汤”相关内容。

经前低热的女生

这位20岁的女生今天（2014年10月28日）下午前来就诊，自述6天前，某日午睡，起床后突然出现两侧头疼，两颧发红、发烫，体温37.2℃。服三九感冒灵，无效。此后，每天到下午2点则发热，恶寒不明显，体温不超过37.5℃，发烧则两侧头疼，脸颊发红、发烫，口干，欲温饮，饮不解渴，口不苦。发烧之后出现便秘（此前大便正常），现大便日一次，略干，排出较困难。纳尚可，梦多。据女生反映，2年前曾发生过类似情况，输液半月不见好转，后服某中成药（药名已忘）而治愈。

平素月经周期正常，量偏少，有血块，色暗，小腹疼，末经2014年9月30日，本月月经尚未至。舌偏暗红，尖边苔少。右脉略细数，左脉弦数，尺偏弱。

本病为经前低热，属于《伤寒论》热入血室的范畴，以小柴胡汤减半夏加天花粉治之：柴胡12g，黄芩6g，天花粉10g，党参10g，生甘草6g，生姜10g，大枣10g。3副。

患者服药后，月经来潮，诸证消失。随访至今，未再复发。

咳喘高热败案一则

2008年夏，我游学于安徽巢湖，曾治疗一例咳喘高热患者，效果不明显。后来患者转而求治于一位老前辈，经治4日后，竟而离世。整个治疗过程，我都参与其中，反思这则败案，有诸多可疑之处，因此，记录下来供诸位同道参考、讨论。

患者男，61岁，初诊时间：2008年6月10日，19:00。5天前受凉后出现恶寒发热，经多方治疗，病情无明显好转（曾有一位老中医用甘温除热法，方中有黄芪120g，但此方患者未敢用）。刻下：往来寒热，咳喘，痰色黄、黑，质黏难出，胸部憋闷，纳差，口苦，心烦，身热，上半身汗出，尿道口灼热疼痛，尿色黄，眠差，舌暗红，舌下瘀斑，苔黄腻，脉弦滑数。体温39.4℃。辨为少阳病兼有痰热蕴肺。

处方：柴胡18g，黄芩10g，法半夏8g，党参8g，生甘草6g，葛根15g，滑石20g，芦根15g，冬瓜仁8g，桃仁6g，薤白6g，栝蒌皮6g，枳壳8g，桔梗8g，杏仁6g，生姜2片，大枣4枚。当晚服药1副。

二诊：2008年6月11日晨。口已不苦，尿道口已不灼热疼痛。咳喘未见明显减轻，平躺则剧，便秘，不呕吐。2008年6月11日体温：7:00，38.9℃；15:00，38.4℃；21:00，38.5℃。

处方：柴胡15g，黄芩10g，生白芍10g，枳实10g，生大黄6g，炙甘草6g，炙麻黄6g，生石膏30g，杏仁10g，全栝蒌15g，桑皮10g，厚朴10g，冬瓜仁10g，葶苈子10g，大枣4枚。2副。

三诊：2008年6月12日，12:00。今日体温：7:00，38.1℃；10:00，38.3℃；13:00，38.7℃。因为治疗经验不足，笔者劝其到大医院求治。患者及家属对西医不信任，因此没有上医院诊治，而是转而求治于另一位老中医。治疗过程，我也全程陪同。

老中医诊察病情后，又看了我之前的处方，认为用药太杂，力量不专，遂处方如下：柴胡35g，黄芩25g，知母15g，丹皮15g，栀子15g，党参25g，甘草15g，大枣15g。1副。

当日13:15开始服药，共服药3次，至22:45，体温37.6℃。

2008年6月13日调方如下：柴胡25g，黄芩15g，党参25g，麦冬15g。1副。

该日体温维持在37.3℃左右。仍咳喘，难入睡，纳差。

18:20向老中医电话汇报病情，嘱服清开灵颗粒。当晚连服2次，体温未再升高。

2008年6月14日，5:30，体温36.6℃。向老中医电话汇报：昨夜仅入睡30分钟，烦躁、磨牙甚剧，仍咳喘，痰多，不易出，胸口汗多，食欲略有改善。处方如下：柴胡30g，黄芩15g，党参25g，麦冬15g，大枣25g，苍术25g，茯苓20g，生甘草15g。1副。

当日体温在36.7℃左右。

2008年6月15日，6:00体温36.7℃。家属述，昨夜难入睡，磨牙，仍咳喘，全身乏力，近2日凌晨有饥饿感，可进食早餐，中、晚餐则纳差。老中医嘱：继服清开灵颗粒。18:45，体温37.5℃；22:50，体温38.2℃。

患者于2008年6月16日凌晨去世。

反思：患者后期使用大剂柴胡后，虽然体温下降，但整体状态并没有明显回升，甚至失眠、烦躁进一步加剧。后期用药似乎有欠妥之处，因为高热日久，烦躁失眠，难免不耗伤阴津，而叶天士认为柴胡有“劫肝阴”之弊，此时应该慎用，更不宜大量使用。

回顾患者整个治疗过程，有以下几点假设：(1) 患者如果用大量黄芪“甘温除热”，其预后将如何？(2) 若一直用笔者处方，缓缓图治，其预后将如何？(3) 若患者到医院诊治（明确诊断，应该会使用抗生素），其预后又将如何？唉，既定医疗过程是无法再行假设的，将病历罗列于上，望读者指教。

临证用方拓展

治疗咳喘的常用经方：

参阅本书“小青龙汤”相关内容。

二、临床体悟

（一）名医方论

今·秦伯未：和解，是和其里而解其表。和其里不使邪再内犯，解其表仍使邪从外出，含有安内攘外的意义，目的还在祛邪。所以小柴胡汤用柴胡、黄芩清热透邪，又用人参、甘草和中，佐以半夏、姜、枣止呕而和营卫。这方法不仅用于外感发热、内伤杂证出现不规则的寒热往来，也能用来加减。（《谦斋医学讲稿》）

刘渡舟：小柴胡汤擅开肝胆之郁，故能推动气机而使六腑通畅，五脏安和，阴阳平衡，气血调谐，故其功甚捷，而其治又甚妙。故无麻、桂而能发汗，无硝、黄而能通便，无苓、术而能利水，无常山、草果而能治疟。所谓不迹其形，而独治其因，郁开气活，其病可愈。

（二）理法探讨

小柴胡汤由柴胡、黄芩、半夏、人参、甘草、生姜、大枣7味药物组成，为伤寒少阳病的主方，既见于《伤寒论》，也见于《金匮要略》，涉及条文多达20余则。简要归纳一下，涵盖以下病证：(1) 邪入少阳证；(2) 热入血室证；(3) 阳明里实未甚，兼见少阳证；(4) 阳微结；(5) 产妇郁冒（症状与阳微结相似）；(6) 黄疸（诸黄，腹痛而呕）；(7) 伤寒瘥已后，更发热；(8) 腹痛（木强土弱，阳脉涩，阴脉弦）等。

古代医家在注解本方时，多立足于少阳“半表半里”的特点，称其为和解表里之剂。至于何为“半表半里”，似乎并没有非常确切的解释，以致后世多有争鸣。依笔者粗浅的认识，“半表半里”应该是强调在外感病过程中，正气略有不足，正邪分争，各有胜负的阶段。如果从“虚实”的角度来看，它应该是一种虚实夹杂的状态。关于少阳病的本质特征、半表半里证以及小柴胡汤的运用方法，建议读者参阅笔者导师肖相如教授《肖相如论伤寒》的有关内容。

小柴胡汤，多用于治疗外感热病，不少老百姓都知道：小柴胡颗粒可以退热治感冒。笔者在用本方治疗外感病时，辨证依据有：(1) 具备少阳病的主要表现，如“口苦，咽干，目眩”，“往来寒热，胸胁苦满，默默不欲食饮，心烦喜呕”等；(2) 虚人外感，兼有上症者；(3) 妇人经期前后外感，兼有上症者。

此外，笔者还常用本方加减治疗“肝咳”（或称“少阳咳”），即咳嗽兼有少阳病或肝郁、肝火表现者。小柴胡汤治疗咳嗽源于《伤寒论》第96条加减法，历代医家对此也多有推崇。许叔微《伤寒百证歌》中有“小柴治咳值千金”的赞誉。陈修园《医学实在易》也有诗为证：“胸中支饮咳源头，方外奇方莫漫求，更有小柴加减法，通调津液效尤优。”清末唐容川在《血证论》“咳嗽”篇则强调：“五脏六腑皆有咳嗽，而无不聚于胃，关于肺，兹有一方，可以统治肺胃者，则莫如小柴胡汤。”笔者体会，这类咳嗽患者，往往有病情迁延不愈，正气略显不足，无力驱邪外出等特点。

笔者还常用本方加减治疗妇女慢性尿路感染，其临床特点为：尿频，每次尿量不多，尿道涩痛，常伴有小腹和腰部坠胀，病情迁延不愈，常因劳累、压力大、受寒等引发。因为症状反复，常令患者坐卧不安，极其苦恼。湿热表现较明显者，可与八正散合用；湿热不甚，以本方加车前子、桃仁即能取得良效；后期可用本方合当归芍药散治疗，能达到扶正祛邪，防止复发的目的。

笔者又常用本方加减治疗郁热型鼻炎、鼻窦炎等，其临床特点为：鼻塞，鼻干，鼻痒，喷嚏，鼻涕时多时少、时黏时稀、时黄时白，伴有头晕头痛等。若兼有前文所述少阳病的特点，使用本方加桔梗、薄荷、辛夷花治疗，常能获得良效。若热毒较重者，则加入败酱草、生薏仁。

应该强调的是，本方在儿科也大有用武之地，临床医生一定要加以重视。这是由儿童的体质特点所决定的，一方面，小儿阳气较旺，感邪之后，容易从阳化热；另一方面，小儿脾胃功能尚未健全，易虚易实（虚则用小柴胡汤，实则用大柴胡汤）。笔者常用本方加减治疗小孩感冒发烧、咳嗽、鼻炎、消化不良等病症。

仲景原文明确指出本方可以治疗“阳微结”（“阳热内郁，里热不甚”之便秘），笔者有多则案例为证，可见医圣所言不虚。

此外，本方为少阳病主方，少阳涵盖“胆”与“三焦”，而“三焦者,中渎之府也,水道出焉”；因此，笔者常用本方与五苓散合方，治疗气化不利，三焦失职、津液代谢障碍所致病证。（详见本书后文“合方策略”相关内容）

本方常见的临床表现有：(1) 往来寒热或发热；(2) 胸胁部症状，如胸胁苦满，胁痛；(3) 胃肠症状，如食欲不振、恶心、呕吐、腹痛、大便硬；(4) 口苦，咽干，目眩；(5) 经水适断，谵语，如见鬼状；(6) 产妇大便硬；(7) 黄疸；(8) 头晕、头痛、耳鸣、耳聋、疲乏；(9) 各种发作有定时的症状。舌质偏暗，或略暗红，或边尖红，苔薄白、薄黄。弦细、弦涩、弦数，或左关部独异。

本方适应范围极为广泛，有限的语言文字难以尽述。尽管病证千变万化，若见有少阳证（“有柴胡证，但见一证便是，不必悉俱”），或有肝脾不和，或有定时发作等特点，都可使用本方加以治疗。

三、小柴胡汤方证

1. 原文组成和用法

柴胡半斤　黄芩三两　人参三两　半夏半升（洗）　甘草三两（炙）　生姜三两（切）　大枣十二枚（擘）

上七味，以水一斗二升，煮取六升，去滓，再煎取三升，温服一升，日三服。

2. 加减变化

（1）原文

若胸中烦而不呕者，去半夏、人参，加栝蒌实一枚；若渴，去半夏，加人参合前成四两半、栝蒌根四两；若腹中痛者，去黄芩，加芍药三两；若胁下痞硬，去大枣，加牡蛎四两；若心下悸，小便不利者，去黄芩，加茯苓四两；若不渴，外有微热者，去人参，加桂枝三两，温覆微汗愈；若咳者，去人参、大枣、生姜，加五味子半升、干姜二两。

注：柴胡桂枝汤、大柴胡汤、柴胡加芒硝汤、柴胡桂枝干姜汤、柴胡加龙骨牡蛎汤均由本方化裁而来，可参看本书相关内容。

（2）后世发挥

《万病回春》：口酸而苦者，肝胆有实热也，加龙胆草、青皮。

《寿世保元》：治茎中痛，出白津，小便闭，时作痒。本方加山栀、泽泻、炒连、木通、胆草、茯苓。

《黄煌经方使用手册》：发烧迁延不愈，肩背关节疼痛者，合桂枝汤，名柴胡桂枝汤；咳嗽痰黏，伴胸胁苦满及心下压痛者，合小陷胸汤，名柴陷汤；胸闷胁痛、咽喉或食道有异物感、精神不安定、食欲不振、恶心呕吐、苔白腻者或支气管炎、哮喘等，合半夏厚朴汤，名柴朴汤；尿量减少、浮肿、口渴，或肿瘤放化疗后、肾炎、急性胃肠炎、伤暑患者，合五苓散，名柴苓汤；面色发黄，易浮肿，月经不调、腹痛，便秘或腹泻者，多用于慢性肝炎肝硬化、甲状腺疾病、风湿性多肌痛等免疫相关性疾病患者，合当归芍药散；烦热而关节疼痛者，加栀子柏皮汤；淋巴结肿大及淋巴细胞增多者，加连翘；咳喘病迁延不愈，咯少量白黏痰者，加干姜、五味子；咽喉疼痛，加桔梗；胶原性疾病、免疫性疾病致关节疼痛不能屈伸或有出血倾向者，加生地、白芍；烦热而心下痞，下利，加黄连；身痒、皮肤过敏，加荆芥、防风。

3. 原文荟萃

（1）太阳病，十日已去，脉浮细而嗜卧者，外已解也，设胸满，胁痛，与小柴胡汤；脉但浮者，与麻黄汤。（伤寒37）

（2）伤寒五六日，中风，往来寒热，胸胁苦满，默默不欲食饮，心烦喜呕，或胸中烦而不呕，或渴，或腹中痛，或胁下痞硬，或心下悸，小便不利，或不渴，身有微热而咳者，小柴胡汤主之。（伤寒96）

（3）血弱气尽，腠理开，邪气因入，与正气相搏，结于胁下，正邪分争，往来寒热，休作有时，默默不欲饮食；脏腑相连，其痛必下，邪高痛下，故使呕也，小柴胡汤主之。服柴胡汤已，渴者，属阳明也，以法治之。（伤寒97）

（4）伤寒四五日，身热，恶风，颈项强，胁下满，手足温而渴者，小柴胡汤主之。（伤寒99）

（5）伤寒，阳脉涩，阴脉弦，法当腹中急痛，先与小建中汤，不瘥者，小柴胡汤主之。（伤寒100）

（6）伤寒中风，有柴胡证，但见一证便是，不必悉俱。凡柴胡汤病证而下之，若柴胡证不罢者，复与柴胡汤，必蒸蒸而振，却复发热汗出而解。（伤寒101）

（7）太阳病，过经十余日，反二三下之，后四五日，柴胡证仍在者，先与小柴胡；呕不止，心下急，郁郁微烦者，为未解也，与大柴胡汤下之则愈。（伤寒103）

（8）伤寒十三日不解，胸胁满而呕，日晡所发潮热，已而微利，此本柴胡证，下之以不得利，今反利者，知医以丸药下之，非其治也。潮热者，实也，宜先服小柴胡汤以解外，后以柴胡加芒硝汤主之。（伤寒104）

（9）妇人中风，七八日，续得寒热，发作有时，经水适断者，此为热入血室，其血必结，故使如疟状，发作有时，小柴胡汤主之。（伤寒144）

（10）伤寒五六日，头汗出，微恶寒，手足冷，心下满，口不欲食，大便硬，脉细者，此为阳微结，必有表复有里也，脉沉者，亦在里也，汗出为阳微。假令纯阴结，不得复有外证，悉入在里，此为半在里半在外也，脉虽沉紧，不得为少阴病，所以然者，阴不得有汗，今头汗出，故知非少阴也，可与小柴胡汤。设不了了者，得屎而解。（伤寒148）

（11）阳明病，发潮热，大便溏，小便自可，胸胁满不去者，与小柴胡汤。（伤寒229）

（12）阳明病，胁下硬满，不大便而呕，舌上白苔者，可与小柴胡汤，上焦得通，津液得下，胃气因和，身濈然汗出而解也。（伤寒230）

（13）阳明中风，脉弦浮大，而短气，腹都满，胁下及心痛，久按之气不通，鼻干不得汗，嗜卧，一身及目悉黄，小便难，有潮热，时时哕，耳前后肿，刺之小瘥，外不解，病过十日，脉续浮者，与小柴胡汤；脉但浮，无余证者，与麻黄汤；若不尿，腹满加哕者，不治。（伤寒231）

（14）本太阳病不解，转入少阳者，胁下硬满，干呕不能食，往来寒热，脉沉紧者，不可吐下，与小柴胡汤。（伤寒266）

（15）三阳合病，脉浮大，上关上，但欲眠睡，目合则汗，此上焦不通故也，宜小柴胡汤。（伤寒268）

（16）呕而发热者，小柴胡汤主之。（伤寒378）

（17）伤寒差以后，更发热者，小柴胡汤主之；脉浮者，以汗解之；脉沉实者，以下解之。（伤寒394）

（18）产妇郁冒，其脉微弱，呕不能食，大便反坚，但头汗出。所以然者，血虚而厥，厥则必冒，冒家欲解，必大汗出；以血虚下厥，孤阳上出，故头汗出也。所以产妇喜汗出者，亡阴血虚，阳气独盛，故当汗出，阴阳乃复；大便坚，呕不能食者，小柴胡汤主之。（金匮二十一·2）

四、小柴胡汤现代临床应用与药理研究

1. 现代常用剂量、用法

柴胡24g，黄芩9g，半夏9g，党参9g，甘草9g，生姜9g，大枣4枚。水煎2次，早晚各温服1次。

2. 功用

和解少阳。

3. 主治

（1）伤寒少阳证。往来寒热，胸胁苦满，默默不欲饮食，心烦喜呕，口苦，咽干，目眩，舌苔薄白，脉弦者。（2）热入血室证。妇人伤寒，经水适断，寒热发作有时。（3）黄疸、疟疾以及内伤杂病而见少阳证者。

4. 使用注意

（1）脾胃阳虚、寒饮内停者，本方不宜。

（2）阴虚血少者禁用；危重病人，若处于正气大衰、阴阳即将离决的状态，禁用。

（3）日本曾报道小柴胡汤导致肝损害及间质性肺炎，建议服用三个月后检查肝功能。

5. 现代疾病

（1）内科疾病：外感高热，长期低热，病毒性感冒，上呼吸道感染，支气管炎，肺炎，支气管哮喘，咳嗽变异性哮喘，支气管扩张，肺癌；病毒性心肌炎，冠心病，心律失常，肺心病，风心病，咽心综合征；胆囊炎，胃炎，消化性

溃疡，胆汁反流性食管炎，功能性消化不良，溃疡性结肠炎，肠易激综合征，老年性便秘，病毒性肝炎，肝硬化，非酒精性脂肪肝，克罗恩病；泌尿道感染，肾盂肾炎，肾小球肾炎，乳糜尿，肾病综合征，肾功能衰竭；特发性面神经麻痹，神经性头痛，神经官能症，癫痫，顽固性失眠，抑郁症，面神经炎；慢性淋巴细胞白血病，白细胞减少症；甲状腺炎，甲亢和甲减，糖尿病；类风湿关节炎，强直性脊柱炎，干燥综合征，系统性红斑狼疮，过敏性紫癜，淋巴结肿大，淋巴结炎，淋巴结核，肿瘤的淋巴结转移，恶性淋巴瘤；肿瘤化疗手术以后的调理；

（2）外科疾病：急性胰腺炎，坐骨神经痛，腓肠肌痉挛；

（3）妇产科疾病：经行发热，痛经，子宫颈炎，妊娠恶阻，产后感染；

（4）男科疾病：急性附睾炎，睾丸炎；

（5）儿科疾病：小儿肺炎，小儿支气管炎，哮喘，小儿发热，营养不良，流行性腮腺炎；

（6）五官科疾病：耳鸣耳聋，中耳炎，梅尼埃病，结膜炎，角膜炎，葡萄膜炎，虹膜睫状体炎，视神经炎，慢性鼻炎，过敏性鼻炎，鼻窦炎，口唇炎，口腔扁平苔藓；

（7）皮肤病：单纯疱疹，带状疱疹，扁平疣，过敏性皮炎，湿疹，荨麻疹，异位性皮炎，硬皮病，红皮病型银屑病发热；

（8）传染病、寄生虫病：结核，疟疾，伤寒，手足口病，传染性单核细胞增多症高热，副伤寒，病毒性脑膜炎、脑炎，丝虫病后周期性发热。

6. 药理研究

解热，抗菌，抗炎，抗病毒（科萨奇病毒、流感病毒、乙肝病毒），保护肝脏，调节肝功能，抗肝纤维化，改善肾功能，调节胰腺功能，调节肺功能，调节胃肠功能，保护胃黏膜，改善胆汁瘀滞，调节免疫，抑制肿瘤，降脂，抗脂肪肝，调节内分泌，抗衰老，治疗子宫内膜异位症。

第二节　出将入相——柴胡桂枝汤

一、经方故事

感冒两个多月的女生

今天上午，这位女生特意拎了一袋水果过来，感谢我前些日子帮她治疗，使她身体康复，顺利参加了今年的研究生入学考试。

还记得那天，一个学生把她带到我办公室，跟我说："老师，您昨天不是讲到'寒热往来'的症状么，今天给您带来了这样一个病人。"

原来，我头天晚上给他们上经方讲座，所讲的是小柴胡汤，而小柴胡汤的一个主症就是"寒热往来"。现在，他们就把这样的病人带来了。

这是一位英语专业的大四学生，正在准备考研。然而，最近2个月来，却一直被感冒困扰。

2个月前，因为不慎着凉，出现头痛（有慢性鼻窦炎病史），咽疼、耳道疼，伴有低热，期间曾吃过一些西药，但病情时好时坏。近日，病情又加重，在校医院输液3天，症状也没减轻。

病人当时的表现：前额、左侧头痛；两侧软腰疼痛，背疼，上肢肌肉疼，肩、肘关节疼，双腿发沉；有时会觉得身上发热一阵子，紧接着又有怕冷的感觉，如此反复；口苦，喉咙略微发干，想喝温水，没有食欲，有时恶心想吐；尿发黄，大便3-4天一次，量不多，成形，略干（非球状），排出不通畅；难入睡，入睡后容易醒。体温37.6℃。舌偏胖，尖边略红，中间的舌苔略腻。左脉弦数，右脉浮弦数。

我又伸手摸了一下她的额头和后背，是湿润的。我再用手按了按她的肚子，并不硬。

此时，我已胸有成竹，抬头跟那位陪她过来的同学（中医专业大三的学生）说："这个病，你也应该能治啊！"

这位同学有些腼腆："老师，病人有寒热往来的表现，又伴有恶心口苦，食欲差等，应该属于少阳病，是不是可以用小柴胡汤来治疗？"

"分析得很好，小柴胡汤是必须用的。此外，这个病人还有额头痛，腰背疼，上肢肌肉疼，肩、肘关节疼等症状，这又说明什么呢？"我进一步引导他。

"老师，我知道了！这是少阳兼有表证，应该用柴胡桂枝汤！"

"看来，你《伤寒论》学得不错。但是，还有一个问题你是否注意到：这个病人有便秘？"

学生又陷入了沉思："难道……，还兼有阳明腑实证？处方还要结合大柴胡汤？"

看他紧张的样子，我微笑着提醒他："你有没有注意，我刚才摸了一下她的肚子？肚子并不硬。此外，她的大便也并不是特别干燥。你还记不记得《伤寒论》有关'阳微结'的论述？"

学生紧锁的眉头有些展开了："老师，这便秘是不是属于阳微结，并非阳明腑实证。而小柴胡汤本身就可以治疗阳微结，因此，可以先不用加大黄之类的通便药？"

"没有错，所以综合以上分析，这个病人用柴胡桂枝汤原方就可以了。"

首诊处方：柴胡15g，黄芩10g，姜半夏10g，党参8g，炙甘草6g，桂枝8g，生白芍8g，生姜10g，大枣20g。2副。

患者服药后，额头、肢体、腰背疼痛等症状消失，已不恶心，食欲改善，口已不苦，小便已不黄，大便变得通畅，日1-2次，质地正常，睡眠也有改善。

尚有轻微的寒热往来，鼻微塞，咽干欲凉饮。舌尖红，苔薄黄。脉已不数，略弦。双关脉略浮大。处方：柴胡桂枝汤去半夏加天花粉、石膏，2副。

服完上药后，所有症状消除，感冒痊愈。

那位中医专业的学生，经过这次临床学习，信心大增，还专门写了一篇文字，回忆整个诊治过程，以及他从中受到的启发。后来，他又请求跟我上门诊学习，是个很好学的孩子。

临证用方拓展

治疗感冒的常用经方：

参阅本书“小青龙汤”相关内容。

咳嗽痰多、膝盖酸痛的阿姨

W阿姨59岁，她今天来复诊，脸上露出了舒心的微笑。上周服药后，她的病情得到了很大的改善，这次还特意把平常厌食的小孙女带来让我看看。

记得，上周她来到我的门诊，已经是上午八点多，此时，全天的号早就预约满了。

因为咳嗽气急，她连一句完整的话也说不上来：“吃药打针1周了，还是咳得厉害……，能不能加个号，您帮我看看。”

我看她确实很难受，病情也很急，就答应了：“只能等上午预约的病人全部看完，我最后给您看。”

就这样，一直到十二点半，才给她看上。此时，我的胃已经饿得有点难受了，阿姨还非常热心地给了我几粒核桃仁充饥。

W阿姨平时就有咳嗽痰多、关节疼痛等毛病，此次因为夜里受凉，第二天，两个膝盖就疼痛难受，并有局部微微发热，当时体温38.5℃。随后出现咳嗽，大量白痰。

经过吃药打针1周，体温已经不高了，但咳嗽甚剧，胸骨后发痒，晨起痰黄稠，上午痰白黏，下午则痰稀（夹有白色泡沫）；膝盖酸疼，局部怕冷；汗出甚多（必须随身携带一条毛巾擦汗），怕风怕冷；鼻子时通时堵，夜里呼出的气体有热感，耳朵发堵；口干苦涩，喜欢喝温水；食欲差，尿很黄，大便不成形。

舌偏暗，苔黄厚腻，欠润。左脉沉细弦，右寸关弦滑，尺弱。

首诊处方：柴胡12g，黄芩8g，姜半夏10g，党参8g，炙甘草6g，桂枝8g，生白芍8g，厚朴10g，苏梗10g，茯苓15g，干姜8g，五味子8g，紫菀10g，款冬花10g，生姜10g，大枣10g。6副。

阿姨今天告诉我，服药后，咳嗽、口苦、膝盖疼等所有症状均大为减轻。她还特别提到：之前老是大汗淋漓，服药后，出汗明显止住了，浑身上下感到非常舒畅（附：多年前，笔者曾用柴胡桂枝汤原方治愈一例患自汗症的中年妇女）。

因为阿姨的咳嗽吐痰和关节痛已经有年头了，所以，效不更方，我嘱其再喝6剂，进一步巩固。

临证用方拓展

治疗咳喘的常用经方：

参阅本书“小青龙汤”相关内容。

"按照条文得病"的大哥

我在北中医读博士期间，曾与W大哥一家3口合租一套房子。W大哥自己开了一家网络公司，工作繁忙。

某日晚上，他回到家中，跟我说："这两天可能是慢性胆囊炎犯了，心口部位不舒服，略有恶心。"

我再进一步询问，大哥还有：自觉微微怕冷，肩、肘、膝关节酸疼等症。体温：37.5℃。

大哥的临床表现基本上跟柴胡桂枝汤原文（"发热，微恶寒，支节烦疼，微呕，心下支结"）的描述一致，所以，我当时满怀自信地跟他说："我给你开个方子，吃4副肯定能好。"

果然，大哥服4副柴胡桂枝汤原方，所有症状均消失。

这种"按照条文得病"的患者，本人此前曾治疗多例，疗效都非常好，所以比较有把握。

临证用方拓展
治疗胆囊炎的常用经方：

柴胡汤类方（小柴胡汤，大柴胡汤，柴胡桂枝干姜汤，四逆散），泻心汤类方（半夏泻心汤，黄连汤），承气汤类方（三承气汤，桃核承气汤），茵陈蒿汤，乌梅丸。

办公室主任的背痛

2010年夏，我应好友邀请到广东游玩。期间，在其单位进行了一次义诊。

一位中年女性，是该单位办公室主任，她的问题看上去好像比较简单——后背痛。

“每天都会发作，疼痛剧烈的时候，坐立不安。拍X光了，胸椎没问题。”

曾经吃过不少汤药，效果都不太明显。经常去找人按摩，当时稍有减轻，次日疼痛依然。除背痛之外，还伴有心情烦躁，口苦，恶心欲吐，我予柴胡桂枝汤原方，服药6剂，疼痛若失。

患者非常高兴，又邀请我在该单位做了一场有关中医文化的演讲。

登革热也能治

上午接到一位好友的电话，聊了将近一个小时。他去马来西亚待了9个多月，昨天刚回国。

我与他可谓是“不打不相识”，2008年夏天，我们曾在安徽一起共事。

刚认识的时候，我见他年纪轻轻却经常口出狂言，就觉得他不过是个狂妄自大的年轻人而已。

后来，我发现：找他看病的人很多，他经常使用小方小量，疗效却很好。我渐渐地对他的医术产生了兴趣，并由此进行过不少深入的交流。

曾有一位男青年患外感发热，我用银翘散治疗，并配合放血疗法，经3日，效果不明显，后来，甚至有误治的嫌疑。请他会诊，他以桂枝人参汤加生姜、大枣治疗，患者服药2剂，病遂愈（详情请参阅本书“理中丸”一节）。

又有一腰骶疼痛的中年男子，经我按摩拔罐3日，症状不能彻底消除，我请他会诊，他以小剂量的柴胡桂枝汤治疗，又是2剂而愈。

此后，我们经常会诊，交流学术，使我获益良多。

也曾有一次，他治一外感病的中年女子，曾用麻黄汤、小青龙汤等，病者仍畏寒咳嗽，遂邀我会诊，我建议用附子理中汤治疗。患者服药2剂，病遂愈(详情请参阅本书“理中丸”一节)。

由于同是经方研习者,又有以上经历,我俩更为相惜,探讨学术,从无保留。此后,虽然各奔东西,但也经常电话交流。可谓志同道合之士。

他此次从国外回来,我问他有没有好的经验分享。他便向我详细地说起了他在马来西亚治疗登革热的经验。

他告诉我:大部分登革热患者的发病经过确实如叶天士描述的温病——“卫、气、营、血”过程很清晰,但也有一些病人的病变符合伤寒的六经传变。不管是符合卫气营血还是六经传变的病人,他一概用《伤寒论》的方剂来治疗,都取得了很好的疗效(笔者注:这是一个自古以来就争议很大的学术问题,此处不作详细论述)。

他说,用的最多的还是柴胡桂枝汤。我嘱咐他好好总结一下,过两天我要请他来给同学们做个讲座,让大家看看经方在急性传染病方面的精彩运用。

后来,我果真请他来到学校,跟一些热爱经方的同学进行了好几个小时的报告和座谈。

登革热是登革病毒经蚊媒传播引起的急性传染病。临床表现为高热、头痛、肌肉、骨关节剧烈酸痛、皮疹、出血倾向、淋巴结肿大、白细胞计数减少、血小板减少等。

此病在东南亚地区多发,中国相对少见,我本人没有见到过。

据他描述,该病初起时,往往会有高热,不少病人会出现“寒热往来”的症状,并且常常伴有恶心、呕吐、腹痛、食欲差,以及头痛、背痛、肌肉关节疼痛等症状。从“六经辨证”看,当属太阳、少阳合病,及时使用柴胡桂枝汤治疗,可以减轻症状,并且截断病情的进一步发展。

二、临床体悟

（一）名医方论

王子接：桂枝汤重于解肌，柴胡汤重于和里，仲景用此二方最多，可谓表里之权衡，随机应用，无往不宜。即如支节烦疼，太阳之邪随轻未尽，呕而支结，少阳之病机已甚，乃以柴胡冠于桂枝之上，即可开少阳微结，不必另用开结之方，佐以桂枝，即可解太阳未尽之邪。仍用人参、白芍、甘草以奠安营气，即为轻剂开结之法。（《绛雪园古方选注》）

（二）理法探讨

柴胡桂枝汤在《伤寒论》《金匮要略》里俱有述及，本方由小柴胡汤的一半剂量加上桂枝汤的一半剂量组合而成。小柴胡汤可以和解少阳，桂枝汤则能调和营卫，因此，由二方组成的柴胡桂枝汤，其最大的特点就体现在这个“和”字上。该方外能疏解少阳、太阳经脉，内可调和肝胆脾胃。既可治疗外感，又可治疗内伤。笔者临床使用该方的案例甚多，由于篇幅所限，不便一一列举。

在外感病的过程中，本方的使用机会非常多，只要小柴胡汤证（详见本书“小柴胡汤”）与桂枝汤证（详见本书“桂枝汤”）并见，就可使用本方加减治疗。只要认证准确，疗效都很理想。笔者临床常用于治疗有少阳、太阳合病表现的虚人外感、妇女经期外感。此外，笔者临床发现，某些人每次感冒，几乎都会呈现柴胡桂枝汤证，用本方治疗，服药三四副，多能痊愈，这大概是体质使然吧。

在内伤杂病过程中，只要见到肝胆郁热、脾胃虚寒的病人，都可以使用本方调理。其临床表现为：性情敏感，口略干苦，偶有头晕头痛，或微恶风寒，或伴有胃脘、右胁下不适，进食寒凉则易腹痛、腹泻，或有背肌、腰肌拘紧疼痛。急慢性胃病、胆囊炎、慢性疲劳综合征等，只要方证相应，本方效果都很确切。

此外，笔者还常用本方加减，治疗有少阳、太阳合病表现的头身肢体疼痛。近年来，国外多项研究表明，腰背疼痛除了与机械负荷有关，社会心理因素在其发生发展中也扮演着重要角色。有研究表明，社会心理特性（优柔寡断和社会支持度低的男性以及工作高度不安全的女性）、职员对工作环境的感受（对工资和工作不满意的男性及在工作中有精神压力的男女）都与腰痛密切相关。

临床体会，与精神心理因素相关的腰背疼痛（这类病人往往是心理压力大，而平时体力活动少），使用柴胡桂枝汤治疗，效果非常理想。究其原因：精神心理压力过大，则肝气郁滞，少阳经脉不通；体力活动少，则容易导致脾虚，少阳、太阳经表不畅，本方外畅少阳、太阳之经，内调肝胆脾胃之气，故能治之。

值得一提的是，笔者曾用本方治疗一例腰痛患者，初诊时，用的是原方，效甚佳；复诊时，加入桑寄生、独活、杜仲、续断等药，反而无效；三诊时，继用原方，又效佳。可见本方加减宜谨慎。

综上，柴胡桂枝汤主治范围非常广泛，其神奇之处甚至非语言文字所能表达。大概是因为少阳、太阳合病，或肝胆脾胃不和的证候在临床上极为常见的原因吧。

可惜的是，历版《中医内科学》教材几乎对本方只字未提。以笔者的管见，究其原因，大概是由于《中医内科学》侧重以脏腑辨证为纲，然而，本方却很难单纯用脏腑辨证的观点全面阐释。这不能不说是现行中医教材的一大缺憾。

三、柴胡桂枝汤方证

1. 原文组成和用法

桂枝一两半(去皮) 黄芩一两半 人参一两半 甘草一两(炙) 半夏二合半(洗) 芍药一两半 大枣六枚(擘) 生姜一两半(切) 柴胡四两

上九味,以水七升,煮取三升,去滓,温服一升。

2. 加减变化

(1)原文

柴胡桂枝汤的方后没有注明加减法,然而在《伤寒论》《金匮要略》中,小柴胡汤和桂枝汤都有大量的加减变化方法(参考本书“小柴胡汤”“桂枝汤”相关内容),可以作为本方的参考。

(2)后世发挥

本方加葛根、麻黄,即葛根汤合小柴胡汤,用于表寒明显,经脉不利,兼有少阳病者(太阳、阳明、少阳同病)。详见后文“合方策略”之“葛根汤合小柴胡汤”。

3. 原文荟萃

(1)伤寒六七日,发热,微恶寒,支节烦疼,微呕,心下支结,外证未去者,柴胡桂枝汤主之。(伤寒146)

(2)治心腹卒中痛者。(金匮十·附方)

四、柴胡桂枝汤现代临床应用与药理研究

1. 现代常用剂量、用法

桂枝6g，黄芩6g，党参6g，炙甘草3g，半夏7g，芍药6g，大枣3枚，生姜6g，柴胡12g。水煎2次，早晚各温服1次。

2. 功用

和解少阳，调和营卫。

3. 主治

太阳少阳合病。发热恶寒或往来寒热、头痛、肢节疼或身体痛、汗出恶风、食欲不振、口干口苦、恶心呕吐、脘痞或脘腹疼痛、胸满胁痛、疲乏、心烦等；舌苔薄白、薄黄、黄白相兼；其常见脉为浮弦、弦细、弦数脉。

4. 使用注意

参考小柴胡汤、桂枝汤注意事项。

5. 现代疾病

（1）内科疾病：不明原因发热，支气管哮喘；慢性胃炎，胃溃疡，慢性胰腺炎，胆囊炎，肝炎后综合征，溃疡性结肠炎；冠心病，心律失常，心脏神经症；关节炎（风湿病）；多种神经痛，神经麻痹，偏头痛，帕金森病，神经官能症，失眠，癫痫，夜尿症，白塞氏病，舞蹈症；

（2）外科疾病：肩周炎，腰痛；

（3）妇产科疾病：经期感冒，经闭，月经困难症，不孕症，带下；

（4）五官科疾病：耳后神经痛，梅尼尔病；

（5）皮肤病：多汗症，圆形秃发，荨麻疹，手掌角化症；

（6）传染病：流感。

6. 药理研究

解热，抗病毒，保护胃黏膜，保肝，抗肝脏纤维化，抗癫痫，抗抑郁，抗癌，调节免疫，愈合溃疡，保护血管内皮细胞，抗衰老等。

第三节　急症建奇功——大柴胡汤

一、经方故事

叔叔的重感冒

2006年11月，我以一篇名为《急性热病临证一得》的小文，获得北中医“岐黄论坛”的第一名。文中，我主要回顾和分析了一则高热病历，而病历的主角则是我的亲叔叔。

2005年春节之后，我应邀前往外地的小爷爷家做客，20多天之后回到家中。刚到家门口，就见我叔叔（当时33岁）正蹲在门口的树底下干呕。呕势很剧烈，可能胃里已经没什么东西了，只是吐出一些黄水。

我这才了解到，10来天前，叔叔去火车站帮我买返京的票，在室外排了整整3个小时的队（当时天气还很冷），回到家就感冒发烧了。期间，一直在村里诊所服药、输液，病情不见好转。

叔叔说，每次输液之后，就会出一身汗，体温暂时能降下来，但一到傍晚，体温必然又会回升到39℃。发烧的时候，刚开始特别怕冷，盖上厚被子也不减轻；过一会儿，又觉得浑身发热，必须把被子掀掉。再过上一会儿，又非常怕冷，必须盖上被子，如此反复。

近几天来，恶心非常厉害，胃口甚差。口中发苦，尿色深黄。发病以来，已经10天没大便了。触诊腹肌紧张，肚脐两侧有压痛。口微渴。

此时，桌子上正好有个橙子，我问："想不想吃？"答曰："甚想。"我问："为何不吃？"答曰："医生不让。"我遂让他把橙子吃完。叔叔说："吃下去感觉很舒服。"春节之后，气温尚低，橙子水分较多，食之甚凉，而病人喜之，可见，里热已成。

此时，因病情迁延不愈，婶婶正在收拾生活用品，准备带叔叔前去镇上的医院住院。

诊查完病情之后，我心中已经有了几分把握，便说："可以先不用住院，我开两副中药吃吃看。"遂开出大柴胡汤原方：柴胡15g，黄芩8g，白芍10g，姜半夏10g，枳实10g，大黄8g（后下），生姜4片，大枣4枚。2副。

我爷爷念儿心切，拿上处方就去村里抓药了。

谁知，过了不久，爷爷空手而回。我以为村里的药不全，就准备上镇里去买。爷爷说："不是药不全，是人家不同意给。"

原来，我们村里就一个诊所，看病买药都在他那里。前段时间，一直是那位医生在给叔叔看病，他看了我开的处方后，跟我爷爷说："病人病情较重，再加上好几天没怎么吃饭了，正气虚弱，怎么能用大黄呢！"

治病要紧，我又拿上处方，亲自去了诊所一趟，这样，那位医生才给我抓了2副。

叔叔服药一副半之后，排出臭秽大便，诸证遂减。共服大柴胡汤4副，病遂愈。

临证用方拓展

治疗感冒的常用经方：

参阅本书“小青龙汤”相关内容。

煤老板的“三高症”

这位煤老板今年刚刚38岁，然而他的经历却颇为传奇：因为家境贫寒，小学没有毕业就开始了在上海的学徒生涯。20多岁时，已经积攒了金钱和人脉，自己开了一家制衣厂。由于年少轻狂，经营不善，1年多即倒闭了，不仅血本无归，而且背负巨债，回到老家消沉了数年。之后，重返上海，经过一番打拼，现在又把事业做大了，摇身一变，成了为诸多客户供应煤炭的煤老板。

大概是因为曾经的失败，他现在干事业更加拼命，酒桌上的应酬是必不可少的。据他说，每周能在家里吃一餐饭就不错了，其他饭点都是在酒桌上度过的。

1年前体检，肝脏B超显示“中度脂肪肝”，总胆固醇：7.6mmol/L，甘油三酯：2.7mmol/L，低密度脂蛋白：4.1mmol/L，血压150/100mmHg，空腹血糖8.3mmol/L。

患者面色暗红，大腹便便，急躁易怒，腹胀，口臭，体力差，大便2-3天一次，黏滞不畅，小便黄，偶有灼热感。舌暗红，苔腻黄白相兼，脉弦滑。辨为肝胃不和，食滞湿阻。

我为患者详细讲解了“三高症”的危害和成因，强调控制饮食、加强运动在治疗过程中的重要性。

处方：柴胡15g，黄芩8g，白芍10g，姜半夏10g，枳实10g，酒大黄8g，赤芍10g，丹参10g，生山楂8g，决明子10g，生白术8g，苍术8g，厚朴10g,陈皮8g,茯苓15g,茵陈6g,生姜2片,大枣4枚。

患者连服此方15副,自觉大便转畅,腹胀减轻,浑身舒畅。以上方打成细末,装胶囊,每天早晚饭后各服6粒。患者从此有意减少应酬,并且每天早晚坚持慢跑锻炼。

连续服药3个月,体重减轻15公斤,血压、空腹血糖、血脂各项指标均恢复正常。

临证用方拓展
治疗高脂血症的常用经方:

大柴胡汤,柴胡加龙骨牡蛎汤,茵陈五苓散,泽泻汤,防己黄芪汤,大黄甘草汤,桂枝茯苓丸,抵当丸,大黄䗪虫丸,金匮肾气丸。

二、临床体悟

(一) 名医方论

清 · 张璐:此汤治少阳经邪渐入阳明之腑,或误下引邪内犯,而过经不解之证。故于小柴胡方中除去人参、甘草助阳恋胃之味,而加芍药、枳实、大黄之沉降,以涤除热滞也。(《伤寒缵论》)

(二) 理法探讨

大柴胡汤在《伤寒论》《金匮要略》里均有记述,本方为小柴胡汤去人参、甘草,加大黄、枳实、芍药而成,具有和解少阳,通腑泄热的功效,用于治疗少阳、阳明合病。

本方在临床常用于重感冒、急性胰腺炎、胆囊炎等急症,患者病情较急,便秘、腹胀、腹痛较重,甚至有高热、往来寒热、剧烈呕吐等表现。辨证若属

"少阳、阳明合病",往往取效甚捷。

应该指出的是,《伤寒论》《金匮要略》原文指出,本方证有"心下急""心中痞硬""按之心下满痛"等腹症特点;因此,笔者在使用本方时,必然要按诊患者腹部:腹肌较紧,甚至压痛拒按,是使用本方的重要依据。

现代临床,除急性病之外,本方还常用于符合少阳、阳明合病的"三高症"等慢性病。此时,笔者常常将本方与平胃散(苍术、厚朴、陈皮、甘草)、二陈汤(陈皮、半夏、茯苓、甘草)合用,并酌情加入丹参、生山楂、决明子、荷叶、白术、茵陈等。

值得注意的是,胡希恕先生认为临床许多疑难病证都存在少阳阳明合病兼有瘀血的病机,常常将大柴胡汤与桂枝茯苓丸合用,治疗支气管哮喘、急慢性肝病、心脑血管疾病、癫痫等。

一般来说,用于急性病,为了尽快取效,剂量要偏重;而用于慢性病,剂量要偏轻,甚至可以制成胶囊,适于长期服用。

三、大柴胡汤方证

1. 原文组成和用法

柴胡半斤　黄芩三两　芍药三两　半夏半升(洗)　生姜五两(切)　枳实四枚(炙)　大枣十二枚(擘)　大黄二两

上七味,以水一斗二升,煮取六升,去滓,再煎,温服一升,日三服。

2. 加减变化

《类聚方广义》:又治狂证胸胁苦,心下硬塞,腹拘挛,膻中动甚者,加铁粉,有奇效。

《方剂学》:兼黄疸者,可加茵陈、栀子以清热利湿退黄;胁痛剧烈者,可加川楝子、延胡索以行气活血止痛；胆结石者，可加金钱草、海金沙、郁金、鸡内金以化石。

《黄煌经方使用手册》：烦躁、心下痞者，合三黄泻心汤；脸红、小腹压痛、小腿皮肤干燥、舌暗等瘀血证候者，合桂枝茯苓丸；焦虑、腹满胀气者，合栀子厚朴汤；咽喉异物感者，合半夏厚朴汤；急躁易怒、口干口苦、心悸、失眠，或伴有急性感染者，合黄连解毒汤；哮喘痰稠难咯者，合排脓散；胸痛、痰黄、便秘者，合小陷胸汤。

3. 原文荟萃

（1）太阳病，过经十余日，反二三下之，后四五日，柴胡证仍在者，先与小柴胡汤；呕不止，心下急，郁郁微烦者，为未解也，与大柴胡汤下之则愈。（伤寒103）

（2）伤寒十余日，热结在里，复往来寒热者，与大柴胡汤……。（伤寒136）

（3）伤寒，发热汗出不解，心中痞硬，呕吐而下利者，大柴胡汤主之。（伤寒165）

（4）按之心下满痛者，此为实也，当下之，宜大柴胡汤。（金匮第十·12）

四、大柴胡汤现代临床应用与药理研究

1. 现代常用剂量、用法

柴胡15g，黄芩9g，芍药9g，半夏9g，生姜15g，枳实9g，大黄6g（若无便秘，可用酒大黄；若便秘较重，用生大黄后下），大枣4枚。水煎2次，早晚各温服1次。如果病情急重，可以缩短服药时间，以取效为度。

2. 功用

和解少阳，内泻热结。

3. 主治

少阳阳明合病。往来寒热，胸胁苦满，呕不止，郁郁微烦，心下痞硬，或心下满痛，大便不解或协热下利，舌苔黄，脉弦数有力。

4. 使用注意

体质虚弱、消瘦、贫血者慎用。

5. 现代疾病

（1）内科疾病：感冒发热，下呼吸道感染，支气管炎，支气管哮喘，肺癌；胆汁反流性胃炎，胃窦炎，消化性溃疡，肠易激综合征，炎性胆囊息肉，胆汁淤积性肝炎，恶性消化道肿瘤，肝癌及肝癌栓塞后综合征；高脂血症，脂肪肝，肥胖症，糖尿病及其周围神经病变，糖尿病胃轻瘫，甲状腺腺瘤，甲亢，甲减，干燥综合征；偏头痛，三叉神经痛，肋间神经痛，癫痫，中风；高血压，心律不齐，心动过速；

（2）外科疾病：肾结石急性发作，输尿管结石，食道裂孔疝，肠梗阻，消化道溃疡穿孔，胰腺炎，急慢性胆囊炎，胆石症，阑尾炎，肠粘连；

（3）妇产科疾病：乳腺小叶增生，乳腺囊肿，溢乳，痛经，闭经，多囊卵巢，盆腔粘连症，乳腺癌术后调理；

（4）儿科疾病：小儿风热感冒，小儿高热，小儿疱疹性口腔炎；

（5）传染病、寄生虫病：病毒性肝炎，细菌性痢疾，胆道蛔虫。

6. 药理研究

抗溃疡，治疗急性坏死性胰腺炎，保肝，保护肾功能，抗动脉粥样硬化，利胆，排石，抗炎，解痉，通便，解热，镇痛，镇静，镇吐，降脂，降压，抑制血小板聚集，兴奋肾上腺功能等。

第四节　千古疑案——柴胡桂枝干姜汤

一、经方故事

失眠、便秘、烦躁的妇女

这位60来岁的妇女病情似乎有点复杂：失眠、便秘多年。每晚只能睡两三个小时，而且睡眠质量很差；便秘，大便一周一次，球状，排便非常困难，腹胀不明显；胃口差，口干，喝水多；平时容易烦躁，急躁上火则出现左前胸瞬间疼痛；左肩胛持续疼痛，左肩、左膝盖发凉；经常头晕。血管造影发现两侧颈动脉斑块。

舌淡暗尖红，苔白，中厚腻，裂纹。

左脉沉弦细涩，右脉弦，尺脉弱。

初诊时，我开的是柴胡加龙骨牡蛎汤6副，生大黄用了15g。

不料，复诊时，患者告诉我：服药后，所有症状并没有改善。细思：生大黄用15g，大便依旧不通，患者胃肠的内在推动力（脾阳）可能已经不足。

二诊患者补诉：每天凌晨起床之前，头部都会微微出一阵汗。这不禁让我想起了柴胡桂枝干姜汤的原文“渴而不呕，但头汗出”以及“胸胁满微结”。遂改投柴胡桂枝干姜汤原方：柴胡12g，天花粉15g，炙甘草6g，牡蛎20g，黄芩8g，干姜8g，桂枝10g。6副。

三诊时，只见她眉头舒展，精神状态跟之前判若两人。她告诉我：服药后，失眠、烦躁、便秘均大为改善，口干减轻，头晕好转。其余症状也都有减轻。效不更方，继续调理。

临证用方拓展

治疗失眠的常用经方：

酸枣仁汤，黄连阿胶汤，百合汤类，猪苓汤，栀子豉汤，桂枝甘草加龙骨牡蛎汤，柴胡加龙骨牡蛎汤，干姜附子汤，大承气汤，甘草泻心汤，生脉地黄汤，炙甘草汤。

两位经方大师的启发

我早年研习经方，受刘渡舟教授的著作影响极大。刘老对柴胡桂枝干姜汤证，有他自己的理解。他受陈慎吾教授启发，最终悟出该方主治证候为“胆热脾寒”。据刘老经验，用于治疗慢性肝病出现“腹胀便溏”，疗效甚佳。

记得学习之后，我第一次使用该方大概是在2002年前后。当时在老家治疗一例早期肝硬化有少量腹水，以腹胀、便溏、食欲差为主要表现的病人，效果确实非常理想。数年后，尽管患者离世了，他的两个儿子还一直跟我保持朋友关系，我每次回老家过年，都互有来往。

此后，“腹胀便溏”就成为了柴胡桂枝干姜汤的一个应用指征，烙印在我的脑海里，也由此积累了不少成功案例。

大概在2004年夏天，我曾治疗一例舌脉（舌胖大，质淡暗，苔薄白，脉弦略数）表现都非常典型的"胆热脾寒"证，患者是一个30多岁的女性，而她的主要表现是口苦、烦躁、失眠、便秘。

我有点犹豫：刘老说本方主症有"腹胀便溏"，但该患者却是便秘，是否可用？

因为不敢确定，当时给她开了2副小剂量的柴胡桂枝干姜汤。结果，患者反映：服药后，口苦、烦躁、失眠好转，而且大便也通畅了。当时觉得不可思议。

2005年，经朋友介绍，我侍诊于冯世纶先生，冯老是北中医另一位已故经方大师胡希恕老先生的弟子。冯老是我亲眼所见的第一位经方家。临床使用的几乎全是经方原方，很少加减，使我大开眼界。

由此，我开始读胡老的书。这些书大多都是由他的学生们整理出来的，有《伤寒论》《金匮要略》讲稿，也有临床经验。

我发现胡老对柴胡桂枝干姜汤也深有研究，而他的论述与刘老却非常不同。胡老将《伤寒论》147条柴胡桂枝干姜汤证与148条"阳微结"互参，认为后者是为前者作注释，"阳微结"更适合使用柴胡桂枝干姜汤（冯世纶，柴胡桂枝干姜汤方证考，中国中医药报2010年9月27日）。而阳微结有个主症就是"大便硬"，胡老还说大便正常的人服用该方会出现便溏（《胡希恕讲伤寒杂病论》人卫版：2007：110）。

我经过此后的多年临床实践发现，胡老此言确实是经验之谈。并由此悟出：胆热脾寒证有时表现为"腹胀便溏"，有时也可表现为"便秘而腹无不适"。由此，拓展了柴胡桂枝干姜汤的使用范围。

临证用方拓展

治疗肝硬化的常用经方：

四逆散，小柴胡汤，柴胡桂枝干姜汤，五苓散，真武汤，理中汤，黄芪建中汤，茵陈蒿汤，下瘀血汤。

二、临床体悟

（一）名医方论

柴胡桂枝干姜汤，《伤寒论》《金匮要略》均有述及，本方只由7味药物（柴胡、天花粉、炙甘草、牡蛎、黄芩、干姜、桂枝）组成，其主治病证却较为复杂。

古代注家，大多随文解义，认为其主治证候为少阳兼有表邪未解，又兼有“里微结”，此外，尚有津液受损。持此观点者以清代名医柯琴最具代表性。

柯琴认为本方是由小柴胡汤随证化裁而来，对其方义阐释得非常详尽：“心烦不呕不渴，故去半夏之辛温，加栝蒌根以生津；胸胁满而微结，故减大枣之甘满，加牡蛎之咸以软之，小便不利而心下不悸，是无水可利，故不去黄芩，不加茯苓；虽渴而太阳之余邪不解，故不用参而加桂，生姜之辛易干姜之温苦，所以散胸胁之满结也。”（《伤寒来苏集·伤寒附翼》）这段文字可谓将随证化裁用药之理阐发得淋漓尽致，虽然不一定符合仲景本意。

清代医家张楠认为本方主证为少阳病，三焦气化不利——“其胸中满，往来寒热，心烦皆少阳病。三焦气窒，故小便不利”（《医门棒喝·伤寒论本旨》），其对方义的解释则比较含糊。

清末唐容川认为本方主证为阳气虚陷、水饮内结（略有化热）、津液不升所致。他是这样解释方义的：“故用柴胡以透达膜膜，用桂、姜以散撤寒水，又用栝蒌、黄芩以清内郁之火。”（《血证论》）日本汉方学者也有持此观点者。

现代《伤寒学》（熊曼琪主编）教材多认为本证为“少阳枢机不利，水饮内结”，与唐容川观点相类。然而教材在解释方义的时候，则有欠妥之处：

“柴胡、黄芩合用清解少阳之热，……栝蒌根、牡蛎逐饮开结，桂枝、干姜通阳散寒，温化水饮，甘草调和诸药。”

查《神农本草经》：栝蒌根“主消渴，身热，烦满，大热，补虚安中，续绝伤”；牡蛎“主伤寒寒热，温疟洒洒，惊恚怒气，除拘缓鼠瘘，女子带下赤白，久服，强骨节，杀邪气，延年”。二药《本经》原文无一字涉及“逐饮”。而教材则认为二者合用可“逐饮开结”，这种解释有“想当然”之嫌。

（二）理法探讨

以上种种观点，各有各的道理，常常使学者莫衷一是。更何况，临床上完全按照本则条文所描述的症状得病者，少之又少。笔者认为操作性强、能够较好地指导临床实践的，当属刘渡舟教授的相关论述。

刘老不受原文内容的束缚，提出本方主证为“胆热脾寒”证。他在《伤寒论十四讲》中提出本方“治胆热脾寒，气化不利，津液不滋所致腹胀、大便溏泻、小便不利、口渴、心烦、或胁痛控背、手指发麻、脉弦而缓、舌淡苔白等证。”刘老临床使用本方，常以“口苦便溏”为主证（张保伟，刘渡舟教授论柴胡桂枝干姜汤的内涵与应用，中医药学刊：2002年1月第20卷第1期）；而经方大家胡希恕老先生则提出本方可治疗“阳微结”，其主症可见大便干（参考前文相关内容）。

笔者体会“胆热脾寒”既可见“腹胀便溏”，也可见“便秘而腹无不适”。在临床运用本方时，前者可以加大桂枝、干姜、炙甘草的剂量，减少柴胡、黄芩、天花粉、牡蛎的剂量；后者则正好与此相反。

笔者临床除了用于治疗前述病证之外，还常用于糖尿病、乳腺增生、慢性肝病等具有“胆热脾寒”表现者。

笔者体会，使用本方时，除了要抓主证之外，还要重点参考舌脉，其舌脉特点为：舌胖大，质淡暗（或舌边尖略红）、苔薄白，脉弦略数。

三、柴胡桂枝干姜汤方证

1. 原文组成和用法

柴胡半斤　桂枝三两（去皮）　干姜二两　栝蒌根四两　黄芩三两　牡蛎二两（熬）　甘草二两（炙）

上七味，以水一斗二升，煮取六升，去滓，再煎取三升，温服一升，日三服。

2. 加减变化

《黄煌经方使用手册》：面黄眩晕，疼痛者，合当归芍药散；口渴而浮肿者，合五苓散；腹痛腹胀者，合四逆散。

3. 原文荟萃

（1）伤寒五六日，已发汗而复下之，胸胁满微结，小便不利，渴而不呕，但头汗出，往来寒热，心烦者，此为未解也，柴胡桂枝干姜汤主之。（伤寒147）

（2）治疟寒多微有热，或但寒不热。（金匮四·附方）

四、柴胡桂枝干姜汤现代临床应用与药理研究

1. 现代常用剂量、用法

柴胡15g，桂枝9g，干姜6g，黄芩9g，栝蒌根12g，牡蛎6g，炙甘草6g。水煎2次，早晚各温服1次。

2. 功用

清胆热、温脾阳、升津液、散郁结。

3. 主治

胆热脾寒，津液受损，肝气郁结；疟病。往来寒热，口苦、口渴、心烦、胁痛、便溏或略有便秘、腹胀、纳差、舌湿润无苔、脉弦而缓。

4. 使用注意

（1）初服微烦，复服，汗出即愈。

（2）日本有本方导致间质性肺炎的报道，建议服用3个月后进行X线检查。

5. 现代疾病

（1）内科疾病：感冒，不明原因低烧不退，支气管炎，支气管哮喘，肺炎，胸膜炎，肺门淋巴炎；慢性胃炎，胃下垂，消化性溃疡，胃肠神经官能症，肠易激综合征，结肠炎，慢性胆囊炎，早期肝硬化；风湿热，风湿性关节炎，强直性脊柱炎，系统性红斑狼疮，过敏性紫癜；癫痫，癔症，慢性疲劳综合征，神经衰弱；糖尿病，甲亢，骨质疏松，黏液性水肿，脂代谢障碍；心律失常，窦性心动过速；慢性肾炎；再生障碍性贫血，红细胞增多症；

（2）外科疾病：慢性前列腺炎，泌尿系感染，肾结石，亚急性腹膜炎，胆囊术后泄泻，腰颈椎骨质增生；

（3）妇产科疾病：更年期综合征，乳腺增生；

（4）五官科疾病：鼻窦炎性头痛，口炎；

（5）传染病：疟疾，肺结核，慢性病毒性肝炎。

6. 药理研究

有镇静，抗癫痫，催眠，保肝，抗过敏等作用。

第五节　心病觅此方——柴胡加龙骨牡蛎汤

一、经方故事

焦虑失眠的大妈

一个周六的晚上，我正在为第二天烟台市公务员自选课授课做最后的准备，这时，电话铃响了，是一位公安系统的朋友打来的："董大夫，明天有没有时间？我想再带我妈过去找你看看。"

"不好意思，我明天要讲一整天的课。你母亲最近情况怎样？"

"我妈喝了你开的方子，病情改善了很多，上周开的药已经吃完了，所以闹着让我跟你联系，要找你复诊。"

因为患者就诊心情急切，而且她的儿子工作繁忙，空闲时间不多，我最终答应这位朋友的要求：让他们第2天早上6点到我家，在我前去授课之前给他母亲把病看完。

这是一位73岁的大妈，以下是她第一次来看病时的自述：

20多年前，曾出现比较严重的烦躁、失眠，服盐酸多赛平后好转。半年前，颈部小手术后，顾虑较多，又导致烦躁失眠。一个半月前，又因车祸致头部外伤，昏迷数日，住院20余天（出院诊断：硬膜下血肿，脑右侧挫裂伤）。现烦躁、失眠，心中常常感到没有着落，对生活失去信心。膝关节骨刺，行走不便。二便尚调，纳可。

舌略暗，苔白厚，右寸关弦涩，尺弱，左脉寸尺弱，关弦涩。血压168/80mmHg。血糖血脂正常。常年服用盐酸多赛平，谷维素，健脑补肾丸，柏子养心丸。辨为本虚标实证，肝郁化火为标，心肾两虚为本。先治其标。

处方：柴胡10g，黄芩6g，龙骨15g，牡蛎15g，大枣15g，茯苓15g，姜半夏6g，党参6g，川芎6g，桂枝4g，酒大黄5g。6副。

患者服前方后疗效甚佳，烦躁失眠明显好转，情绪较前明显改善。每周复诊一次，柴胡加龙骨牡蛎汤合酸枣仁汤、生脉桂附地黄汤交叉服用，之前所服西药和中成药全部停用。治疗1个月后，停服汤药。

后来，好长一段时间没有消息了。有一次，她同村的一位患者前来就诊时告诉我：老太太停药后疗效一直保持良好，但是，前不久因为腿脚不利（膝关节骨刺），下楼梯时不慎摔倒，导致股骨头骨折，正在医院接受手术。

听到这样的消息，我不禁悲从中来。这位大妈对我甚为信任，疗效也很满意。经过1个月的多次接触，我对她就像对自己的长辈一样，非常亲切。没想到这次竟然遭此意外，只能默默地祝愿她早日康复。

临证用方拓展

治疗焦虑症的常用经方：

四逆散，栀子豉汤，柴胡加龙骨牡蛎汤，厚朴生姜半夏甘草人参汤，半夏厚朴汤，小陷胸汤，甘麦大枣汤，酸枣仁汤，桂枝加龙骨牡蛎汤，百合地黄汤，黄连阿胶鸡子黄汤，知柏地黄汤，桂枝茯苓丸。

后脑勺疼痛的中年妇女

这是一位43岁的中年妇女，通过他人介绍，与另一位病友前来门诊求诊。患者面色偏于黄暗，两颊还有不少雀斑。她的症状是这样的：近2-3

年来，几乎每天都会出现后脑勺疼痛，生气上火则加重，发作时吹凉风能感觉舒适一些。睡眠不踏实，梦多，烦躁，经常感到头身困重。大便黏滞不畅。月经提前5-6天，血块较多，量可。乳腺增生，经前乳胀疼。右侧头部外伤史2年。舌偏暗，苔薄白，脉弦细。辨为肝郁化火，上扰清阳。

处方：柴胡12g，黄芩8g，龙骨15g，牡蛎15g，大枣10g，茯苓15g，姜半夏8g，党参8g，桂枝6g，酒大黄4g。6副。针双侧太冲、侠溪、束骨。

服药后，诸症大减。睡眠较实，头脑清凉，身体轻快。继续服用上方6副，诸症遂除。

临证用方拓展

治疗头痛的常用经方：

桂枝汤，麻黄汤，承气汤，小柴胡汤，柴胡加龙骨牡蛎汤，苓桂术甘汤，五苓散，理中丸，吴茱萸汤，四逆汤，百合地黄汤。

头晕、胆子小的大妈

S大妈今年64岁，家在外地，因为身体欠佳，儿子把她接来烟台调养。

一年前，在一次早晨起床的时候，突然感到头晕目眩，浑身乏力，走路不稳。大脑磁共振：轻微脑梗、供血不足。经治疗症状好转。

目前，急速起床则头晕，慢慢起床则可。头仍昏沉，前额不清爽，没休息好的时候会加重。坐车时，心悸、紧张，全身有发沉发紧的感觉。口有时发干发苦，喜欢喝温水。

眼睛疲乏，睡眠欠佳，食欲尚可，二便还比较正常。高血压，最高180/100mmHg，现服一种降压药，血压140/90mmHg。

舌淡暗，苔薄黄，略厚，欠润。右脉甚弦有力。辨为肝火上扰。

处方：柴胡10g，黄芩15g，姜半夏8g，太子参10g，桂枝8g，茯苓25g，生龙牡各20g，酒大黄3g，珍珠母10g，生姜3片，大枣4枚。6副。

服药后，头脑清爽，心慌心悸减轻，浑身较前大为轻松。血压控制在125/85mmHg左右。

后以上方加减，调理3周后停药。

临证用方拓展
治疗眩晕的常用经方：

小柴胡汤，柴胡加龙骨牡蛎汤，苓桂术甘汤，真武汤，五苓散，泽泻汤，小半夏加茯苓汤，茯苓桂枝五味甘草汤，甘草干姜汤，理中汤，大承气汤，茵陈蒿汤，桂枝加龙骨牡蛎汤，桂枝芍药知母汤。

右侧肢体感觉异常的女生

一女生，19岁，每次躺下睡觉时即感觉右下肢发胀，将患肢抬高则感觉较舒适。伴有右上肢疲乏、颤抖，活动后或紧张时加重。以上症状已持续半年。

自述半年前，曾干咳1个月，经治疗，渐愈。之后出现上述症状。

痤疮，面油多。情绪敏感，近日失眠。大便可，尿可。唇干，口不苦。舌略暗，苔薄略黄。脉弦细。辨为少阳郁热，气化不利。

处方：柴胡12g，黄芩6g，姜半夏8g，桂枝6g，茯苓20g，酒大黄3g，龙骨15g，牡蛎15g，党参8g，生姜10g，大枣15g。4副。

服药后，右侧肢体症状消失，继服4副巩固疗效。随访至今，未见复发。

二、临床体悟

（一）名医方论

金·成无己：伤寒八九日，邪气已成热，而复传阳经之时，下之虚其里而热不除。胸满而烦者，阳热客于胸中也；惊者，心恶热而神不守也；小便不利者，里虚津液不行也；谵语者，胃热也；一身尽重不可转侧者，阳气内行于里，不营于表也。与柴胡汤以除胸满而烦，加龙骨、牡蛎、铅丹，收敛神气而镇惊；加茯苓以行津液、利小便；加大黄以逐胃热、止谵语；加桂枝以行阳气而解身重。错杂之邪，斯悉愈矣。（《注解伤寒论》）

（二）理法探讨

柴胡加龙骨牡蛎汤出自《伤寒论》，由小柴胡汤的一半剂量，去甘草，加龙骨、牡蛎、桂枝、茯苓、铅丹、大黄而成，具有和解少阳，化痰泄热，重镇安神的功效，仲景用于治疗“胸满烦惊”等症。

铅丹虽能镇静安神，但因有毒，现代临床，常常弃而不用，或用生铁落、磁石、石决明、珍珠母等代替。另，若患者大便正常，则用酒大黄；若大便秘结，则用生大黄后下。

本方证的病机为：邪犯少阳，痰热郁滞，气化失常，心神被扰。

本方在临床上最常用于精神情志异常性疾病，此类患者往往症状纷繁复杂，浑身不适，精神敏感，情绪难以自控，烦躁、失眠、胸闷、头痛是其最常见的症状。

此外，临床体会，若辨证准确，高血压患者使用本方，不仅头痛、眩晕、失眠等症状能够改善，而且确实有降低血压的作用。

本方主要治疗的是实证，若兼有心肝血虚、心神不宁（即虚实夹杂），笔者常常将本方与酸枣仁汤联合使用，疗效甚佳。

应该注意的是，长期使用本方有损伤正气的可能，因此，不宜久服。特别是一些老年患者，我常常将本方与酸枣仁汤、百合地黄汤、甘麦大枣汤、生脉地黄汤等联合或交叉服用。

三、柴胡加龙骨牡蛎汤方证

1. 原文组成和用法

柴胡四两　龙骨　黄芩　生姜（切）　铅丹　人参　桂枝（去皮）　茯苓各一两半　半夏二合半（洗）　大黄二两　牡蛎一两半（熬）　大枣六枚（擘）

上十二味，以水八升，煮取四升，内大黄，切如棋子，更煮一两沸，去滓，温服一升。

2. 加减变化

（1）原文

未载，可参考小柴胡汤加减。

（2）后世发挥

《伤寒论识》：又加铁砂，治妇女发狂疾，歌唱无时，逾墙上屋，或骂詈不避亲疏，弃衣而走等症。

《黄煌经方使用手册》：烦躁、少腹部疼痛便秘者，合桃核承气汤；脑梗死或烦躁失眠、舌紫面暗红者，合桂枝茯苓丸；失眠、头痛、忧虑、舌质淡红者，合酸枣仁汤；高血压，烦躁而心下痞者，合泻心汤；焦虑不安，胸闷腹胀者，合栀子厚朴汤。

3. 原文荟萃

伤寒八九日，下之，胸满烦惊，小便不利，谵语，一身尽重，不可转侧者，

柴胡加龙骨牡蛎汤主之。(伤寒107)

四、柴胡加龙骨牡蛎汤现代临床应用与药理研究

1. 现代常用剂量、用法

柴胡12g,生姜、黄芩、党参、桂枝、茯苓、龙骨、牡蛎、铅丹(一般不用)各5g,半夏6g,大黄6g,大枣3枚。水煎2次,早晚各温服1次。龙骨、牡蛎宜先煎。便秘者,用生大黄,后下;不便秘者用酒大黄,不必后下。

2. 功用

和解少阳,通阳泄热,重镇安神。

3. 主治

邪犯少阳,痰热郁滞,气化失常,心神被扰。往来寒热,胸胁苦满,烦躁,失眠,甚则惊狂不安,头痛,眩晕,大便秘结,或身热,舌红,苔黄或腻,脉弦细滑数等。

4. 使用注意

铅丹药房不备,现多以生铁落、磁石、石决明、珍珠母等代替。本方所治患者多属敏感型,症状易反复,情绪易激动,故治疗时须配合适当的心理疏导。

5. 现代疾病

(1)内科疾病:抑郁症,焦虑症,失眠,双向情感障碍,惊恐障碍,神经衰弱,心脏神经症,精神分裂症,帕金森病,癫痫,偏头痛,慢性疲劳综合征,

中风，脑动脉硬化，脑萎缩，老年性痴呆；甲状腺机能亢进；高血压，冠心病心绞痛，心脏瓣膜病，心律不齐，心动过速，心脏神经官能症；胸膜炎；肠易激综合征，消化性溃疡，非糜烂性胃食管反流病；慢性肾炎；

（2）外科疾病：尿失禁，脑震荡后综合征，脑胶质瘤术后，三叉神经痛，面肌痉挛，纤维肌痛综合征，甲状腺瘤术后；

（3）妇产科疾病：经前紧张综合征，更年期综合征，慢性盆腔炎，女性尿道综合征；

（4）男科疾病：性功能障碍，不育症，慢性前列腺炎；

（5）儿科疾病：小儿癫痫，儿童多发抽动症，小儿舞蹈病，小儿多动症，小儿尿频综合征；

（6）五官科疾病：神经性耳鸣；

（7）皮肤病：出汗异常，带状疱疹后遗神经痛，白癜风；

（8）传染病：肺结核。

6. 药理研究

调节中枢神经活动（抗焦虑、抗抑郁、抗癫痫、镇静、催眠、安神），降血压，保护心血管，降血脂和防止动脉粥样硬化，促进血液凝固、止血，增加雄激素含量等。

第三章 理气剂

第一节 疑者起信——四逆散

一、经方故事

一例典型的阳郁便秘

我还清晰地记得L大叔第一次来门诊时的一脸愁苦。

大叔今年63岁，近几年来，每当生活规律改变，或精神紧张时，就会出现便秘。最近因事烦扰，已便秘半月。现在大便二三日一行，燥甚，如羊屎状，排出极为困难，每次大便都痛苦不堪。小便时黄。双手发凉，怕冷。舌暗苔薄，右脉弦甚，左脉关弦。

进一步询问，患者虽怕冷，而饮冷未有不适。我当时对学生说："这是典型的阳郁便秘，当用四逆散加味。"

处方：柴胡20g，白芍30g，枳实20g，生甘草6g，莱菔子10g，生大黄6g（后下，嘱：视便秘改善情况而斟酌用量）。6副。

二诊时，大叔告诉我：服前方一副半，即大便通畅，之后5副药均未加大黄，大便一直每天一次，甚畅。纳佳，眠可。

原方减去大黄、莱菔子，加火麻仁，并减轻柴、芍、枳用量。服药后，大便日一次，顺畅。后用加味四逆散袋泡茶调理。

因为疗效满意，大叔又将患有慢性胃炎，并有双下肢深静脉血栓、高血压等病的妻子带来看病。

本病例看似简单，但实有可讨论之处。首诊时，有学生感到疑惑：该患者年纪较大，便秘伴有怕冷，而且四末凉，是否应该辨为阳虚便秘，用温脾汤之类的方剂？

我遂分析如下：

第一，患者虽怕冷，而饮冷未有不适，这是辨证的眼目。患者为什么会肢体怕冷？因为阳气郁结在里，不达四末和体表；四末、体表失于温煦，则怕冷。患者为什么饮冷未有不适？因为阳热郁结在里，饮冷则有助于清在里之郁热，故饮冷甚适。

第二，患者每当生活规律改变，或精神紧张时，就会出现便秘。这是阳郁（或气郁）便秘最常见的诱因。此外，舌脉也支持阳郁便秘的诊断。

第三，阳郁所致四末凉，甚至怕冷的病机，我常比喻为：因为暖气管道阻塞，虽然锅炉房仍在烧火，但暖气片还是冰凉。其治法在于疏通管道，而不是添煤。如果盲目地添煤，效果将适得其反。

临证用方拓展
治疗便秘的常用经方：

三承气汤，麻子仁丸，茵陈蒿汤，小柴胡汤，四逆散，大柴胡汤，桂枝加大黄汤，厚朴大黄汤，抵当汤，大黄附子汤，理中汤。

一则令“疑者起信”的四逆散医案

W大叔这次来门诊，他的欣喜之情，我想所有在场的人都能够感受到。他说：“真没想到，几副中药能达到这么快、这么好的疗效！吃了两周药，我的头晕几乎全好了，而且记忆力也回到了以前最好的状态。”他还举了个具体的例子，他说，以前学太极拳，一遍一遍地学，动作套路还是记不住。现在好了，学一遍就记下来了。不仅如此，他大幅度下降的视力也大有改善。

W大叔是本院一位同事的爱人，曾经是某单位负责人，现已退休。是一位很有深度、很有见地的长者。

我还记得大叔2周前来门诊的时候，是他爱人陪同的。当时，因为前面排队的病人还很多，他显得有点焦躁，不停地进诊室探看。现在回想起来，他当时心里一定在嘀咕：这位中医大夫头发也不怎么白啊，怎么会有这么多病人？我在这等这么久，值得吗？

好不容易轮到大叔了，他爱人向我介绍说，他本来还想只伸手不说话，先试试我的内功（诊脉的水平），看到前面这么多病人反应效果都很不错，也就取消了这个想法。

W大叔今年55岁，糖尿病史多年，高血脂，冠心病（冠脉植入2个支架），肺间质纤维化，自述血压偏低。刻下：头晕，昏沉2年，记忆力明显下降，视力也大幅下降。便秘，日一次，如羊屎状（排便不畅），食用蔬菜则缓。心易烦，乏力。略怕冷。

舌略暗，苔薄黄，略腻。左脉关尺弦，寸浮大。右寸细涩，整体弦涩。辨为肝胃郁滞证。

处方：柴胡10g，炙甘草6g，枳实10g，白芍10g，丹参15g，草决明10g，生山楂10g。

W大叔服前方6副，即觉头脑清凉，头昏沉症状明显减轻，大便亦见好转。前方略调整，继进6副。持续两年的头晕几乎全除，记忆力明显好转，视力回升。这次门诊，就出现了本文开头的那一幕。

W大叔本来是将信将疑，这次感受到了中医药的疗效，又介绍了两位病人前来。

临证用方拓展

治疗眩晕的常用经方：

参阅本书“柴胡加龙骨牡蛎汤”相关内容。

二、临床体悟

（一）名医方论

清·尤怡：夫邪在外者，可引而散之；在内者，可下而去之；其在外内之间者，则和解而分消之。分消者，半从外半从内之谓也。故用柴胡之辛扬之，使从外出；枳实之苦抑之，使其内消。而其所以能内能外者，则枢机之用为多。故必以芍药之酸益其阴，甘草之甘养其阳。曰四逆者，因其所治之病而命之名耳。而制方之大意，亦与小柴胡相似。四逆之柴胡、枳实，犹小柴胡之柴胡、黄芩也；四逆之芍药、甘草，犹小柴胡之人参、甘草也。且枳实兼擅涤饮之长，甘、芍亦备营卫两和之任。特以为病有阴阳之异，故用药亦分气血之殊。而其辅正逐邪、和解表里，则两方如一方也。（《伤寒贯珠集》）

今·秦伯未：本方主治传经热邪，阳气内郁的四肢厥逆证，故取四逆为名。由于柴胡与枳实同用，能升清降浊；白芍与枳实同用，能流畅气滞；白芍与甘草同用，又能缓急止痛。总的功能，疏肝理脾，调气去滞，故亦常用于肝病。后来柴胡疏肝散等均从此化出。我认为一般肝病，与其用小柴胡汤，不如用四逆散；既能针对疏肝，又无壅滞的流弊。（《谦斋医学讲稿》）

（二）理法探讨

四逆散出自《伤寒论》，由柴胡、芍药、枳实、炙甘草4味药物等量组成，原书所治疗的病证是“阳郁厥逆”，即由于肝郁气滞，阳气内郁，不能达于四肢，而出现的四肢厥逆，属于“少阴病疑似证”。其病机并非阳虚不温四肢，而是气郁不得宣通，因此，在治疗上采用四逆散来宣畅气机。

四逆散在现代除了用于阳郁厥逆证之外，多用于肝脾气郁所导致的胁肋胀闷，脘腹疼痛等。笔者在临床过程中发现，本方还可以治疗以便秘为主症的阳郁证（我们称之为阳郁便秘），而且这类病症在现代临床极为常见。

阳郁便秘的临床表现为：大便欠畅，或大便秘结，常伴有脘腹胀闷不适，食欲不振，四肢欠温，精神容易紧张，喜太息，或见胁肋胀闷不舒，舌质偏红或略见黯红，苔薄白，或薄黄，或略见厚腻，脉弦。

《神农本草经》记载：“柴胡，味苦，平。主治心腹，去肠胃中结气，饮食积聚，寒热邪气，推陈致新。”可见，柴胡能够治疗胃肠气滞、食积等胃肠病证，而“推陈致新”似乎说明它还具有一定的通便功能。所以，徐大椿在《神农本草经百种录》说：“柴胡，肠胃之药也。观经中所言治效，皆主肠胃，以其气味轻清，能于顽土中疏理滞气，故其功如此。”此外，在《伤寒论》原文中，以柴胡为主药的小柴胡汤不仅能够治疗少阳病，还能治疗以“大便硬”为主证的“阳微结”，可见柴胡具有行气导滞，疏通大便的功效。

此外，芍药，《名医别录》称它能够“利膀胱、大小肠”，张仲景在《伤寒论》280条写道：“太阴为病，脉弱，其人续自便利，设当行大黄、芍药者，宜减之。以其人胃气弱，易动故也。”也就是说大便溏泄的病人，如果要用芍药，应该减量。从另一个角度，我们可以理解为：内服较大量芍药可能会导致便溏腹泻。此处，芍药与泄热通便的大黄并提，就更说明了这一点，而现代也有不少“重用芍药”治疗便秘的临床报道，可见，芍药确实有通便之效。汉代芍药不分赤白，笔者在治疗阳郁便秘时，一般使用白芍。如果阳郁较甚，内热明显，可以赤白芍同用。

枳实苦辛酸温，能破气除痞，化痰消积。炙甘草味甘性温，可以补脾益气，调和诸药。四药合用能达到疏肝理脾，解郁通便的作用，用于治疗阳郁便秘，疗效甚佳。内热盛者，可加大黄，气滞甚者，可加莱菔子。

此外，除消化系统疾病之外，一些现代常见病，如高脂血、脂肪肝、糖尿病、焦虑症、抑郁症等，如果辨证属于肝脾气郁证，均可使用本方加味治疗。

各种内伤杂症，若辨证属于肝脾气郁，单用本方即有良效；若兼有胃热脾寒、虚实夹杂，则与半夏泻心汤合用；若兼有血瘀水停证，则与当归芍药散合用；若兼有痰气郁结，则与半夏厚朴汤合用（详见本书“合方策略”相关内容）。随证化裁，皆有疗效。

此外，临床各种痛证（包括头身肢体、内脏等），若有辨证属气滞血瘀水停，笔者常用本方合当归芍药散、桂枝茯苓丸治疗，常常能达到意想不到的效果。读者可参阅本书“合方策略”相关内容。

三、四逆散方证

1. 原文组成和用法

甘草（炙）　枳实（破，水渍，炙干）　柴胡　芍药

上四味，各十分，捣筛，白饮和服方寸匕，日三服。

2. 加减变化

（1）原文

咳者，加五味子、干姜各五分，并主下利；悸者，加桂枝五分；小便不利者，加茯苓五分；腹中痛者，加附子一枚，炮令坼；泄利下重者，先以水五升，煮薤白三升，煮取三升，去滓，以散三方寸匕，内汤中，煮取一升半，分温再服。

（2）后世发挥

《证治准绳》引《医学统旨》方：柴胡疏肝散（即本方枳壳易枳实，加陈皮、川芎、香附）治疗肝气郁滞证，症见胁肋疼痛，胸闷喜太息，情志抑郁易

怒，或嗳气，脘腹胀满，脉弦。

《黄煌经方使用手册》：咽喉异物感、腹胀者，合半夏厚朴汤；泌尿道结石有积水疼痛者，或泌尿系统感染伴有尿频、尿痛、血尿者，合猪苓汤；顽固性的头痛、失眠、胸痛、呃逆，加当归、川芎、红花、桃仁、牛膝、桔梗、生地，名血府逐瘀汤。

笔者常将本方与半夏厚朴汤、半夏泻心汤、当归芍药散、桂枝茯苓丸等合方使用，具体用法详见后文“合方策略”。

3. 原文荟萃

少阴病，四逆，其人或咳，或悸，或小便不利，或腹中痛，或泄利下重者，四逆散主之。（伤寒318）

四、四逆散现代临床应用与药理研究

1. 现代常用剂量、用法

汤剂：炙甘草8g，枳实8g，柴胡8g，白芍8g。水煎2次，早晚各温服1次。

散剂：药物按原方比例为细末，用米汤和服，每服5g，日2次。

2. 功用

透邪解郁，疏肝理脾。

3. 主治

（1）阳郁厥逆证。手足不温，或腹痛，或泄利下重，脉弦。（2）肝脾气郁证。胁肋胀闷，脘腹疼痛，脉弦。

4. 使用注意

面色白，精神萎靡，脉沉者慎用。

5. 现代疾病

（1）内科疾病：胃食管反流病，慢性浅表性胃炎，胆汁反流性胃炎，慢性萎缩性胃炎，消化道溃疡，上消化道出血，功能性消化不良，肠易激综合征，溃疡性结肠炎，习惯性便秘；肝硬化，肝纤维化，脂肪肝；抑郁症，不安腿综合征，肋间神经痛，顽固性失眠；低血压，室性早搏，心脏神经官能症；咳嗽，咳嗽变异性哮喘；肾盂肾炎；糖尿病，高脂血症；

（2）外科疾病：急慢性胆囊炎，胆石症，胆囊息肉，泌尿系结石，尿道综合征，膀胱炎，急迫性尿失禁，阑尾炎，肋软骨炎；

（3）妇产科疾病：痛经，经前期紧张综合征，闭经，输卵管阻塞性不孕症，慢性附件炎，乳腺增生，子宫内膜异位症，更年期综合征；

（4）男科疾病：精液不液化症，慢性附睾炎，前列腺增生，性功能障碍；

（5）儿科疾病：小儿功能性腹痛，小儿外感发热肢厥，小儿食积；

（6）皮肤病：神经性皮炎，带状疱疹；

（7）传染病：痢疾，病毒性肝炎。

6. 药理研究

利胆保肝，抗肝纤维化，抗乙肝病毒，促胃动力，抗抑郁，抗动脉粥样硬化，增强免疫，增强记忆，抗溃疡，解痉及抗炎，解热，镇痛，镇静，强心，升压，抗休克，抗心律失常，增强机体耐缺氧能力等。

第二节　小方治顽疾——半夏厚朴汤

一、经方故事

三代咽炎

（一）中年咽炎

W先生42岁，今天来到我的诊室时，说的第一句话是："董医生，我终于等到你了。"（注：前段时间出差，门诊停诊）

W先生近年来常常咽痒咳嗽，胸闷有痰，不容易咯出。

还有一个奇怪的现象：喝水多了就咳嗽。

舌偏暗，苔薄腻，脉弦涩。

半年前找我诊治时，已连续咳了20多天。今天他告诉我，当时喝了3副我开的药，咳嗽就止住了。

查看门诊记录：当时辨为气郁痰阻之咳嗽。

处方：姜半夏8g，厚朴8g，茯苓15g，生姜8g，苏叶8g（后下），苏梗8g，桔梗10g，枳壳10g。

（二）少年咽炎

一个7岁小男孩，经常咳嗽，吐少量白痰，咳嗽剧烈的时候会出现干呕，老是跟母亲反映：咽喉好像有个东西堵在里面。舌淡红，苔薄白滑。辨为气郁痰阻之梅核气。嘱其忌冷饮、麻辣等物。

处方：姜半夏6g，厚朴8g，茯苓10g，生姜8g，苏梗8g，大枣10g。

服药8副，病愈。

（三）老年戒烟后咽炎

一位60岁的大叔，太太严重失眠，经我诊治，效果甚佳，所以也想让我帮他看看。

大叔吸烟史40年，3年前突然昏迷，入院诊断为脑血管畸形破裂出血，行开颅手术，逐渐康复。

手术后，遵医嘱戒烟。

之后，自己感觉咽中有痰阻滞，却难以咯出，只有晨起后能吐出少量白黏痰。

血压正常，轻度脂肪肝。舌暗，苔薄白。脉弦缓。辨为气郁痰阻之咽炎。

处方：姜半夏10g，厚朴10g，苏叶5g（后下），茯苓15g，桔梗15g，生甘草10g。

服药6副，症状大减。后将原方减轻剂量，用开水泡茶饮，日3次。

临证用方拓展

治疗咽炎的常用经方：

半夏厚朴汤，桔梗汤，苦酒汤，半夏散及汤，麦门冬汤，甘草干姜汤，小建中汤，栀子豉汤，猪肤汤。

胖人的腹胀

这是一位35岁的男性患者，身高165cm，体重却是90kg。

他坐在诊桌前，右手在肚子上面比划："整个肚子都胀，想打嗝却打不出来，一股气堵在里边的感觉。"

患者主要表现为腹胀，大便尚可，日一次，略有黏滞。症状已经有2个多月了，自述可能是某次喝雪碧引起的。

旁边，陪诊的太太还补充道："晚上一躺下就打呼噜，喉咙里面好象有痰的声音。"

我见他形体肥胖，面色略暗，舌淡暗，苔白而腻，脉弦而滑。就开了较大剂量半夏厚朴汤：姜半夏15g，厚朴30g，苏梗20g，茯苓35g，生姜20g。

患者服药6副，腹胀大减，自觉神清气爽，身体较以前轻快多了。嘱其节制饮食，增加运动。再服6副以巩固疗效。

临证用方拓展

治疗腹胀的常用经方：

四逆散，厚朴生姜半夏甘草人参汤，半夏厚朴汤，理中汤，黄芪建中汤，半夏泻心汤，茵陈蒿汤，小承气汤，厚朴七物汤。

二、临床体悟

（一）名医方论

吴谦：咽中如有炙脔，谓咽中有痰涎，如同炙肉，咯之不出，咽之不下者，即今之梅核气病也。此病得于七情郁气，凝涎而生。故用半夏、厚朴、生姜，辛以散结，苦以降逆；茯苓佐半夏，以利饮行涎；紫苏芳香，以宣通郁气，俾气舒涎去，病自愈矣。此证男子亦有，不独妇人。(《医宗金鉴·订正金匮要略注》)

(二)理法探讨

本方出自《金匮要略》，由半夏、厚朴、茯苓、生姜、苏叶5味药物组成，具有行气散结，降逆化痰的功效，仲景用于治疗“妇人咽中如有炙脔”，即后世所谓“梅核气”。

梅核气，是指以咽中似有梅核阻塞，咯之不出、咽之不下、时发时止为主要表现的疾病，男女老少皆可出现。现代医学多诊断为慢性咽炎或咽部神经官能症等。

笔者临床体会，即使没有典型的梅核气症状，只要有痰气郁结的证候表现(如咳嗽，胸闷，咽闷咽痒，白痰，痰不易出，恶心等)，就可以使用本方。如果表现为痰多、咳频、咽痛较剧的话，笔者一般会合用桔梗汤。

应该指出的是，并非所有梅核气都属于半夏厚朴汤证，笔者曾治疗一位女生，梅核气的症状很典型，使用半夏厚朴汤却无效，后改用麦门冬汤而愈(详见本书“麦门冬汤”一节)。

除了治疗梅核气、咳嗽等之外，本方还常用于消化系统疾病，最常见的临床表现有脘腹胀满、恶心嗳气等，如果舌脉有痰气郁结的表现(如舌偏淡暗，苔见白滑或腻，脉见弦、滑等)，本方也能取得良效。

此外，若兼有明显的肝气郁滞，情绪不稳，笔者常常将本方与四逆散合用(请参看本书“合方策略”相关内容)。

三、半夏厚朴汤方证

1. 原文组成和用法

半夏一升　厚朴三两　茯苓四两　生姜五两　苏叶二两

上五味，以水七升，煮取四升，分温四服，日三夜一服。

2. 加减变化

《方剂学》：若气郁较甚者，可酌加香附、郁金助行气解郁之功；胁肋疼痛者，酌加川楝子、延胡索以疏肝理气止痛；咽痛者，酌加玄参、桔梗以解毒散结，宣肺利咽。

笔者常用合方：本方可与桔梗汤、四逆散、小柴胡汤、半夏泻心汤、温胆汤等合方运用。

3. 原文荟萃

妇人咽中如有炙脔，半夏厚朴汤主之。（金匮二十二·5）

四、半夏厚朴汤现代临床应用与药理研究

1. 现代常用剂量、用法

半夏12g，厚朴9g，茯苓12g，生姜15g，苏叶6g（后下）。水煎2次，早、中、晚饭后各温服1次。遵照原文服法，可适当增加服药频率。

2. 功用

行气散结，降逆化痰。

3. 主治

痰气互结之梅核气。咽中如有物阻，咯吐不出，吞咽不下，胸膈满闷，或咳或呕，舌苔白润或白滑，脉弦缓或弦滑。

4. 使用注意

本方多辛温苦燥之品，仅适宜于痰气互结而无热者。若见颧红口苦、舌红少苔，属于气郁化火，阴伤津少者，即使具梅核气之特征，亦不宜使用本方。

5. 现代疾病

（1）内科疾病：急慢性支气管炎，支气管哮喘，肺炎，夏秋季感冒；神经性呕吐，食道炎，食道狭窄，食道痉挛，胃神经官能症，急慢性胃炎，胃下垂，胃轻瘫综合征，功能性消化不良，肠易激综合征；神经衰弱，帕金森病，精神分裂症，癔症，抑郁症，焦虑症；心脏神经官能症；神经性尿频，急性肾炎；代谢综合征；

（2）外科疾病：甲状腺结节；

（3）妇产科疾病：更年期综合征，乳腺增生；

（4）男科疾病：心因性功能勃起障碍；

（5）儿科疾病：小儿急性支气管炎，小儿哮喘，小儿肺炎，小儿腹泻，小儿腹痛，小儿厌食，婴幼儿营养不良；

（6）五官科疾病：咽炎，扁桃体炎，喉源性咳嗽，声带水肿，声带麻痹，声带小结；

（7）皮肤病：神经性皮炎。

6. 药理研究

镇静，催眠，抑制喉反射，利咽，抗焦虑，抗抑郁，抗应激，镇吐，促胃肠排空，调节内分泌，调节免疫等。

第四章　和血剂

第一节　不仅治女性腹痛——当归芍药散

一、经方故事

面暗、虚浮的痛经女孩

这位20岁的女生，复诊时告诉我，服药后，此次月经疼痛大减，喜悦之情溢于言表。这是2011年夏，我在北京门诊治疗的一例痛经患者。

患者素来痛经严重，月经周期尚准，量少色暗，每当经期，即小腹急痛，伴便溏腹泻。吃过不少汤药，都没有多大疗效。

初诊时，正好有两位天津中医药大学的学生侍诊，我跟她们说："患者一进诊室，我就初步判断为当归芍药散证，摸脉看舌是进一步证实或证伪。色诊：面色发暗，略显浮肿，下眼泡尤其明显，脉诊：弦细涩。舌暗淡，齿痕，苔薄白润。辨为血虚血瘀，脾虚水停之痛经。

处方：当归12g，生白芍12g，赤芍12g，川芎8g，白术12g，茯苓15g，泽泻15g，桂枝10g。6副。

虽属幸中，但中医确有"色脉合参，可以万全"之说。

临证用方拓展

治疗痛经的常用经方:

当归四逆汤,小柴胡汤,柴胡桂枝汤,大柴胡汤,四逆散,桃核承气汤,抵当汤,当归芍药散,桂枝茯苓丸,温经汤,下瘀血汤,土瓜根散,红蓝花酒,当归生姜羊肉汤,当归建中汤。

腰酸、乏力的膜性肾病患者

这是一位44岁的中年女性,4年前被诊断为膜性肾病,随后连续服用激素治疗3年。停药半年后,复查:肾功能正常,尿蛋白0.3g/L(+1)。

患者腰酸、全身乏力、气短,伴有下肢水肿,面色淡暗。大便日2-3次,略溏,夜尿2次。经断已2年。舌偏暗,苔薄白。脉弦细。辨为气虚血瘀水停证。

处方:当归12g,生白芍12g,赤芍10g,川芎8g,白术10g,茯苓15g,泽泻15g,丹参15g,生黄芪30g。6副。

二诊:服药后,腰酸、疲乏、下肢水肿减轻。前方加干姜、炙甘草继服。

三诊:疲乏减,夜尿减,下肢水肿消除。今日尿检:尿蛋白0.15g/L。前方继服。

以前方为基础加减化裁,共服药24副后,精力、体力大有回升,无下肢水肿,尿蛋白(-)。又调理数周,后停药观察。

临证用方拓展

治疗慢性肾炎的常用经方:

麻黄连翘赤小豆汤,小柴胡汤,大柴胡汤,半夏泻心汤,当归芍药散,五苓散,苓桂术甘汤,真武汤,防己黄芪汤,理中汤,肾气丸,桂枝茯苓丸。

二、临床体悟

（一）名医方论

明·徐彬：㽲痛者，绵绵而痛，不若寒疝之绞痛，血气之刺痛也。乃正气不足，使阴得乘阳，而水气胜土，脾郁不伸，郁而求伸，土气不调，则痛而绵绵矣。故以归、芍养血，苓、术扶脾，泽泻泻其有余之旧水，芎畅其欲遂之血气。不用黄芩，㽲痛因虚则稍挟寒也。然不用热药，原非大寒，正气充则微寒自去耳。（《金匮要略论注》）

清·尤怡：按《说文》㽲，音绞，腹中急也，乃血不足而水反侵之也。血不足而水侵，则胎失其所养，而反得其所害矣，腹中能无㽲痛乎？芎、归、芍药益血之虚，苓、术、泽泻除水之气。（《金匮要略心典》）

清·陈元犀：妇人腹中诸疾痛者，不外气郁、血滞、带下等症。用当归芍药散者，以肝为血海，遂其性而畅达之也。方中归、芎入肝，解郁以伸木；芍、泽散瘀而行水；白术培土养木，妙在作散以散之，酒服以调之，协诸药通气血、调荣卫，以顺其曲直之性，使气血和，郁滞散，何患乎腹中诸疾痛不除？（《金匮方歌括》）

（二）理法探讨

本方出自《金匮要略》，由当归、芍药、川芎、茯苓、泽泻、白术、酒7味药物组成，具有疏肝健脾，活血化瘀，健脾利湿的功效。

方中重用芍药，敛养肝血，缓急止痛，当归助芍药补养肝血，川芎行血中之滞气而止痛，三者合用以治肝；泽泻用量也较重，意在渗利湿浊，白术、茯苓健脾燥湿利湿，三者合用以治脾；以酒调服，增强其疏通气血而止痛之效。

本方在《金匮要略》原文用于治疗（妇人）孕期以及多种腹痛。关于其疼痛性质，明·徐彬认为是“绵绵而痛”，而非“绞痛”或“刺痛”；清·尤怡则认为是“腹中急痛”（拘急作痛）；㽲痛，《汉语大字典》解释为“腹中绞痛”。一般认为，不管是上述何种疼痛，只要属于肝脾失调、血瘀水阻，本方皆能治疗。

本方临床常用于（妇女）多种腹痛（包括孕期腹痛），兼有腹中拘急不舒，或性情急躁，纳呆食少便溏，或小便不利，带下清稀，或下肢水肿。面色淡暗，或虚浮；舌质淡暗，苔白滑；脉弦滑，或弦细涩。

笔者常用本方化裁治疗痛经、肠易激综合征所致腹痛、慢性泌尿道感染、慢性盆腔炎所致小腹痛、慢性肾病等。此外，笔者临床发现，有些脸上油脂分泌较多的患者，服用本方后，面油能显著减少，大概是因为本方能调节血、水运行和代谢的缘故吧。（案例详见“合方策略”相关内容）

笔者临床使用本方时，多采取合方。常用的合方策略有：血瘀较重者，合桂枝茯苓丸；水停较重者，合五苓散；虚寒明显者，合真武汤、苓桂术甘汤；兼有气滞者，合四逆散；兼气虚者，合防己黄芪汤；兼见少阳证者，合小柴胡汤。（案例及理论阐释详见“合方策略”相关内容）

本方原剂型为散剂，用酒调服。现代临床，常改用汤剂。据南京黄煌教授经验，采用散剂时，可用酸奶调服，口感甚佳，便于长期服用。笔者认为，酸奶性凉善润，有伤阳、助湿之嫌，建议用黄酒、红酒或米汤调服为宜。作汤剂时，笔者常用桂枝代替酒，同样可以起到通行血脉的作用。

三、当归芍药散方证

1. 原文组成和用法

当归三两　芍药一斤　茯苓四两　白术四两　泽泻半斤　川芎半斤

上六味，杵为散，取方寸匕，酒和，日三服。

2. 加减变化

《类聚方广义》：若下利不止，恶寒者，加附子；若不下利，大便秘者，加大黄。

《黄煌经方使用手册》：腹痛、下肢皮肤干燥、舌暗者，合桂枝茯苓丸；口渴、小便不利、浮肿者，合五苓散；四肢冷、腹痛者，合四逆散；月经延期，容易疲惫，颈项强痛者，合葛根汤；水肿伴有精神萎靡、脉沉微者，合真武汤；免疫性疾病长期迁延不愈，伴有抑郁者，合小柴胡汤；伴有严重的恶寒感或极度疲倦感、脉沉者，合麻黄附子细辛汤；浮肿伴有关节疼痛或多汗者，合桂枝加附子汤。

3. 原文荟萃

（1）妇人怀娠，腹中㽲痛，当归芍药散主之。（金匮二十·5）

（2）妇人腹中诸疾痛，当归芍药散主之。（金匮二十二·17）

四、当归芍药散现代临床应用与药理研究

1. 现代常用剂量、用法

汤剂：当归15g，白芍30g，川芎10g，茯苓12g，泽泻15g，白术12g。水煎2次，早晚各温服1次。

散剂：按原方比例打成细末，每次服5g，每日2次，红酒或米汤调服。

2. 功用

柔肝养血活血，健脾利湿。

3. 主治

肝脾不和，血虚血瘀，水湿内停证。妇人肝郁气滞、脾虚湿胜所致各种腹痛，或兼有水肿，舌淡暗，苔白滑。

4. 使用注意

腹泻者，方中白芍的用量可酌减。

5. 现代疾病

（1）内科疾病：头痛，痴呆；过敏性紫癜，慢性淋巴细胞性甲状腺炎，甲亢，甲减，干燥综合征，脾功能亢进；贫血；肠炎，慢性肝炎，肝硬化，习惯性便秘；慢性肾炎，特发性水肿；慢性疲劳综合征；

（2）外科疾病：胆囊结石，多囊肾，肾结石，尿路结石；

（3）妇产科疾病：痛经，闭经，月经不调，慢性盆腔炎，子宫及附件炎，子宫肌瘤，功能性子宫出血，多囊卵巢综合征，经前期紧张综合征，不孕症，习惯性流产，妊娠腹痛，胎位不正，妊娠阑尾炎；

（4）皮肤病：硬皮病，黄褐斑，痤疮。

6. 药理研究

促进胎盘发育，调节内分泌，松弛子宫平滑肌，调节性激素，抗衰老，增强巨噬细胞结合免疫复合物的能力，抑制血凝，增加血液流变性，抑制血小板聚集，改善微循环，降血压，降血脂，抗动脉硬化，抗炎，镇痛，镇静，促进电解质排泄，调节植物神经功能。

第二节　妇科圣药——温经汤

一、经方故事

漏下半年的中年妇女

某日门诊，来了一位40岁的女病人，她自称来自海阳（烟台市辖县级市），经人推荐特意来烟台找我看病。

患者面色暗黄，月经淋漓不尽持续半年多，血色暗，量不多，每月在漏下的基础上仍有周期性较大出血。自述10年前分娩后，月经一直量少。平素手足冷，畏寒，小腹甚。夜尿2次，大便不畅。舌大淡暗，苔薄白滑。脉沉弦涩，尺脉弱。1个月前B超：子宫底部肌层可见一大小1.2cm×1.1cm×1.1cm子宫肌瘤。辨为冲任虚寒兼有瘀血之漏下。

处方：吴茱萸6g，川芎6g，当归15g，炒白芍15g，丹皮8g，桂枝10g，炮姜20g，姜半夏10g，麦冬15g，党参20g，炙甘草10g，阿胶10g（烊化）。6副。

3周后，患者前来复诊，自述取上药后，尚未服药，即经血增多（来经），1周后，待血量减少，服上药，血止。近10天乳房胀痛。以上方略作调整，继服。

之后，患者又复诊2次，月经周期正常，未再出现漏下。

临证用方拓展
治疗崩漏的常用经方：

温经汤，胶艾汤，黄土汤，赤石脂禹余粮汤，大黄黄连泻心汤，黄连阿胶汤，旋覆花汤，桂枝茯苓丸。

小腹发硬的更年期妇女

这位47岁的女性患者，是本校某学生的母亲，有着典型的更年期综合征表现：近1年来月经紊乱，最近已停经3个月，伴有烘热汗出，烦躁失眠，满头胀闷，自觉两颊发烫，手足心发热。此外，自觉小腹发硬拘急不适。二便尚调。舌质淡黯，舌下脉络曲张，苔薄白，脉沉弦。辨为冲任虚寒夹瘀之更年期综合征。

处方：吴茱萸6g，川芎6g，当归15g，生白芍15g，赤芍15g，丹皮10g，桂枝10g，干姜8g，姜半夏10g，麦冬20g，党参15g，炙甘草6g，阿胶8g（烊化）。6副。

服药后，自述浑身上下极为舒适，小腹变软，烦热、头胀等症大减，嘱继服6副加以巩固。

临证用方拓展
治疗更年期综合征的常用经方：

四逆散，半夏厚朴汤，桂枝加龙骨牡蛎汤，桂枝加桂汤，栀子豉汤，柴胡加龙骨牡蛎汤，酸枣仁汤，麦门冬汤，甘麦大枣汤，黄连阿胶汤，百合地黄汤，防己地黄汤。

二、临床体悟

(一)名医方论

明·徐彬:药用温经汤者,其证因半产之虚而积冷气结,血乃瘀而不去。故以归、芍、芎调血,吴茱、桂枝以温其血分之气,而行其瘀。肺为气主,麦冬、阿胶以补其本;土以统血,参、甘以补其虚,丹皮以去标热。然下利已久,脾气有伤,故以姜、半正脾气。名曰温经汤,治其本也。唯温经,故凡血分虚寒而不调者,皆主之。(《金匮要略论注》)

今·李畴人:此方为调经之祖方。以麦冬滋胃液,人参补胃气,生姜行胃气,半夏和胃气。胃气既顺,则水谷之精微易于消化,阳生阴长,而血液可充。更以阿胶补血之不足,芍药、甘草酸甘相合以助之,当归、川芎以行血之停滞,丹皮以泻血之伏火,桂枝以和营卫,吴萸以和肝胃。全方之意注重阳明,一寒一热,一滋一燥,不使偏偏,故能统治带下三十六病,经少能通,经多能止,子宫虚寒者能孕。后世调经种子诸方,皆莫能脱此范围也。(《医方概要》)

(二)理法探讨

本方由吴茱萸、川芎、当归、芍药、丹皮、桂枝、生姜、半夏、麦冬、人参、炙甘草、阿胶12味药物组成,具有温补冲任、养血行瘀、扶正祛邪的功效,《金匮要略》用于治疗冲任虚寒兼有瘀血所致的崩漏、月经过多、不孕、月经延后等。

本方融温补、清润、散寒、祛瘀诸法于一炉,润上温下,标本兼治,立法多端,而井然有序。其证本虚而标实,下寒而上热,非常切合“五十岁”妇女的生理病理特点。故,笔者常用于治疗更年期前后出现的种种病状,若证候符合上述特点,用之多效。

原文明确提出本方证为“瘀血在少腹不去”，因此临床使用本方时，应考虑其寒瘀阻滞胞宫的病机。其临床特点除“少腹里急，腹满”，“唇口干燥”之外，还可能表现为小腹冷痛，月经不畅，血色暗、血块多，甚至有神志异常（轻则烦躁失眠健忘，重则情绪、神志难以自控），舌紫暗，脉弦涩等。

有报道称本方可以治疗多囊卵巢综合征，笔者试用多例，虽能改善部分症状，但都未能治愈，尚需进一步观察研究。

另，有老前辈指出，临床使用本方时，不可随意加减，否则效果不佳。笔者基本认同此观点，其原因是本方立法多端，如果随意加减，恐失仲景原意。因此，本方加减宜谨慎。

三、温经汤方证

1. 原文组成和用法

吴茱萸三两　当归二两　川芎二两　芍药二两　人参二两　桂枝二两　阿胶二两　生姜二两　牡丹皮二两（去心）　甘草二两　半夏半升　麦门冬一升（去心）

上十二味，以水一斗，煮取三升，分温三服。

2. 加减变化

《黄煌经方使用手册》：出血，加生地黄；大便干结，皮肤如鳞甲者，加桃仁；闭经、基础体温低，加鹿角胶、制附子；使药味可口，加大枣。

3. 原文荟萃

（1）问曰：妇人年五十所，病下利数十日不止，暮即发热，少腹里急，腹满，手掌烦热，唇口干燥，何也？师曰：此病属带下。何以故？曾经半产，瘀血

在少腹不去。何以知之?其证唇口干燥,故知之。当以温经汤主之。(金匮二十二·9)

(2)亦主妇人少腹寒,久不受胎;兼取崩中去血,或月水来过多,及至期不来。(方后注)

四、温经汤现代临床应用与药理研究

1. 现代常用剂量、用法

吴茱萸9g,当归6g,川芎6g,芍药6g,党参6g,桂枝6g,阿胶6g(烊化),生姜6g,牡丹皮6g,甘草6g,半夏9g,麦门冬18g。水煎2次,早晚各温服1次。

2. 功用

温经散寒,养血祛瘀。

3. 主治

冲任虚寒、瘀血阻滞证。妇女漏下不止,血色暗而有块,淋漓不畅,或月经超前或延后,或逾期不止,或一月再行,或经停不至,而见少腹里急,腹满,傍晚发热,手心烦热,唇口干燥,舌质暗红,脉细而涩。亦治妇人宫冷,久不受孕。

4. 使用注意

内有郁热者、痰湿较盛、脾胃虚弱者,不宜。

5. 现代疾病

（1）内科疾病：血管神经性头痛，睡眠障碍，带状疱疹后遗神经痛，急性感染性多发神经根炎，雷诺氏病，格林-巴利综合征，不明原因腹泻，十二指肠溃疡，冠心病；

（2）外科疾病：成人遗尿；

（3）妇产科疾病：月经不调，痛经，不孕，闭经，子宫发育不良，子宫萎缩，功能性子宫出血，慢性盆腔炎，卵巢囊肿，老年性阴道炎，老年阴道下血，更年期综合征，产后体弱，习惯性流产；

（4）男科疾病：不育，阳痿，寒疝；

（5）皮肤病：脱发，指掌角皮症，手足皲裂，荨麻疹，黄褐斑；

（6）传染病、寄生虫病：血吸虫性肝硬化。

6. 药理研究

调节下丘脑-垂体-卵巢性腺轴，改善血液流变，降低血黏度，改善末梢循环，改善子宫及周围组织生理效应，促进新陈代谢，促进造血，镇痛等。

第五章　温剂补剂

第一节　不如守中——理中丸

一、经方故事

姥姥的黑舌苔

今天回到农村老家，80多岁的姥姥拉着我在院子里坐下聊了好多话，这种情形是以前从来没有过的。

姥姥之所以如此欣喜，我是能够理解的。这一年多来，笼罩在她心头的阴影终于一扫而光了。

一年前的某天，我听岳母说，姥姥舌头不舒服，似乎微有灼痛，影响进食，舌苔也全部变黑了，伴有腹满，大便不畅。老人家忧心忡忡：同村有位老人刚开始就是这种症状，后来竟然病故了。

我见姥姥舌苔墨黑，满布舌面，水分充足，口不渴，不愿意喝水，遂诊断为阳虚湿阻证。因为此前没有这方面的治疗经验，所以首诊开了6副小剂量理中汤合平胃散。姥姥服药后，效果不明显，我就开始怀疑自己，不敢用药，建议到当地医院的口腔科治疗。

此后，曾经数次更医，内服、外用多种药物，效果仍不佳。

某日跟一位同行好友交流，好友说，高年病人也有胃肠积滞的可能，这个时候，同样可以使用泻药。

遂用小量大黄黄连泻心汤开水泡服，起初几日，大便转畅，症状似有缓解，后来大便又不通畅，就在前方加入芒硝。服药期间曾出现水泻，主要症状减轻不明显，遂停药。

至此，我对自己几乎完全失去信心。今年五一假期返家，听说某地有位中医治疗此病效果甚佳，就带着姥姥驱车前往求治。医生诊脉之后，认为本病是体内郁火所致，开的是小柴胡合白虎汤，生石膏用至80克。

取药后，将姥姥带回烟台家中服药，前两天似乎症状有所减轻，继服至第6副，则症状依旧，且出现下腹疼痛。

再次仔细了解病情：口淡不欲饮，尿频，便秘，羊屎状，腹不胀。苔黑而润滑。仍辨为阳虚水湿内停证，停用前方。处方如下：

党参15g，干姜10g，生白术30g，甘草6g，藿香10g，佩兰10g，苍术10g，厚朴15g，陈皮10g，杏仁8g，川牛膝15g，泽泻15g，枳实10g。

服药3剂，黑苔褪去一半，服完6剂，黑苔全退，变成白滑苔。以上方为基础略作变化，继服6剂，舌苔已接近正常，舌头不适大为好转，大便通畅，每日1次，腹部舒适，胃口转佳。姥姥笑逐颜开，就出现了本文开头的一幕。

虚寒便秘的人请注意

L大姐今天来到门诊，让我有些诧异。

她是一位严重的慢性便秘患者，市面上各种各样的通便药几乎吃遍了，最后一律无效。各种民间流传的办法（比如喝蜂蜜、吃地瓜、吃香蕉等等）也已经试过了，基本没有效果。非常苦恼。

去年，一位60多岁的妇女，严重失眠，四处求治乏效，经我治疗效果很不错。她介绍了一位70多岁的老太太过来（被诊断为抑郁症，服盐酸多赛平等药多年)，治疗后，失眠烦躁等症状大有好转，所有药物已停服。

以上两位是L大姐的邻居，都是在村里被公认的疑难病人。她见疗效如此令人满意，遂决定找我这位"年轻"中医看看。

我见她畏寒明显，10多天不大便，肚子也不胀不疼，肚子摸上去，发软，并不硬。她告诉我：嘴巴发淡，一点水都不想喝。我认为是虚寒便秘。给她开的是附子理中汤。

处方：制附子8g，党参20g，白术30g，干姜8g，甘草4g，杏仁6g，当归15g。

还特意交代她少吃生冷水果。

服药一段时间，大便通畅，气色转佳，畏寒也明显改善。

停药2个月，效果保持很好，大便依然通畅。

她见便秘已经治愈，就想通过节食来减肥(其实，她体型尚可，并不是很胖)：每天晚饭只吃黄瓜、西红柿，不吃主食。如此数日，便秘复作。今日遂来求诊。

虚寒便秘在治疗的时候必须温通，用药要避免寒凉。治愈后，也要少吃寒凉的东西(包括一些寒性水果)。

市面上绝大多数治便秘的药物都属寒凉药，适于热秘，却不适于冷秘。

近年临床发现，在便秘患者中，冷秘所占比率甚高，附子理中汤是我常用来治疗冷秘的基础方。

临证用方拓展
治疗便秘的常用经方：

参阅本书"四逆散"相关内容。

阳虚外感屡用发汗后的坏证

7年前的夏天，某日，好友邀我前去会诊一位病人。

这是一位36岁的女性，当时虽值盛夏，却见她面颊略带青色，身上穿着厚外套，时时咳嗽数声，吐出稀白无色的痰涎。

好友说，病人1周前出现受寒感冒的症状，首诊给她开的是麻黄汤，喝了2副，症状减轻不明显，又新增了咳嗽咯痰等症，就给她开了3副小青龙汤。患者服药后，咳痰并不减轻，怕冷却进一步加重。今天请我会诊，就是想商量一下，是否还需要发汗解表。

我见病人舌淡脉弱，又得知其极度疲乏，大便稀溏，每日3次，口中极淡，饮食乏味。就提出自己的看法：病人里虚寒证已经非常明显，目前不适于再行发汗，应当用大剂附子理中汤温中补虚。

好友认同我的看法，处方如下：制附子8g，红参15g（另炖，兑入），白术15g，干姜15g，炙甘草10g。患者服药2剂，诸病若失。

一则终生难忘的救误医案

2011年，我在河北大学中医学院代课。某次课上，有位同学提问：“老师，您在临床有没有误诊误治的案例？如果有的话，能否跟大家分享一下？”我马上想到了2008年夏在安徽治疗的一例急性热病。后来，这则案例我曾在很多场合跟学生或同行分享。

患者是一位17岁的男孩，找我治疗时，已经发烧3天了。首诊是在下午2点，此时体温39.2℃，身上有汗，微恶寒，偶咳，痰少而黏，鼻不痒，流清、黏鼻涕，大便调，小便色深，舌偏红，苔薄白，脉浮数。当时辨为“风热感冒”，处方：银翘散2剂，双侧少商穴点刺放血。

患者服药后，体温降至37.8℃，头尚微晕，后项微痛，偶咳，痰黏色黄，清涕较多。继用银翘散2剂。

患者此后两天体温又有升高，最高仍在39℃以上。双侧商阳、耳尖放血，烧不退。

遂邀某前辈会诊，仍旧诊断为热证，用大量生石膏粉、连翘等煎服。服药2剂，体温降至36.5℃，患者自觉身体舒适。

我以为本病由此就痊愈了，哪知当日晚饭后，我正在院子里散步，有人打来电话，说患者晚饭后突然全身乏力，四肢发麻，现躺在床上不能起身。

我一听情况紧急，立即赶到患者宿舍。询问得知，患者晚饭时食欲甚佳，吃了4个馒头外加其他食物，回到宿舍就出现了以上症状。患者四末发凉，寒战，双手、双足、头皮发麻，摸其脉，沉伏在里，脉动几乎无法触及。

此时，我见病情急重，难以决断，遂电话邀请好友前来会诊。好友了解病情、诊脉后，跟我说："患者情况虽然紧急，但并无大碍。应该是前面用寒凉药太过，一方面表寒未得解散，另一方面脾阳受伤；饱食之后，加重脾胃负担，导致表寒内陷。"

处方（桂枝人参汤加生姜大枣）：桂枝10g，党参15g，白术15g，干姜15g，炙甘草8g，生姜4片，大枣6枚。

我立即给患者抓药、煎药。药煎好后，扶患者坐起，以毛毯裹身，将药趁热服下，片刻全身汗出，诸证遂解。次日继服1副，病遂全愈。

男生的干呕

这位男生因住校煎药不便，首诊时，我给他开了3副药（用开水泡服）。服药后，胃已不痛，大便次数已正常，但自述干呕有所加重。二诊时，我说："你虽然是个男子汉，但我今天要给你开一张孕妇吃的方子，效果应该会不错的。"遂处方如下（干姜人参半夏丸）：党参15g，干姜10g，姜半夏15g，生姜6片。3副，水煎服。果然，服药后，干呕大减，继服3副而愈。

这是一位以"干呕"为主诉的22岁的男生。首诊时，自述近20多天来，每天晨起及早饭后都会出现干呕，偶尔吐酸，近2天晚11点胃脘绞痛，按之较适。不厌油腻，渴欲热饮，大便质色尚可，便意频（日3次），舌略暗，苔薄白，右脉弦滑。自述8个月前曾胃痛，大便意频，柏油状，服药后好转。首诊处方：黄芩8g，黄连4g，姜半夏6g，干姜4g，党参6g，炙甘草4g，大枣4枚。3副，开水泡服。

干姜人参半夏丸由理中汤去白术、甘草，加半夏、生姜组成，具有温中散寒，化饮降逆的功效，《金匮要略》用于治疗"妊娠呕吐不止"。本患者虽是男生，但其干呕亦是脾虚寒饮所致，故用本方有此良效。

临证用方拓展
治疗呕吐的常用经方：

大半夏汤，吴茱萸汤，理中汤，甘草干姜汤，干姜人参半夏丸，四逆汤，大黄甘草汤，黄芩汤加半夏生姜，小柴胡汤，大柴胡汤，半夏泻心汤，小半夏加茯苓汤，麦门冬汤，竹叶石膏汤。

咳喘、心悸、便秘的老年妇女

这位体贴入微的陪诊女孩看上去大概也就30来岁吧，病人则是位75岁的老太太。前两次我一直以为是祖孙俩，没想到，今天老太太告诉我：这是她最小的女儿。真是美极了！

老太太患有冠心病、心脏瓣膜关闭不全、慢喘支、便秘10余年。患者心悸、胸闷、气短，少气懒言，活动则剧，气温变化也加重。发作时则心率极快，服复方丹参滴丸，半小时缓解，下午多发，伴下肢浮肿。近来一直咳喘，痰不易出，少量白黏痰。双肺满布哮鸣音。

常年便秘，腹胀（按诊腹部松软），屁少。现服通便药，大便日一次，腹部较适。平素畏寒特甚，听力弱，血压不高。口干，不欲饮，尿可，眠可。

舌淡暗略胖，苔薄白。左脉弱，寸虚浮，尺甚虚；右寸关略虚浮，尺弱。辨为脾虚气弱，心肺不足，兼有痰气郁阻。嘱停服通便药。

处方（理中汤、生脉饮、三子养亲汤、杏苏散合方）：党参40g，麦冬25g，五味子10g，干姜8g，生白术15g，生甘草10g，苏子6g，白芥子6g，莱菔子6g，葶苈子10g，杏仁5g，苏叶8g（后下），姜半夏8g，陈皮8g，前胡10g，枳壳8g，桔梗10g，茯苓10g。

服前方12副，咳喘、心悸、胸闷、便秘、畏寒等症大减，肺部听诊哮鸣音已不明显。继以理中汤、生脉饮、三子养亲汤合方加减调理月余，自述多年来身体从未感觉如此舒适。

临证用方拓展

治疗心悸的常用经方：

桂枝甘草龙骨牡蛎汤，炙甘草汤，小建中汤，理中汤加茯苓，五苓散，苓桂术甘汤，真武汤，半夏麻黄丸，白虎加人参汤，枳实薤白桂枝汤，柴胡加龙骨牡蛎汤，四逆散。

二、临床体悟

（一）名医方论

清·柯琴：太阴病，以吐、利、腹满痛为提纲，是遍及三焦矣。然吐虽属上，而由于腹满；利虽属下，而由于腹满，皆因中焦不治以致之也。其来由有三：有因表虚而风寒自外入者，有因下虚而寒湿自下上者，有因饮食生冷而寒邪由中发者，总不出于虚寒。法当温补以扶胃脘之阳，一理中而满痛、吐、利诸症悉平矣。故用白术培脾土之虚，人参益中宫之气，干姜散胃中之寒，甘草缓三焦之急也。且干姜得白术，能除满而止吐；人参得甘草，能疗痛而止利。或汤或丸，随机应变，此理中确为之主剂欤。(《伤寒来苏集·伤寒附翼》)

（二）理法探讨

理中汤（丸）在《伤寒论》《金匮要略》（名为“人参汤”）中均有述及，本方药仅4味，具有温中驱寒，健脾益气的功效，是太阴病的主方。

理中汤最常用于消化系统疾病，而李东垣说“内伤脾胃，百病由生”，因此，在临床上本方可以广泛用于各种疾病。只要患者具有“脾胃虚寒”的病理基础，本方可以达到扶正祛邪的效果，可谓王道之治。笔者在北京时曾经接触过一位同行，他临床使用理中汤极为广泛，口碑甚佳。

应该指出的是，如果患者临床表现非常典型（详见后文“功效、主证”），则理中汤方证的辨识并不困难。然而，笔者发现，临床上有大量脾胃虚寒的病人，往往有真虚假实，真寒假热的表现（腹胀、便秘、口腔溃疡、痤疮等），这给医生辨证用药设置了极大的障碍。

最常见的一种情况是，有不少脾胃虚寒的病人，不仅不会出现便溏、腹泻，反而大便不畅，甚至便秘。笔者观察，临床上有大量便秘病人，都属于脾胃虚寒证，使用理中汤，长期疗效甚佳。其辨证眼目是：口淡不渴，甚至一天到晚，都不想喝水，腹部按诊偏软，无抵抗，舌淡苔白，脉弱。

临床又有脾胃虚寒，土不生金出现的咳嗽咯痰，其病缠绵难愈，使用本方扶正祛邪，疗效确切。另，《金匮要略》“胸痹篇”载：“胸痹，心中痞，气结在胸，胸满，胁下逆抢心，枳实薤白桂枝汤主之，人参汤亦主之。”可见，胸痹表现为中焦阳虚明显者，可用本方治疗（此即“母病治子”之法）。笔者临床体会，此言不虚。

值得注意的是，古今医家都有用此方加味治疗虚寒性血证的医案，如明代张景岳曾用本方加熟地、附子、茯苓抢救吐血危证（《景岳全书》），现代施启谟曾用此方加赤石脂、建曲、生淮山药治愈脾胃虚寒型腹泻便血的病人（《伤寒论方医案选编》）。笔者也曾用本方加味治疗脾胃虚寒便秘兼有痔疮出血的病人，取得满意疗效。在治疗血证时，干姜、炮姜同用可以增加疗效。

临床发现，不少脾肺阳虚体质的人容易感受寒邪，其治疗可以视病情，采用理中汤合麻黄汤（或桂枝汤）治疗，标本兼治，疗效甚佳。此法也是笔者思考桂枝人参汤方证得到的一点启示。

三、理中汤方证

1. 原文组成和用法

人参　干姜　甘草（炙）　白术各三两

上四味，捣筛，蜜和为丸，如鸡子黄许大。以沸汤数合，和一丸，研碎，温服之，日三四，夜二服。腹中未热，益至三四丸，然不及汤。

汤法，以四物依两数切，用水八升，煮取三升，去滓，温服一升，日三服。……服汤后，如食顷，饮热粥一升许，微自温，勿发揭衣被。

2. 加减变化

（1）原文

若脐上筑者，肾气动也，去术，加桂四两；吐多者，去术，加生姜三两；

下多者，还用术；悸者，加茯苓二两；渴欲得水者，加术，足前成四两半；腹中痛者，加人参，足前成四两半；寒者，加干姜，足前成四两半；腹满者，去术，加附子一枚。

桂枝人参汤（理中汤加桂枝），温阳健脾，兼解表寒。

（2）后世发挥

加味：加附子，为附子理中汤，治疗脾肾阳虚；加黄连，为连理汤，治疗中焦虚寒下利，又挟热见大便黏腻不爽者；加丁香、吴茱萸，为丁萸理中汤，治疗胃寒吐逆不止；加川椒、乌梅，为椒梅理中汤，治疗吐蛔；加茵陈治疗虚寒型黄疸（阴黄）。

合方：与葛根汤合方，治疗太阴虚寒兼有阳明表实；与桂枝汤合方，治疗太阴虚寒兼有营卫不和；合厚朴七物汤，治疗太阴虚寒兼有阳明腑实；合平胃散，治疗太阴虚寒兼有寒湿内蕴证。

3. 原文荟萃

（1）太阴之为病，腹满而吐，食不下，自利益甚，时腹自痛，若下之，必胸下结硬。（伤寒273）

（2）自利不渴者，属太阴，以其脏有寒故也，当温之，宜服四逆辈。（伤寒277）

（3）霍乱，头痛，发热，身疼痛，热多欲饮水者，五苓散主之；寒多不用水者，理中丸主之。（伤寒386）

（4）大病瘥后，喜唾，久不了了，胸上有寒，当以丸药温之，宜理中丸。（伤寒396）

（5）胸痹，心中痞，气结在胸，胸满，胁下逆抢心，枳实薤白桂枝汤主之，人参汤亦主之。（金匮九・5）

四、理中丸现代临床应用与药理研究

1. 现代常用剂量、用法

丸剂：理中丸，药市有售。

汤剂：人参、干姜、炙甘草、白术各9g，水煎2次，早晚各温服1次。

2. 功用

温中祛寒，补气健脾。

3. 主治

（1）脾胃虚寒证。脘腹绵绵作痛，喜温喜按，呕吐，大便稀溏，脘痞食少，畏寒肢冷，口不渴，舌淡苔白润，脉沉细或沉迟无力。（2）阳虚失血证。便血、吐血、衄血或崩漏等，血色暗淡，质清稀。（3）脾胃虚寒所致的胸痹；或病后多涎唾；或小儿慢惊等。

4. 使用注意

湿热内蕴中焦或脾胃阴虚者忌用。

5. 现代疾病

（1）内科疾病：急慢性胃肠炎，消化性溃疡，胆汁返流性胃炎，功能性消化不良，肠易激综合征，慢性结肠炎，溃疡性结肠炎，上消化道出血，艾滋病慢性腹泻，功能性胃潴留，糖尿病胃轻瘫，老年慢性功能性便秘，顽固性呃逆；慢性支气管炎，支气管扩张；失血性休克，心绞痛，风湿性心脏病，冠心病；血小板减少性紫癜；过敏性紫癜；

（2）外科疾病：手术后胃肠道功能紊乱，非梗阻性肠粘连，前列腺增生症；

（3）妇产科疾病：阴道炎，盆腔炎，功能性子宫出血；

（4）儿科疾病：小儿多涎，小儿口腔炎，小儿营养不良，小儿腹泻；

（5）五官科疾病：过敏性鼻炎；

（6）皮肤病：急慢性湿疹，皮炎；

（7）传染病、寄生虫病：慢性痢疾，胆道蛔虫症。

6. 药理研究

镇痛，提高实验小鼠耐寒能力，拮抗肾上腺素所致的回肠运动，抑制乙酰胆碱所致的回肠痉挛，抑制小肠推进运动，止泻，抑制溃疡，抑制胃排空，抑制胃泌素及促胰液素分泌，抗痉挛，增强免疫，对抗癌药物遗传毒性的拮抗作用等。

第二节　以水神之名——真武汤

一、经方故事

老年头晕

前天，远在北京的L叔叔打来电话告诉我，他的头晕已经好了，而且他还说："今天，剧烈活动了半个多小时也没事。"

L叔叔是我一个好朋友的父亲，我在北京的时候，朋友全家身体一有不适，都是在第一时间找我。

我离开北京之后，他们身体有问题，还是经常电话咨询我。记得，我在天津时，叔叔还带着一位亲戚，特地从北京过来找我看病。因为在外地不能摸脉看舌，我后来向他们推荐了我的一位师姐，她在北中医附院工作，找她看病会方便一些。

上个周日上午，叔叔打电话告诉我，他这天凌晨1点多起来小便，在小便的过程中，突然头晕甚剧，甚至就要倒地。扶墙坚持，稍微缓解后，才回到床上。

“今早起床后，还一直头晕，头昏沉，非常难受，血压正常。”叔叔说：“虽然你给我推荐了W大夫，但遇到急事，我们还是想到你。”我对叔叔的体质是有了解的，经过一番询问之后。辨为阳虚水泛之眩晕。

处方：制附子6g，生白术15g，茯苓15g，赤芍15g，白芍15g，生姜3片。

叔叔后来跟我说，服第一煎药后，很快头晕就减轻了，服完第二煎药，头晕已所剩无几。继服3副，头晕已愈。

青年头晕

2014年圣诞节的晚上，我突然接到一个女生的电话，她说买了一点水果要送给我，以表达对我的感谢。

这位女生今年21岁，一个多月前曾找我看过病。

当时的病历记录如下：半个月前，头晕，鼻流清涕，服西药感冒药后，鼻涕止，但头晕一直持续至今。刻下：头晕，晨起较轻，晚上较重（注：入夜，则阳气渐微），看书稍久则晕甚，甚则欲仆。站立较缓，坐则甚（注：站则经脉通畅，不足之阳气尚能上达）。食纳不香，胃中偶有反酸，二便尚调。平时畏寒。眠可。5天前右上智齿冠周炎发作，遇冷则痛剧，服替硝唑4天，缓解。

舌淡略暗，略见齿痕，苔白略腻。

右脉总按弦，单取寸略浮大，关尺弱，左脉沉细略弦。自述血红蛋白偏低。月经尚调。

当时，有一位中医专业大四的同学在场，我问他："这个病人当用何方治疗？"这个同学说："头晕应该是颈椎病引起的，当用葛根汤。"我说："病人颈椎局部并无不适，因此，颈椎病的可能性不大。其头晕应该是阳虚水饮上犯所致，我准备用真武汤来治疗。"我之所以有此判断，一方面是参考病史、舌象，另一个非常重要的依据即是脉象。关于真武汤证的脉象特点，我将在"临床体悟"部分详细介绍。

当时开方如下：制附子6g，生白术15g，赤芍20g，茯苓20g，生姜6片。服前方3副，头晕大减。继服3副，头晕遂除。

临证用方拓展

治疗眩晕的常用经方：

参阅本书"柴胡加龙骨牡蛎汤"相关内容。

性功能减退的中年男性

患者，男，44岁，因性功能减退（阳痿、早泄）前来求治。病已5年，伴失眠（入睡难），尿频、尿量多、色不黄，不起夜。下午5点到7点头晕，颈椎略有不舒。夏日阳光强烈，则畏光羞明甚。口干，饮不多。无心烦。大便无规律，时干时稀。膝关节怕冷，并有肩周炎。自述查前列腺正常。舌淡嫩，偏暗胖，齿痕，苔略黄，中厚腻。左尺、右关虚大，右尺弱。辨为肾阳不足，水湿内阻，兼心肾不交。

处方：制附子8g，白术12g，茯苓20g，白芍 15g，黄连5g，肉桂2g（后下），生姜三片。嘱其节制房事。

服药6副即有效，睡眠也大有改善，后以真武汤合桂枝加龙骨牡蛎汤治疗，效果甚佳。

临证用方拓展

治疗性功能减退的常用经方：

肾气丸，天雄散，真武汤，四逆汤，桂枝加龙骨牡蛎汤，当归四逆汤，四逆散，小柴胡汤，大柴胡汤。

耳鸣、重听的中年女性

2014年元旦，我是在附院门诊的忙碌中度过的。当天曾接诊一位49岁的女性，耳鸣、重听28年，感冒、生气则易加重。平时即有耳鸣，感冒后则加重，伴有听力下降，甚至失聪。3天前受寒感冒，前症又发，伴头晕，口略苦，大便3日一次，不甚干。舌略暗，苔薄白润。右脉弦涩，左偏弱。首诊，处以小柴胡汤原方。

二诊：服前方后，听力有所改善。补诉：每到傍晚则精神不振、眼困欲睡。口不干，不欲饮。纳不香。平素畏寒。双尺弱。辨为肾阳不足，阴邪上犯之耳鸣。

处方：制附子5g，苍术8g，白术8g，茯苓15g，赤芍8g，白芍8g，生姜3片。

三诊：服前方6副，听力大有改善，傍晚精神不振、眼困欲睡等症状消除，胃口改善。仍有耳鸣。睡眠尚可，二便调。以上方略作调整，继服6副，病情稳定，后停药。

临证用方拓展

治疗耳鸣的常用经方：

小柴胡汤，大柴胡汤，柴胡加龙骨牡蛎汤，真武汤，五苓散，四逆散，当归芍药散，桂枝茯苓丸，肾气丸。

二、临床体悟

（一）名医方论

宋·许叔微：乡里市人姓京，鬻绳为业，谓之京绳子。其子年近三十，初得病，身微汗，脉弱，恶风。医者误以麻黄汤汗之，汗遂不止，发热，心痛，多惊悸，夜间不得眠卧，谵语，不识人，筋惕肉瞤，振振动摇，医者以镇心惊风药治之。

予视之曰：强汗之过也。仲景云：脉微弱，汗出恶风者，不可服青龙汤，服之则筋惕肉瞤，此为逆也，惟真武汤可收之。仲景云：太阳病发汗，汗出不解，其人仍发热，心下悸，身瞤动，振振欲擗地者，真武汤主之。予三投而大病除，次以清心丸、竹叶汤解余毒，数日瘥。（《伤寒九十论》）

清·吴谦：真武者……用附子之辛热，壮肾之元阳，则水有所主矣；白术之苦燥，建立中土，则水有所制矣。生姜之辛散，佐附子以补阳，于主水中寓散水之意；茯苓之淡渗，佐白术以建土，于制水中寓利水之道焉。而尤妙在芍药之酸收，仲景之旨微矣。盖人之身阳根于阴，若徒以辛热补阳，不稍佐以酸收之品，恐真阳飞越矣。用芍药者，是亟收阳气归根于阴也。于此推之，则可知误服青龙致发汗亡阳者，所以于补阳药中之必需芍药也。（《医宗金鉴·删补名医方论》）

清·张璐：真武汤……至用芍药之微旨，非圣人不能。盖此证虽曰少阴本病，而实缘水饮内结，所以腹痛自利，四肢疼重，而小便反不利也。若极虚极寒，小便必清白无禁矣，安有反不利之理哉？则知其人不但真阳不足，真阴亦素亏，或阴中伏有阳邪所致，若不用芍药固护其阴，岂能胜附子之雄烈乎？即如附子汤、桂枝加附子汤、芍药甘草附子汤，皆芍药与附子并用，其温经护营之法，与保阴回阳不殊。后世用药能获仲景心法者，几人哉！”（《伤寒缵论》）

清·柯琴：真武……君附子之辛温，以奠阴中之阳；佐芍药之酸寒，以收炎上之用……。（《伤寒来苏集·伤寒论注》）

今·李飞：本方的配伍特点，是在附子、生姜、白术、茯苓温阳利水的同时，配伍一味芍药酸寒益阴。一则可制约附、姜、术辛烈温燥之性，使利水而不伤阴；二则酸敛护阴，既不损已伤之阴血，又有阴阳互根，阴中求阳之妙；三则藉其“止痛，利小便”之功，治疗其兼证，并加强本方的利水作用。（《中医历代方论精选》）

（二）理法探讨

真武汤出自《伤寒论》，由茯苓、芍药、生姜、白术、附子五味药物组成，具有温阳利水的功效，常用于治疗阳虚水泛证。

笔者研习本方，受许叔微“惟真武汤可收之”一句影响较大，也对此体悟较深。

一般认为，真武汤中，附子、白术、生姜相配，温肾健脾、助阳化气、燥湿散寒行水；茯苓利水渗湿，使水邪从小便而去。这四味药用于治疗阳虚水泛，配伍意义非常明确。唯有芍药一味，似乎有画蛇添足之嫌，以致某些医家在使用本方时，弃之不用。

《方剂学》认为，方中芍药，其用有四：⑴ 利小便、行水气（《本经》言其能“利小便”）；⑵ 柔肝缓急止腹痛；⑶ 敛阴舒筋以解筋肉瞤动；⑷ 防止附子、白术燥热伤阴。这四条总结得可谓全面。

值得一提者，如前文所引，清代名医吴谦、张璐，都强调本方证既有真阳不足，也有真阴素亏，基于阴阳互根的理论，认为本方用芍药，有阴中求阳之义。而清代名医柯琴则明确指出："佐芍药之酸寒，以收炎上之用"，可见本方证也可能会出现虚火炎上所表现的某些火象，而芍药可以"收之"。

综上所述，笔者理解"惟真武汤可收之"，这个"收"字，主要体现在以下两个方面：⑴ 收外越之残阳，⑵ 收上浮之虚火。外越之残阳，可表现为"心下悸，头眩，身瞤动"；上浮之虚火，可表现为"发热"，失眠，烦躁，耳鸣、耳聋等。

顺便一提，笔者使用本方时，如果是为了达到"收"的目的，一般会用干姜或者炮姜代替生姜。

笔者体会，本方证的舌脉特点：舌淡胖（或兼有舌尖边略红），苔白滑；六脉沉弱，或尺脉沉弱、寸脉浮大无力（笔者使用本方的重要依据之一）；或尺脉浮大无力。

三、真武汤方证

1. 原文组成和用法

茯苓　芍药　生姜（切）各三两　白术二两　附子一枚（炮，去皮，破八片）

上五味，以水八升，煮取三升，去滓，温服七合，日三服。

2. 加减变化

（1）原文

若咳者，加五味子、细辛、干姜；若小便利者，去茯苓；若下利者，去芍药，加干姜；若呕者，去附子，加大生姜用量。

附子汤（真武汤去生姜加人参，加大附子、白术用量），治疗阳虚寒湿身痛。

（2）后世发挥

《直指方》：治少阴肾证水饮与里寒合而作嗽，腹痛下利，于本方加干姜、细辛、五味子，凡年高气弱久嗽通用。

《伤寒翼方》：真武合生脉汤，假热发燥，微渴，面赤，欲坐卧于泥水井中，脉来无力者。即本方加五味子、麦冬、人参。

《方剂学》：水寒犯胃而呕者，加重生姜用量以和胃降逆，可更加吴茱萸、半夏以助温胃止呕。

《黄煌经方使用手册》：口渴、小便不利、浮肿，合五苓散；自汗合并糖尿病者，合并黄芪桂枝五物汤；腰痛、下肢浮肿，合肾气丸；甲减、腹胀、畏寒，加麻黄、甘草。

3. 原文荟萃

（1）太阳病发汗，汗出不解，其人仍发热，心下悸，头眩，身瞤动，振振欲擗地者，真武汤主之。（伤寒82）

（2）少阴病，二三日不已，至四五日，腹痛，小便不利，四肢沉重疼痛，自下利者，此为有水气，其人或咳，或小便利，或下利，或呕者，真武汤主之。（伤寒316）

四、真武汤现代临床应用与药理研究

1. 现代常用剂量、用法

茯苓9g，芍药9g，生姜9g，白术6g，附子9g。水煎2次，早晚各温服1次。

2. 功用

温阳利水。

3. 主治

阳虚水泛证。畏寒肢冷，小便不利，心下悸动不宁，头目眩晕，身体筋肉抽动，站立不稳，四肢沉重疼痛，浮肿，腰以下为甚；或腹痛，泄泻；或咳喘呕逆。舌质淡胖，边有齿痕，舌苔白滑，脉沉细。

4. 使用注意

皮肤暗黑者，黄肿，满面红光等偏于热证者慎用。

5. 现代疾病

（1）内科疾病：慢性肺源性心脏病，慢性心力衰竭，低血压，高血压；慢性肾小球肾炎，肾病综合征，肾功能不全，慢性肾功能衰竭，泌尿系水肿，特发性水肿，糖尿病肾病；眩晕，失眠，椎-基底动脉缺血性眩晕，老年不自主运动病症，肌束颤动症，帕金森病，三叉神经痛，面肌痉挛；感冒，上呼吸道感染后久咳，慢性支气管炎，支气管哮喘，恶性胸腔积液；慢性乙型肝炎，肝硬化腹水，癌性腹水，肠易激综合征，结肠炎，食道憩室；甲状腺功能减退症，肾上腺皮质激素副作用；贫血，低蛋白血症；

（2）外科疾病：泌尿系结石，良性前列腺增生症，老年性遗尿，急性尿潴留；股骨头坏死，坐骨神经痛，关节炎关节积液；

（3）妇产科疾病：更年期综合征，带下病，盆腔积液，不孕症，羊水过多，产后泄泻，妊娠水肿；

（4）儿科疾病：小儿秋季腹泻；

（5）五官科疾病：梅尼埃氏综合征，2型糖尿病视网膜病变，鼻漏型血管运动性鼻炎；

（6）皮肤病：荨麻疹；

（7）传染病：肠结核。

6. 药理研究

增强心肌收缩力，抑制心肌细胞凋亡，利尿，改善微循环，中枢性镇痛，增加胃液分泌，调节内分泌，保护肝肾功能，防治慢性肾功能衰竭，抗肾间质纤维化，抗氧化，改善耐缺氧，抗疲劳，提高机体免疫，降脂减肥，改善学习记忆能力等。

第三节　千古名方——肾气丸

一、经方故事

四处求医的顽固性失眠患者

W阿姨今年58岁，是一位顽固性失眠患者。

她女婿在北京工作，我的一位好友跟他相识，就介绍她找我诊治。

那段时间，正好赶上我工作忙，她先生电话联系了多次，我才安排出时间给她看。

我第一次见她的时候，多少有些惊讶：不到六十岁的人，已然头发全白，眼睛也缺少神气，面色偏黄，没有光泽。

她告诉我：严重失眠已经5-6年了，一般只能在凌晨1点之后睡2-3

个小时。假如白天听到一点不如意的事情，就会整夜辗转反侧，无法入睡。

整日头晕头沉，前额疼痛，眼睛干涩，心慌心悸，烦躁。曾四处求诊，长期服中药汤剂，服药之初有效，之后，就基本无效。现服谷维素，维生素B_1、安神补脑胶囊等。

舌略嫩，苔薄白满布。脉总按弦，寸弱，尺虚。

处方：党参20g，麦冬15g，五味子10g，熟地20g，山药20g，山萸肉15g，茯苓10g，丹皮8g，泽泻8g，三七粉3g（分冲）。6副。

服药后，睡眠大有改善。以此方为基础，服药月余，诸症平稳，精神气色转佳。遂将原方减小剂量，用开水泡茶喝，间断服用。随访半年，疗效稳定。

笔者治疗类似案例不少，临床体会，中老年顽固性失眠多属心肾两虚，用生脉饮合肾气丸（汤）治疗，疗效还是比较满意的。

临证用方拓展

治疗失眠的常用经方：

参阅本书“柴胡桂枝干姜汤”相关内容。

上热下寒、常做噩梦的中年妇女

这是一位学生的母亲，今年46岁，专程从老家过来找我治病。

一年前，没有明显诱因，出现脖子以上发热，面颊通红，无汗，脖子以下却有怕冷的感觉。这种情况，往往在下午、晚上发作。

经常做噩梦，梦见死去的熟人，常在睡中被吓醒，醒后发现睡衣已经被汗水湿透。

月经周期尚准，颜色偏暗，有较多血块，月经量正常，月经头两天小腹疼痛。

口略干，想喝水。舌质偏红黯，舌下络脉略粗，苔薄略黄，欠润。

右脉弦细涩，左脉偏弱，双尺脉弱。

处方：麦冬15g，五味子10g，熟地15g，生地15g，生山药15g，山萸肉10g，茯苓6g，丹皮6g，泽泻6g，肉桂3g，知母8g，黄柏5g，黄连5g，生龙骨20g，生牡蛎20g。6副。

服药后，上热下寒感明显减轻，睡眠也更踏实。

前方合桂枝茯苓丸6副，继服。

本例患者可能是更年期的一种表现，属于肾阴不足，阴不敛阳，兼有血行郁滞。先用麦味知柏地黄汤合交泰丸加龙骨牡蛎，滋阴敛阳，交通心肾；继合桂枝茯苓丸行血祛瘀。

临证用方拓展
治疗更年期综合征的常用经方：

参阅本书“温经汤”相关内容。

唇炎10年的女生

这是邻校的一位女生，今年21岁，因为同学推荐，前来求治。

这位女生长得很标致，我第一眼看她，除上眼泡略浮之外，并没有发现太大的异常。

“西医诊断为唇炎、眼角炎已经10年了，曾外用多种药膏（包括激素类），服用多种中西药，最终都没有什么效果。”她的眉头紧锁。

这时，我才把注意力集中到她的嘴唇——确实有点异常：唇黏膜比较干燥，唇周的皮肤略微泛红。

“嘴唇痒疼，甚至干裂脱皮，鼻子周围的皮肤也略微发干，日光照射后会加重，月经前后唇炎也会加重，行经期间则略有改善。”

口干，喜欢喝水。

手心发热，向来怕热不怕冷。

痔疮，大便硬则出血。月经基本正常。

舌尖红，苔中根略腻。

右寸关浮虚，尺弱，左脉软，寸尺弱。

处方：生地20g，熟地15g，党参10g，麦冬10g，五味子6g，山药15g，山萸肉10g，丹皮8g，茯苓15g，泽泻8g，苍术8g，黄连3g。6副。

服药后，唇、眼症状有所改善，大便通畅，手心发热减轻。

之后，以此方为基础加减，服药20余副，诸症大减。原方减轻剂量，每天开水泡茶喝。症状较平稳。

此患者唇炎自童年起病，迁延十余载，实属顽固。综观患者体质与脉症，当属阴虚之证，笔者参考《外科正宗·唇风》“内服六味地黄丸自愈”之法，用生脉地黄汤加味治疗，取得较为满意的疗效。然而，是否能够彻底治愈，尚有待观察。

流感后期发热不退的小孩

2009年夏，我收到博士入学通知书之后，应友人相邀，从北京前往山东曲阜的一所学校参访，这大概是六七月间的事情。

刚到该校不久，学生们就陆续出现了感冒发烧的症状，短短四五天之内，患病的孩子就将近20人。

该校属于全寄宿学校，规模不大，当时还没有专门的医务室。因为正好我在，就全权承担起了防病治病的任务。

我首先将感冒发烧的孩子隔离起来，建立了临时病房；又让没有生病的孩子多参加户外活动，并且嘱咐要保持教室和宿舍多开窗通风。

患病的孩子男女都有，年龄从六七岁到十三四岁不等，很多患儿都有不同程度的身体疼痛的症状。记忆中，使用过麻黄汤、小青龙汤、小柴胡汤、柴胡桂枝汤、大柴胡汤等，疗效甚为满意，多在两三天之内热退病愈。

唯有一个11岁的男孩，发烧持续了将近一周。这个小孩非常听话，身体感觉稍微舒适一点，就自己坐在床上看书。身体不舒服，就躺下休息，从来不吵闹。后来，老师告诉我，这个小孩志向远大，非常好学，将来或许能成器。

也许正因为这样，我的注意力更多地被那些症状反应比较剧烈的小孩所吸引，照看他的时间反而不是很多。

等我对他多加留意的时候，他已经患病将近一周了。此前，一直给他喝小柴胡汤，但每天还是发烧。

我见他身材瘦弱，嘴唇鲜红发干，偶尔干咳，无痰，身体困乏。他还告诉我，这两天嘴巴很干，老想喝水，还伴有牙痛、盗汗，大便比较干燥，身上怕热不怕冷。舌脉：舌红苔少，脉细数。体温38.8℃。判断他是外感入里化热，已成阴伤之势，以麦味地黄汤原方治疗。

处方：麦冬15g，五味子8g，生地15g，山药15g，山萸肉10g，丹皮6g，茯苓6g，泽泻6g。

患儿服药一剂，即热退身和，牙痛消除，咳嗽减轻；服药两剂，基本痊愈。之后，参加班级集体外出游园活动，一切正常。

本例患儿发烧一周，阴津损伤较重，小柴胡汤主要用于少阳半表半里证，如果出现阴虚内热，则非其所宜。所以，改用麦味地黄汤滋阴清热。效果如此之好，实非我意料所及。

等所有患病的小孩痊愈，我才返京。回到北京之后，看新闻才知道，当时H1N1流感正在蔓延，而离曲阜很近的泰安就确诊了好几例。

此次所治病例无法确定是否为H1N1流感，但肯定属于流行性感冒。

这是我第一次同时面对这么多的发烧病人，当时心情还是比较紧张的。遇到拿捏不准的时候，还曾经电话咨询过几位同行好友，是他们的建议和鼓励，帮我度过了心理上和医术上的双重难关。

临证用方拓展

治疗感冒的常用经方：

参阅本书“小青龙汤”相关内容。

只能用老式手机的男生

这位19岁的男生，正是赶新潮的年龄，让人意想不到的事，他使用的竟然是旧式诺基亚手机。他告诉我，因为眼睛干涩疼痛，不能接触太强烈的亮光，所以，不敢使用智能手机。

患者2年前曾经做过近视矫正手术，术后一直未有不适，近来因为用眼过度，眼睛出现干涩疼痛已经4个月，一直用玻璃酸钠滴眼液改善症状。现双眼有干涩感，疲劳感，无明显灼热疼痛。二便尚调，眠可，纳佳。口不干苦。舌略暗，苔薄白，脉弦略涩。

处方：麦冬6g，熟地6g，山药6g，山萸肉6g，苍术4g，五味子4g，枸杞子4g，菟丝子4g，茯苓3g，丹皮3g，泽泻3g。10副。开水泡服，日一剂。嘱：药茶未凉之际，利用其蒸气熏眼，注意不要烫伤。此外，要注意健康用眼。

患者服药后，眼部症状大有缓解，已经停用眼药水。前方略作化裁，继用20副，症状完全消除，遂停药观察，至今未复发。

二、临床体悟

（一）名医方论

清·柯琴：命门之火，乃水中之阳。夫水体本静，而川流不息者，气之动，火之用也，非指有形者言也。然少火则生气，火壮则食气，故火不可亢，亦不可衰。所云火生土者，即肾家之少火游行其间，以息相吹耳。若命门火衰，少火几于熄矣。欲暖脾胃之阳，必先温命门之火，此肾气丸纳桂、附于滋阴剂中十倍之一，意不在补火，而在微微生火，即生肾气也。故不曰温肾，而名肾气，斯知肾以气为主，肾得气而土自生也。且形不足者，温之以气，则脾胃因虚寒而致病者固痊，即虚火不归其原者，亦纳之而归封蛰之本矣。（《医宗金鉴·删补名医方论》）

（二）理法探讨

肾气丸出自《金匮要略》，由干地黄、山萸肉、薯蓣（山药）、泽泻、茯苓、牡丹皮、桂枝、炮附子8味药物组成，具有补肾助阳的功效，仲景用于治疗"虚劳腰痛""短气有微饮""消渴""妇人转胞不得溺"等病证。

本方是补肾的千古名方，其立方之旨，在于阴中求阳，即在大量补阴药中，加入少量补阳药。这种用法，一方面在哲学层面上体现了阴阳互根的特点，另一方面，也在藏象层面上，体现了肾本水脏，内藏真火的特点；而在临床实践中，笔者也发现，这种阴中求阳的药物组合，很大程度上也避免了单纯使用助阳药而导致上火的副作用。

笔者临床常以本方化裁治疗各种老年性疾病（尤其是心脑血管疾病）、更年期综合征，疗效满意（现代研究也表明，本方能够调节血压、血糖、血脂，保护心脑血管，调节下丘脑-垂体-靶腺轴的功能）。这时，多与生脉散合方使用，名为生脉肾气汤或生脉地黄汤（去桂、附，合生脉散）。合方之后，能够共同达到补益心肾、延缓衰老的目的。阳气虚明显者，用生脉肾气汤；气阴两虚明显者，用生脉地黄汤。

生脉肾气汤或生脉地黄汤是笔者最常用于治疗老年失眠的方剂。在使用本方时，要注意变通，比如患者若兼有心肝血虚，则合酸枣仁汤；若兼有心火较旺，则合交泰丸。又有一类患者，可能会出现虚（心肾两虚）、实（肝郁化火）两方面倾向，这时，就可以视情况，与柴胡加龙骨牡蛎汤交替使用。

笔者也常用本方治疗冠心病导致的头晕、心悸等患者，疗效确切，这方面案例甚多，不再赘述。又曾治疗1例阵发性左前胸不适的老年妇女（72岁），现代医学诊断为：主动脉瓣退行性病变并中度返流，二尖瓣少量反流，左室舒张功能减低。患者多方治疗，屡服各种中西药物，均乏效，口中明显干苦，欲饮，汗多，眠差。舌暗，略红，苔薄黄，左脉弱，右弦涩。试用生脉地黄汤加龙骨、牡蛎，获得显效。

此外，也常使用本组合化裁治疗更年期综合征。此时，可与二仙汤合方使用，多获良效。

值得注意的是，前文“流感后期发热不退的小孩”这一病例的诊治过程给笔者极大的启发。我们在治疗外感发热的时候，习惯的思路都是解表退热或者是清热解毒。此患儿在病变后期出现了比较典型的阴液亏虚、虚火浮越的表现，笔者当时考虑试用麦味地黄汤来滋阴敛火，未曾想到收效如此快捷。这也拓展了笔者治疗外感热病的思路。

三、肾气丸方证

1. 原文组成和用法

干地黄八两　山萸肉　薯蓣各四两　泽泻　茯苓　牡丹皮各三两　桂枝　附子（炮）各一两

上八味，末之，炼蜜和丸梧子大。酒下十五丸，日再服。

2. 加减变化

《方剂学》：方中干地黄，现多用熟地；桂枝改为肉桂，如此效果更好；若水肿明显，加车前子、川牛膝，而成加味肾气丸（《济生方》）；若夜尿多者，宜肾气丸加五味子；小便数多，色白体羸，为真阳亏虚，宜加补骨脂、鹿茸等，加强温阳之力；若用于阳痿，证属命门火衰者，酌加淫羊藿、补骨脂、巴戟天等以助壮阳起痿之力；

若肝肾阴虚，则减去桂、附，而成六味地黄丸（汤）；若阴虚火旺，则去桂、附加知母、黄柏，而成知柏地黄丸（汤）；若肝肾阴虚，两目昏花，则去桂、附加枸杞子、菊花，而成杞菊地黄丸（汤）；若肺肾两虚，咳嗽气喘，则去桂、附加五味子，而成都气丸（汤）。

3. 原文荟萃

（1）虚劳腰痛，少腹拘急，小便不利者，八味肾气丸主之。（金匮六·15）

（2）夫短气有微饮，当从小便去之，苓桂术甘汤主之；肾气丸亦主之。（金匮十二·17）

（3）男子消渴，小便反多，以饮一斗，小便一斗，肾气丸主之。（金匮十三·3）

（4）问曰：妇人病饮食如故，烦热不得卧，而反倚息者，何也？师曰：

此名转胞不得溺也，以胞系了戾，故致此病，但利小便则愈，宜肾气丸主之。（金匮二十二·19）

（5）崔氏八味丸：治脚气上入，少腹不仁。（金匮五·附方）

四、肾气丸现代临床应用与药理研究

1. 现代常用剂量、用法

丸剂：桂附地黄丸，药市有售。

汤剂：干地黄24g，山萸肉12g，薯蓣（即山药）12g，泽泻9g，茯苓9g，牡丹皮9g，桂枝3g，制附子3g。水煎2次，早晚各温服1次。

2. 功用

补肾助阳。

3. 主治

肾阳不足证。腰痛脚软，身半以下常有冷感，少腹拘急，小便不利，或小便反多，入夜尤甚，阳痿早泄，舌淡而胖，脉虚弱，尺部沉细，以及痰饮，水肿，消渴，脚气，转胞等。

4. 使用注意

若咽干口燥，舌红少苔，属肾阴不足，虚火上炎者，不宜服用。

5. 现代疾病

（1）内科疾病：糖尿病，原发性骨质疏松症，甲状腺功能低下，肾上腺皮质功能减弱，醛固酮增多症，尿崩症，肾上腺皮质激素副作用，阿狄秋病，高脂血症；成人夜尿症，慢性肾炎，肾盂肾炎，肾病综合征，慢性肾功能不全，糖尿病肾病，高血压肾病，膀胱炎，膀胱括约肌麻痹，神经性尿频；老年性痴呆，神经衰弱，神经官能症，神经性耳鸣，耳聋；支气管哮喘缓解期，肺气肿，慢性支气管炎，慢性扁桃体炎；慢性心功能不全，心律失常，高血压，动脉粥样硬化，冠心病，肺心病；胃下垂；恶性肿瘤放化疗损伤；

（2）外科疾病：肾结石，输尿管结石，膀胱结石，术后尿失禁，脊髓性尿潴留；

（3）妇产科疾病：女性尿道综合征，更年期综合征，不孕，带下，产后水肿或尿闭；

（4）男科疾病：前列腺炎，前列腺肥大，阳痿，遗精，早泄，不育，男性乳房发育；

（5）儿科疾病：小儿咳嗽变异性哮喘；

（6）五官科疾病：美尼尔综合征，牙周炎，牙痛，复发性口疮，慢性鼻炎，中心性浆液性脉络膜视网膜病变，老年性或糖尿病性白内障，青光眼，玻璃体混浊，角膜炎，眼睑抽搐症；

（7）皮肤病：湿疹，老年性皮肤瘙痒，苔藓样皮炎，肛门瘙痒症，黑变病，大疱性类天疱疮；

（8）传染病：肾结核。

6. 药理研究

改善下丘脑-垂体-靶腺轴的功能紊乱，抗氧化，抗衰老，抗应激，调节免疫，促进神经细胞生长、修复，抗纤维化，抗肿瘤，保护心血管，抗疲劳，降血糖，降血脂。

第四节　补方之祖——炙甘草汤

一、经方故事

心悸脉代的老年妇女

这位72岁的大妈由女儿带来一起看病，她女儿是我的一位老病人，话也就说得多一些："董大夫，您好好给看看吧，平时总有一些卖保健品的打电话来，老太太的钱全被他们忽悠去了。最近又买了一些叫'消毒汤'的保健品，正在吃。"我大概了解了一下，所谓"消毒汤"，主要是以一些清热通便的中药组成。

大妈面色萎黄，患有糖尿病（现注射胰岛素控制）、高血压、冠心病、腰椎间盘突出等病，平素大便偶有不畅。近来，心慌胸闷，疲乏少力，能饮，喜温饮。舌淡略暗，苔薄白，脉代（二至一停），右脉甚弦。血压144/77mmHg（服降压0号控制）。辨为气血阴阳俱虚之"脉结代，心动悸"。

处方：炙甘草10g，党参20g，桂枝8g，麦冬15g，生地25g，麻子仁8g，阿胶6g（烊化），生姜3片，大枣4枚，黄酒适量同煎。6副。嘱停服"消毒汤"。

复诊时，大妈告诉我，服药后，身体甚为舒适，心慌胸闷大为减轻，大便也一直保持通畅。摸其脉，脉率已规则，未见代脉，偶有脉力不匀。

前方继服6副，脉率、脉力均正常。

临证用方拓展
治疗心律失常的常用经方：

炙甘草汤，黄连阿胶汤，桂枝甘草汤，桂枝甘草龙骨牡蛎汤，柴胡加龙骨牡蛎汤，栝蒌薤白半夏汤，枳实薤白桂枝汤，当归生姜羊肉汤，桂枝汤，桂枝加桂汤，桂枝加龙骨牡蛎汤，麻黄附子细辛汤，四逆汤合生脉散。

心慌气短的中年妇女

这位42岁的中年妇女是北京某民办学校的老师，经人介绍前来求诊。患者面色无华，自述近半年多来，心慌、气短，劳累后则发，近半个月因工作烦劳，每天早饭后则疲乏、心慌，双腿双膝发软。平素睡眠不实，月经周期尚准，月经量少色暗。舌淡暗，苔薄白，脉虚涩。自述此前服十全大补丸则稍舒适，服柏子养心丸、养血安神丸则无效。辨为气血阴阳俱虚之虚劳。

处方：炙甘草10g，党参15g，桂枝10g，麦冬10g，生地15g，麻子仁10g，阿胶10g（烊化），生黄芪30g，当归10g，五味子6g，生姜3片，大枣10枚，黄酒适量同煎。7副。

服药后，患者感觉甚佳，心慌、气短、乏力大为减轻。继以前方化裁调理，共服药30剂，症状消失，面色较前红润，月经量也较前增多。

临证用方拓展
治疗心悸的常用经方：

参阅本书“理中汤”相关内容。

二、临床体悟

（一）名医方论

清·陈蔚：病久正气大亏，无阳以宣其气，更无阴以养其心，此脉结代，心动悸所由来也。方中人参、地黄、阿胶、麦冬、大枣、麻仁，皆柔润之品以养阴；必得桂枝、生姜之辛以行阳气，而结代之脉乃复；尤重在炙甘草一味，主持胃气，以资脉之本源；佐以清酒，使其捷行于脉道也。其煮法用酒七升，水八升，只取三升者，以煎良久，方得炉底变化之功，步步是法。要之，师第言结代者，用此方以复之，非谓脉脱者以此方救之也，学者切不可泥。（《长沙方歌括》）

清·唐宗海：此方为补血之大剂。乡先辈杨西山言，此方亟戒加减，惜未能言明其义。余按此方，即中焦受气取汁，变化而赤，是为血之义。姜、枣、参、草，中焦取汁，桂枝入心化气，变化而赤，然桂性辛烈能伤血，故重使生地、麦冬、芝麻以清润之，使桂枝雄烈之气变为柔和，生血而不伤血；又得阿胶潜伏血脉，使输于血海，下藏于肝。合观此方，生血之源，导血之流，真补血之第一方，未可轻议加减也。（《血证论》）

清·田宗汉：本方亦名复脉汤，为滋阴之祖方也……。（《医寄伏阴论》）

民国·张锡纯：炙甘草汤之用意甚深，而注疏家则谓方中多用富有汁浆之药，为其心血亏少，是以心中动悸以致脉象结代，故重用富有汁浆之药，以滋补心血，为此方中之宗旨。不知如此以论此方，则浅之乎视此方矣。试观方中诸药，惟生地黄（即干地黄）重用一斤，地黄原补肾药也，惟当时无熟地黄，多用又恐其失于寒凉，故煮之以酒七升、水八升，且酒水共十五升，而煮之减去十二升，是酒性原热，而又复久煮，欲变生地黄之凉性为温性者，欲其温补肾脏也……由斯观之，是炙甘草汤之用意，原以补助肾中之气化，俾其壮旺上升，与心中之气化相济救为要着也……。（《医学衷中参西录》）

民国·曹颖甫：麻仁润大肠，引中脘燥气下行而不复熏灼心脏。（《伤寒发微》）

今·岳美中：仲景炙甘草汤以炙甘草为名，显然是以甘草为君……不知甘草具“通经脉、利血气”之功能，载在陶弘景《名医别录》……若方中大枣，无论中外医家，多忽而不谈，不知此方用大枣至30枚之多，绝非偶然……而本方中药味用量之中堪与比肩者，惟生地黄为500克。考大枣，《神农本草经》主“补少气、少津液”……生地黄，《神农本草经》主“伤中，逐血痹”；《名医别录》主“通血脉，利气力”。则大枣、地黄为辅助甘草“通经脉，利血气”之辅无疑……前医把炙甘草汤各味药量平列起来，而欲取复脉之效，何怪其无验。（《岳美中医案集》）

（二）理法探讨

本方由炙甘草、生姜、人参、生地黄、桂枝、阿胶、麦门冬、麻仁、大枣、清酒10味药物组成，具有益气滋阴，通阳复脉的功效，《伤寒论》用于治疗“脉结代，心动悸”，《千金翼方》用于治疗“虚劳”，《外台秘要》用于治疗“肺痿”。

由于本方气血阴阳兼顾，药物组成极具特色，遂致历代注家，众说纷纭，莫衷一是。细读各家方解，可谓见仁见智，各尽其妙。诸家基本认同本方主要有两组药物组成：即生地黄、阿胶、麦门冬、麻仁，功在养血滋阴润燥；桂枝、炙甘草、生姜、大枣 、人参、清酒，重在温阳益气通脉，而且大部分注家都强调方中阴药和阳药的相互协同作用。晚清名医唐宗海则认为，本方取法于《内经》“中焦受气取汁，变化而赤，是为血”，强调本方为“补血之大剂”。其立论甚妙，详见于前文“名医方论”。

至于本方以何药为君，则主要有两种观点：一种认为本方生地黄用量最大，因此，应以生地滋阴养血为君；另一种认为，本方以“炙甘草”命名，因此，应以炙甘草益气温阳为君。

笔者向来反对用君臣佐使理论解读经方。炙甘草汤，仲景用于治疗“脉结代，心动悸”。显然，其病位在心，而心则具有“体阴而用阳”（以心血为体，以心阳为用）的特点，很难严格地区分是心血更重要，还是心阳更重要。在笔者看来，二者都很重要，都是第一，没有第二。各尽其职就好，何必分个高下？殊不知《易经》所谓“用九，群龙无首，吉。”

不过，从现代药理学的研究成果来看，多项研究表明炙甘草具有抗心律失常的作用，因此，如果用于治疗心律失常，炙甘草不可或缺，而且剂量不可过小。

方中，生地黄用量独重（一斤），引起了历代注家的重视，大部分注家认为，大量使用生地，是取其峻补心阴、心血的作用。唯有张锡纯先生独具慧眼，从研究本方的煎煮法入手，认为仲景时代只有生地，没有熟地，本方用酒七升、水八升，酒水共十五升，而煮之减去十二升，只留三升，可见本方煎法为“加酒久煎”，有制生地成熟地之义。因此，认为本方重在补肾，恢复肾之气化，而上交于心，即补肾以养心之意。

此外，本方大枣独用30枚（其余方剂多用12枚），是取其益气养血之效。

至于方中麻仁的有无，历代大概有3类观点：⑴ 大部分医家认为有麻仁，因为它能滋阴润燥；⑵ 认为方中麻仁为枣仁之误（以柯琴为代表），⑶ 近代甚至有人提出，麻仁不仅没有养血安神之效，却有油润碍气之弊，认为不宜用。

笔者认为，本方应有麻仁，理由有二：⑴《本经》“麻子，味甘平，主补中益气，肥健不老神仙。”可见麻仁有“补中益气”的功效，适于“脉结代，心动悸”；⑵ 麻仁具有润肠通便的功效，为人所共识，而慢性心脏疾病，容易伴见便秘，且便秘将加重其病情，用麻仁正好可兼治其便秘。

当然，本方可以加入枣仁、柏子仁等，以加强疗效。

酒不可少，笔者常用绍兴黄酒。煎药时间应适当延长，笔者一般交代：煮沸后，文火再煎50分钟。

由于本方具有益气养血，滋阴通阳，补而不腻的特点，古代有的医家认为本方为“补方之祖”。笔者临床除用于治疗心律失常外，还用于其他虚弱性病证，症见心悸、气短、疲乏、失眠（以眠浅易醒为特点）等。临床使用本方时，须视患者病证特点而化裁，如阳气虚损较重者，加重桂、草、参、姜的用量，生地可改为熟地；阴血虚损明显者，则须加重生地、麦冬、阿胶的用量。

三、炙甘草汤方证

1. 原文组成和用法

甘草四两（炙）　生姜三两（切）　人参二两　生地黄一斤　桂枝三两（去皮）　阿胶二两　麦门冬半升（去心）　麻仁半升　大枣三十枚（擘）。

上九味，以清酒七升，水八升，先煮八味，取三升，去滓，内胶烊消尽。温服一升，日三服。一名复脉汤。

2. 加减变化

《方剂学》：可加酸枣仁、柏子仁以增强养心安神定悸之力，或加龙齿、磁石重镇安神；偏于心气不足者，重用炙甘草、人参；偏于阴血虚者重用生地、麦门冬；心阳偏虚者，易桂枝为肉桂，加附子以增强温心阳之力；阴虚而内热较盛者，易人参为南沙参，并减去桂、姜、枣、酒，酌加知母、黄柏，则滋阴液降虚火之力更强。

3. 原文荟萃

（1）伤寒脉结代，心动悸，炙甘草汤主之。（伤寒177）

（2）《千金翼方》炙甘草汤一云复脉汤：治虚劳不足，汗出而闷，脉结悸，行动如常，不出百日，危急者十一日死。（金匮六·附方）

（3）《外台秘要》炙甘草汤：治肺痿涎唾多，心中温温液液者。（金匮七·附方）

四、炙甘草汤现代临床应用与药理研究

1. 现代常用剂量、用法

炙甘草12g，生姜9g，桂枝9g，党参15g，生地黄50g，阿胶6g（烊化），麦门冬10g ，麻仁10g，大枣10枚，黄酒适量。加水久煎，早晚饭后分2次温服。

2. 功用

益气滋阴，通阳复脉。

3. 主治

（1）阴血阳气虚弱，心脉失养证。脉结代，心动悸，虚羸少气，舌光少苔，或质干而瘦小者。（2）虚劳肺痿。干咳无痰，或咳吐涎沫，量少，形瘦短气，虚烦不眠，自汗盗汗，咽干舌燥，大便干结，脉虚数。

4. 使用注意

邪实者不宜用。

5. 现代疾病

（1）内科疾病：心律失常，房室传导阻滞，慢性房颤，贝塔受体功能亢进综合征，慢性心衰，扩张性心肌病，病毒性心肌病，冠心病，慢性肺心病，低血压；弥漫性肺间质纤维化，肺气肿；急性脑梗塞，焦虑症，抑郁症，失眠；白塞氏病；白细胞减少症，贫血；癌症后期营养不良，低热不退，甲亢；

（2）妇产科疾病：更年期综合征，老年阴道瘙痒症，月经不调，不孕；

（3）儿科疾病：小儿汗证；

（4）五官科疾病：声带结节，糜烂性口腔扁平苔藓；

（5）皮肤病：老年皮肤瘙痒症。

6. 药理研究

抗心律失常，保护心肌，兴奋主动脉平滑肌，抑制子宫平滑肌活动力，对放疗后造血功能有保护作用，对造血细胞有保护和修复作用，补血，抗衰老。

第六章　清剂润剂

第一节　清热生津——白虎汤

一、经方故事

心悸汗出口渴的小伙儿

今天，这位小伙子的神情轻松了不少，气色也跟初诊时大不相同。这是他的第四次就诊。

记得，他第一次来看病时，满面通红，嘴唇深红，脸上还有汗珠。我原以为他是刚刚运动之后，事实却不然。

他告诉我，一个多月前，没有明显诱因，出现口干，喜欢喝凉水，心悸，伴有满面通红，怕热，汗多。心电图示“窦性心动过速”，甲状腺、血糖检查无异常。舌红苔薄，右脉洪数、大而有力，左脉略见虚大，脉率95次/分钟。辨为阳明气分热盛，气阴两伤。

处方：生石膏30g，知母15g，炙甘草8g，党参10g，麦冬10g，五味子6g，生地15g，生龙、牡各15g，粳米适量。4副。

服药后症状即有缓解，又以此方为基础，略作调整，继续喝了8副。

今日，脉率74次/分钟。口渴、心悸、汗出已不明显，面色、唇色接近正常。遂以原方减量，开水泡茶服，日1剂，每日3次。

临证用方拓展

治疗心悸的常用经方：

参阅本书“理中汤”相关内容。

白虎汤误案一则

这是一位25岁的男性病人，他告诉我：每到夏天就特别爱出汗，活动之后加重。汗出后，皮温较低，无盗汗。平素怕热，汗出不恶风。口干，欲冷饮。大便调，尿黄。饭后略腹胀。近日体检无异常。鼻炎，平素鼻塞。舌略暗，苔薄白，左寸关浮滑，右关浮滑。

我见他体型较壮实，又有汗多、恶热、喜凉饮等症，遂诊为“肺胃热盛证”，处方白虎汤加味：生石膏40g，知母20g，生甘草10g，生山药20g，太子参20g，苍术15g，桑叶10g。

患者服上方1副，即感头晕、腿软甚剧，遂停药。

再诊其脉，则虚大而缓。考虑初诊辨证用药有误，患者应属气阴两虚证，当用黄芪建中汤合生脉散或李氏清暑益气汤。后，患者未再复诊，不知情况如何。

这让我想起1年前在天津治愈的1例夏天多汗症，患者为中年男性，使用的就是白虎汤，疗效非常理想。

同样是夏天多汗症，为什么本例患者使用白虎汤后，不仅无效，而且还出现了变证呢？

我再次回忆天津的那位患者，最深刻的印象是，该男子满面通红。

而本例患者，面色不仅不红，而且略有发黄。现在回想起来，这应该是一个非常重要的鉴别点。

记得，初诊时，一位长期跟我门诊的学生还跟我说了一句：“老师，这个病人是不是该用李氏清暑益气汤（附注：这是我夏天使用频率非常高的一张方子）。”而我当时没有听从他的建议，误用了白虎汤。

这类患者应该属于“真虚假实”“真寒假热”，稍不留神，就会误诊误治。

二、临床体悟

（一）名医方论

明·吴昆：石膏大寒，用之以清胃；知母味厚，用之以生津；大寒之性行，恐伤胃气，故用甘草、粳米以养胃。是方也，惟伤寒内有实热者，可用之。若血虚身热，证象白虎，误服白虎者，死无救，又东垣之所以垂戒矣。（《医方考》）

清·吴瑭：白虎本为达热出表，若其人脉浮弦而细者，不可与也；脉沉者，不可与也；不渴者，不可与也；汗不出者，不可与也。常须识此，勿令误也。此白虎之禁也。（《温病条辨》）

民国·张锡纯：方中重用石膏为主药，取其辛凉之性，质重气轻，不但长于清热，且善排挤内蕴之热息息自毛孔达出也；用知母者，取其凉润滋阴之性，既可佐石膏以退热，更可防阳明热久者之耗真阴也；用甘草者，取其甘缓之性，能逗留石膏之寒凉不致下趋也；用粳米者，取其汁浆浓郁，能调石膏金石之药，使之与胃相宜也。药止四味，而若此相助为理，俾猛悍之剂，归于和平，任人放胆用之，以挽回人命于垂危之际，真无尚之良方也。凡在外感之热炽盛，真阴又复亏损，此乃极危险之证，此时若但生地黄、玄参诸滋阴之品不能奏效，即将此等药加于白虎之中，亦不能奏效，惟石膏与人参并用，独能于邪热炽盛之时立复真阴，此所以伤寒汗吐下后与渴者治以白虎汤时，仲圣不加他药而独加人参也。（《医学衷中参西录》）

（二）理法探讨

白虎汤出自《伤寒论》，由石膏、知母、炙甘草、粳米4味药物组成，具有清热生津的功效，主治阳明气分热盛证。后世将其主症归纳为“阳明四大证”：大热、大汗、大渴、脉洪大。这四大症状一旦同时出现，用白虎汤必然会有很好的疗效。据笔者临床体会，本方证的患者往往有满面通红、口渴喜凉饮、脉洪大有力等阳热表现。

“阳明四大证”多见于急性热病（包括传染病）过程中，在普通中医门诊不是特别多见。尽管有报道称本方可以治疗糖尿病等内科常见病，但笔者依然认为，糖尿病的类型有多种，只有当病人有“阳明四大证”的表现时，使用本方乃为对证，否则就有滥用之嫌。

有一位80多岁的老太太，舌头略有灼痛，苔墨黑滑腻，便秘，口淡不渴。某医用白虎汤加味（石膏80克），初服似乎舌痛略有改善，服完6副，前述症状依旧，还出现了小腹疼痛。我考虑再三，辨为阳虚水湿内停证，用理中汤合平胃散加藿香、佩兰等。服药3副，症状明显改善；服药6副，舌苔全部转白，所有症状大减。（详见本书“理中汤”有关内容）

此外，笔者认为，白虎汤多用于外感病过程中出现的“四大症”，内伤病即使出现“四大症”，也应慎用！明 · 吴昆：“是方也，惟伤寒内有实热者，可用之。若血虚身热，证象白虎，误服白虎者，死无救，又东垣之所以垂戒矣。”（《医方考》）

李东垣在《内外伤辨惑论》中说：“此证脾胃大虚，元气不足，口鼻中气皆短促而上喘，至日转以后，是阳明得时之际，病必少减。若是外得中热之病，必到日晡之际，大作谵语，其热增加，大渴饮水，烦闷不止，其劳役不足者，皆无此证，尤易为分解”，又说：“血虚发热，证象白虎，惟脉不长实有辨耳。”

可见，李东垣认为气血不足的发热，有时，其病情与阳明气分热盛证极为相似，可以从以下两方面进行鉴别：1.病情变化的时间：午后减轻者，多属气血虚发热；午后加重者，多属阳明气分热盛；2.脉象：气血虚发热，脉大无力；阳明气分热盛，脉洪大有力。

李东垣最后还说："若有难决疑似之证，必当待一二日求医治疗，必不至错误矣。"可见，在他看来，二者的鉴别有时候并不容易，在难以决断的时候，可以先观察1-2天，切不可胡乱用药。

生脉散出自金朝名医张元素的《医学启源》，此方虽非仲景经方，但临床极为常用，遂一并论及。本方具有益气生津，敛阴止汗的功效，临床常用于肺脏和心脏气阴两虚之证。本方既可以用于外感热病后期，也可以用于内伤杂病。其主症可以是咳喘，也可以是心悸，如果伴有短气自汗，口干舌燥等气阴两虚的表现，则此方必有良效。

笔者又常用生脉散合六味地黄汤（名：生脉地黄汤）治疗具有心肾气阴两虚证表现的顽固性失眠、更年期综合征等，疗效甚佳（详见本书"肾气丸"有关内容）。

三、白虎汤方证

1. 原文组成和用法

知母六两　石膏一斤（碎）　甘草二两（炙）　粳米六合

上四味，以水一斗，煮米熟汤成，去滓，温服一升，日三服。

2. 加减变化

（1）原文

白虎加人参汤：本方加人参，清热益气生津，主治"气分热盛，气阴两伤"。汗、吐、下后，里热炽盛，而见四大症者；或白虎汤证见有背微恶寒，或饮不解渴，或脉浮大而芤，以及暑热病见有身大热属气津两伤者。

白虎加桂枝汤：加桂枝，清热通络止痛，主治温疟，其脉如平，身无寒但热，骨节疼烦，时呕，以及风湿热痹见壮热，气粗烦躁，关节肿痛，口渴苔白，脉弦数。

（2）后世发挥

《类证活人书》：白虎加苍术汤（即本方加苍术），治疗湿温病，身热胸痞，多汗，舌红苔白腻。现用于风湿热、夏季热等。

《方剂学》：若气血两燔，引动肝风，见神昏谵语、抽搐者，加羚羊角、水牛角以凉肝息风；若兼阳明腑实，见神昏谵语、大便秘结、小便赤涩者，加大黄、芒硝以泻热攻积；消渴病而见烦渴引饮，属胃热者，可加天花粉、芦根、麦门冬等以增强清热生津之力。

3. 原文荟萃

（1）伤寒脉浮滑，此以表有热，里有寒，白虎汤主之。（伤寒176）

（2）三阳合病，腹满身重，难以转侧，口不仁，面垢，谵语遗尿，发汗则谵语，下之则额上生汗，手足逆冷。若自汗出者，白虎汤主之。（伤寒219）

（3）伤寒脉滑而厥者，里有热，白虎汤主之。（伤寒350）

四、白虎汤现代临床应用与药理研究

1. 现代常用剂量、用法

石膏50g，知母18g，炙甘草6g，粳米9g。水煎2次，早晚各温服1次。

2. 功用

清热生津。

3. 主治

气分热盛证。壮热面赤，烦渴引饮，汗出恶热，脉洪大有力。

4. 使用注意

（1）伤寒脉浮，发热无汗，其表不解，不可与白虎汤。

（2）表证未解的无汗发热，口不渴者；脉见浮细或沉者；血虚发热，脉洪不胜重按者；真寒假热的阴盛格阳证等均不可误用。

5. 现代疾病

（1）内科疾病：大叶性肺炎，败血症，病毒性感冒，呼吸道感染；急性脊髓炎，急性感染性多发性神经炎，精神病食欲亢进，老年性痴呆，急性脑出血，迟发性运动障碍，三叉神经痛；高血压；胃及十二指肠出血；肾性发热；血小板减少性紫癜，白血病；甲亢，糖尿病，顽固性癌性发热；关节炎，急性痛风性关节炎，风湿热；

（2）外科疾病：胆道感染；

（3）妇产科疾病：妊娠恶阻，产后发热症，经行头痛，经行发热；

（4）儿科疾病：小儿发热，暑热症，小儿上呼吸道感染，小儿扁桃体炎；

（5）五官科疾病：扁桃体炎，口腔溃疡，牙周炎，牙髓炎，急性牙源性感染，病毒性结角膜炎；

（6）皮肤病：银屑病，多汗症，半身汗，头汗症；

（7）传染病、寄生虫病：流感，乙脑，流脑，流行性出血热，猩红热，钩端螺旋体病，传染性单核细胞增多症，肠伤寒，流行性腮腺炎，麻疹；

（8）理化因素所致疾病：烧伤，中暑。

6. 药理研究

解热，加速内毒素清除，抑菌，抗炎，镇静，解毒，抗感染，利尿，促血凝，增强免疫，降血糖，降脂，抗痛风，保护肝脏。

第二节　清热止利——葛根黄芩黄连汤

一、经方故事

饮食不洁导致的腹泻

这是一位18岁的高中男生，前天下午在路边吃烧烤后，当晚出现腹痛腹泻，伴有低烧，并未在意。昨日症状不减，又呕吐2次，昨日腹泻近10次，起初尚有成形粪质，后渐呈水样。卧床休息一天，今天上午又腹泻4次，遂来求诊。

患者腹痛腹泻，水样便，口干欲饮，饮不多，肛门灼热，体温37.5℃，舌质红，苔薄黄略腻，脉滑数。此病由饮食不节引起，当属急性肠胃炎，辨证为胃肠湿热。处方：葛根20g，黄芩10g，黄连8g，生甘草6g，苏梗6g，生姜2片。

患者服药1剂，腹痛腹泻即减，3剂后，病愈。

临证用方拓展
治疗腹泻的常用经方：

参阅本书"葛根汤"相关内容。

大学期间的一次急病

我在给学生讲《中医诊断学》课程的时候，每次讲到“闻诊”，讲到听“呕吐声音”之“吐势较猛，声音壮厉”部分，我都会将自己在大学期间的一次亲身体验分享给大家。

2003年的夏秋之交，此时的北京，非典的余波尚未完全平息。某日，正在上大学的我突然出现腹痛腹泻等症状。刚开始，我自己喝了两天藿香正气水，并没有什么效果。后来，觉得好像是肝郁犯脾导致的痛泻，又喝了两天痛泻要方，依然无效。

病情逐渐加重，腹泻呈水样，量甚大，每次腹泻之前都伴有腹痛。后来又出现了呕吐，而且吐势猛烈，稍感胃中拘急，即要呕吐，而且声音极其壮厉。

某日晚上，室友们都躺下准备睡了，大家见我又吐又泄，已经困顿至极。大家商量要连夜送我上医院，几位同学就轮番背着我往学校附近的中日友好医院赶去。

好不容易来到医院急诊科，医生让我先量一下体温，37.8℃。医生说：“病人有发热症状，我们医院不能收，你们到设有发热门诊的六院（北京市第六医院）去吧。”

就这样，迷迷糊糊的我由同学们护送打车去了六院，我后来完全忘了那晚是由哪条路线去的，可见当时确实病得不轻。

到了那边的急诊科，医生正在忙着处理别的病人，同学们陪着我在楼道口的垃圾桶旁站着（因为我随时都可能要呕吐）。很长时间，医生都没有安排我去看诊，我的一位同学有点气恼，前去跟他们理论了一番。

最后，终于轮到了我。医生大概了解了一下情况，在他看来，好像我这病根本就不算回事，轻描淡写地给我开了两种药。其中一种是思密达

（蒙脱石散），另一种，药名我忘了。

后来，我们几个就打车回了学校。我按照医嘱吃了这两种药，第二天上午，好像大便渐有成形的意思了，但到了下午，腹泻又回到了原先的状态。连吃了两天药，没什么效果。

有人建议我到附院（东直门医院）去看看。我遂前往，挂了一位消化科老师的号，这位老师曾给我们讲授过《中医内科学》的课程。

记得我们当时《中医内科学》的课程，是由好几位老师分段讲授的。刚开始，是一位鹤发童颜的老先生（人卫版《中医内科学》主编）给我们讲前面的内容，接下来的课程就轮到这位给我诊病的老师讲授了。也许因为她个子不高，又是女性的缘故吧，所以，当时并不是特别受大家追捧（可见，我们当时"以貌取人"的毛病多么严重）。

然而，谁又曾想到，恰恰是这位其貌不扬的女老师把我的急性肠胃炎给治好了！这位老师诊察了我的病情之后，给我开了两样药：藿香正气胶囊、葛根芩连颗粒。她让我按照说明同时服用这两种药。

取回药后，我半信半疑：藿香正气胶囊治疗的是寒湿型腹泻，葛根芩连颗粒治疗的是湿热型腹泻，这两种药混在一起吃，到底是啥意思？

就这样，怀着满腹的疑问，我喝上了这两种药。喝了1天之后，病情明显好转。大概连续喝了两三天药，病就完全好了。

临证用方拓展
治疗呕吐、腹泻的常用经方：

参阅本书"理中汤""葛根汤"相关内容。

二、临床体悟

（一）名医方论

清·王泰林：此条喘汗为轻，下利不止为重，故药亦先治其利。但下利乃寒热虚实俱有之证，脉促急者，则为热邪无疑。表虽未解，则不当用桂枝之辛热，故用葛根之甘凉以解表。因喘汗而利，用芩、连之苦以坚阴。甘草不特和胃，且以和表里也。若脉微弱，则属桂枝人参汤证矣。（《王旭高医书六种·退思集类方歌注》）

今·樊天徒：本方是解热剂而不是解表剂。前贤因葛根能协助麻、桂以发汗解肌，便误认葛根为解表药。但《本经》只说葛根主“消渴，身大热，呕吐，诸痹，起阴气，解诸毒”，并没有说它“发汗解表”。

尽管《别录》曾说它“解肌发表出汗”，但根据临床经验，葛根必须在麻、桂配合之下，才可以起一些解肌发汗作用，否则只能解热、解毒、解渴而已。本方里的葛根不配以麻、桂而配以芩、连，可见其主要作用是解热而不是解表。（录自《伤寒论方解》）

（二）理法探讨

葛根芩连汤，由葛根、炙甘草、黄芩、黄连四味药物组成，具有清热止利，兼以解表的功效，《伤寒论》用于治疗“表里俱热”之“协热利”，证属表里同病，而以里病为主。

明代名医许宏《金镜内台方议》指出“此方亦能治阳明大热下利者，又能治嗜酒人热喘者”。可见，本方除了能治疗表里同病的“协热利”，也可以治疗胃肠湿热（不必有表证）所导致的腹泻。此外，许氏指出本方还有解酒的功效。

现代临床，本方最常用于急性肠炎、痢疾导致的腹痛腹泻。其病证特点为：常常因饮食不洁所引发，腹泻，或呈水样便，伴有腹痛急迫，甚至里急后重、肛门灼热，舌红苔黄，脉滑数。

笔者2003年曾患急性肠胃炎，腹泻、呕吐甚剧，多方治疗未效，后服藿香正气胶囊合葛根芩连颗粒而愈（详见前文）。笔者由此深入思考其愈病之理。

我们知道，藿香正气散和葛根芩连汤都可以治疗急性腹泻，但前者治疗的是“表里俱寒”（外感风寒，内伤寒湿证），而后者治疗的则是表里俱热证，二者主治的证型完全相反，为什么可以合方使用呢？难道在同一个病人的体内既有寒湿，又有湿热吗？初学者往往难以理解这个问题。

经过一番思考，我认为：寒湿与湿热是可以同时体现在一个患者身上的。这种状态的形成至少有两种可能：(1) 寒湿侵犯人体后，由于人体自身阳气的作用，寒湿会向湿热转化，在这个转化的中间阶段，就有可能出现二者并存的局面；(2) 人体首先感受了湿热之邪（如饮食不洁），继而又感受寒湿之邪（如外感寒湿），从而形成二者并存的局面。

将理论问题想通之后，我后来就在自己的临床过程中去实践。到目前为止，笔者使用葛根芩连汤合上藿香正气散治愈急性腹泻病人10例以上，其疗效非常确切。我还将此经验介绍给了我的学生。

这类寒湿与湿热并存的腹泻，其舌象很有特点，舌质偏淡，舌尖偏红；苔腻，微黄，或黄白相间。此外，这类病人，往往单用藿香正气散无效，配合葛根芩连汤则效果明显。

遗憾的是，很多药店都不备葛根芩连颗粒。找不到中成药的时候，笔者就采取汤药治疗（葛根芩连汤合藿香正气散）。

三、葛根黄芩黄连汤方证

1. 原文组成和用法

葛根半斤　甘草二两（炙）　黄芩三两　黄连三两

上四味，以水八升，先煮葛根，减二升，内诸药，煮取二升，去滓，分温再服。

2. 加减变化

《方剂学》：腹痛者，加炒白芍以柔肝止痛；热痢里急后重者，加木香、槟榔以行气而除后重；兼呕吐者，加半夏以降逆止呕；夹食滞者，加山楂以消食。

《黄煌经方使用手册》：烦躁、头痛、便秘或大便黏臭者，或高血压、出血倾向，或牙周脓肿、牙痛者，加制大黄；糖尿病导致腰腿无力、下肢皮肤变色者，或性功能障碍者，加怀牛膝；心下痞、恶心呕吐者，合半夏泻心汤。

笔者临床治寒湿、湿热并见之腹泻，本方合藿香正气散。

3. 原文荟萃

太阳病，桂枝证，医反下之，利遂不止。脉促者，表未解也；喘而汗出者，葛根黄芩黄连汤主之。（伤寒34）

四、葛根黄芩黄连汤现代临床应用与药理研究

1. 现代常用剂量、用法

葛根15g，炙甘草6g，黄芩9g，黄连9g。水煎2次，早晚饭后各温服1次。

2. 功用

解表清里。

3. 主治

协热下利（腹泻）。发热，腹泻，胸脘烦热，口干作渴，喘而汗出，舌红苔黄，脉数或促。

4. 使用注意

若虚寒下利者忌用。精神倦怠，脉沉缓者慎用。

5. 现代疾病

（1）内科疾病：急性肠胃炎，轮状病毒性肠炎，伪膜性肠炎，伤寒沙门菌肠炎，放射性肠炎，溃疡性结肠炎，肠易激综合征，糖尿病胃轻瘫，上消化道出血，糖尿病性腹泻；颈动脉粥样硬化，急性脑梗塞；流行性感冒，支气管肺炎；高血压，冠心病，心律不齐，病毒性心肌炎；糖尿病肾病；糖尿病，脂肪肝；过敏性紫癜；醉酒；

（2）外科疾病：急性出血性坏死性小肠炎，颈椎病；

（3）男科疾病：前列腺炎；

（4）儿科疾病：小儿中毒性肠炎，手足口病；

（5）五官科疾病：口腔溃疡，牙周炎，牙周脓肿，慢性鼻炎，鼻窦炎；

（6）皮肤病：痤疮；

（7）传染病：细菌性痢疾，肠伤寒，麻疹，乙型脑炎。

6. 药理研究

解热，抗菌，抗病毒，抑制小肠推进及抗腹泻作用，降血糖，改善代谢综合征，防治糖尿病视网膜病变，抗心律失常，抗缺氧等。

第三节　润肺益胃——麦门冬汤

一、经方故事

另有一种梅核气

这位女孩虽然年轻，却可以说是身患梅核气的老病人了：今年22岁的她已有梅核气病史七八年。

她的症状极为典型：咽喉部位像是有东西卡着一样，吐不出来，也吞不下去。此外，还有过敏性鼻炎，每次感冒都会鼻塞流涕。她说，自患病以来，吃过各种中西药物，均乏效。

患者性情较急，舌略暗尖红，苔薄白略腻；左脉弦缓，右寸浮滑。

首诊的时候，我给她开的是半夏厚朴汤合小柴胡汤，4副。

患者服药后，自称症状改善并不明显，反而出现了明显的咽喉干燥，想喝温水。细思其舌尖发红，右寸浮滑，咽喉不利，都是肺经虚火上炎之象，因此，想到了《金匮要略》麦门冬汤的条文："火逆上气，咽喉不利，止逆下气者，麦门冬汤主之。"遂开方如下：麦冬30g，党参10g，甘草10g，粳米10g，大枣10g，姜半夏5g。4副。

患者服药后，咽干、咽中物感等症状均改善，中饭后午休，咽部略有不适。补充病情：食咸、甜、辣则咽部症状加重，病情与情绪无关。偶有咳嗽，有黏痰。前方加桔梗10g，薄荷6g（后下），4副。

服药后，诸症大为改善，遂以上方为基础，减量，开水泡，代茶饮。

临证用方拓展
治疗咽炎的常用经方：

参阅本书“半夏厚朴汤”相关内容。

呕吐3个月的女生

这位体型偏于瘦小的女生今年21岁，她主要的问题是呕吐。2年前出现胃胀，嗳气，饮食不规律、饥饿则会出现胃疼、腹疼。

近3个月来，出现呕吐：早上起床后恶心，呕吐，吐酸水，自觉食道灼热（食辣则剧）。有时中午也呕，晚上进食亦呕。大便不规律，近日偏稀，畅。唇干、口干，欲温饮，口中发黏，手心汗多。月经周期准，量偏少，色可。舌偏暗，苔偏少，脉弦。辨证为：胃阴不足，胃气上逆。

处方：麦冬30g，大枣10g，半夏5g，干姜5g，党参8g，生甘草8g，黄连8g，粳米15g。4副。

患者服药后，呕吐、口干均减轻，大便仍干稀不调。处方麦门冬汤合四逆散、半夏泻心汤：麦冬30g，大枣10g，柴胡8g，枳实8g，白芍8g，黄芩8g，半夏8g，党参8g，甘草8g，黄连6g，干姜4g。4副。

患者服药后，已不呕吐，诸证减，口黏除，仍有嗳气。前方再进4副，已无明显不适。随访半年，病未复发。

临证用方拓展
治疗呕吐的常用经方：

参阅本书“理中汤”相关内容。

二、临床体悟

（一）名医方论

清·张秉成：此手太阴、足阳明之方也。夫肺与胃之气，皆以下行为顺，上行为逆，若肺胃阴伤，虚火内动，则气上逆矣。气上逆则痰涎随之，于是咽喉不利，所由来也。麦冬甘苦而寒，养肺胃之阴而降火，故以为君。然胃者肺之母也，为水谷之海，后天之源，凡人有胃则生，无胃则死，故人之生气出胃中，虽阴虚火逆，不可纯用甘寒润降之品，有伤生气。故以参、甘、枣、米等药，甘温润泽，益气生阴，补而不燥，用麦冬即可大补中气，大生津液。而以半夏辛温之品，参赞其间，可以利咽喉，散结气，行痰降逆，以之为臣。然后立方之功，益彰其大耳！（《成方便读》）

（二）理法探讨

麦门冬汤出自《金匮要略》，由麦门冬、半夏、人参、甘草、粳米、大枣6味药物组成。本方配伍精妙，具有清养肺胃，降逆下气的功效，临床常用于治疗虚热肺痿或胃阴不足所致肺、胃气逆之证。

肺属金，胃属土，土生金，所以古代注家非常强调，脾胃对肺的滋生作用。肺胃阴虚气逆证在临床非常常见，因此，本方使用频率很高。必须强调的是，本方麦冬的剂量要远大于半夏（原方是7：1），只有这样才能达到其养阴降逆的功效。少量半夏在本方属点睛之笔，既能达到降逆的作用，又不至于过燥伤津。

临床上，如果病位主要在肺，常出现咳嗽、气喘、咽喉不利等症；病位主要在胃，则多见呕吐、嗳气、胃脘不适等症。只要辨证属阴虚气逆，本方均能获得良效。

梅核气常见于痰气互结证，多用半夏厚朴汤治疗。然而，其典型症状

“咽中如有炙脔”应该也属于“咽喉不利”的一种情况，若辨证属于肺阴不足，虚火上逆，用麦门冬汤治疗则极为对证，疗效也非常确切。在鉴别的过程中，舌象可能是个关键点。半夏厚朴汤证的舌象应该是舌淡暗，苔白滑或腻；而麦门冬汤的舌象则是舌尖红，苔薄欠润或苔少。

还有一点值得注意的是，教材中常常告诉我们“口中发黏为体内有湿浊”，而笔者临床体会，不少阴虚有热的病人也会出现口黏（如前文第2则案例），究其原因，大概是体内阴津不足，再加上虚热的煎灼，唾液因此变得黏稠所致吧。所以，在辨证的时候一定要综合判断。

另外，关于本方的服法，原文强调“日三夜一服”，即可以适当增加每天的服药次数来增加疗效。现代临床可以采取频服的办法。

三、麦门冬汤方证

1. 原文组成和用法

麦门冬七升　半夏一升　人参二两　甘草二两　粳米三合　大枣十二枚

上六味，以水一斗二升，煮取六升，温服一升，日三夜一服。

2. 加减变化

《方剂学》：若津伤甚者，可加沙参、玉竹以养阴液；若阴虚胃痛、脘腹灼热者，可加石斛、白芍以增加养阴益胃止痛之功。

3. 原文荟萃

火逆上气，咽喉不利，止逆下气者，麦门冬汤主之。（金匮七·10）

四、麦门冬汤现代临床应用与药理研究

1. 现代常用剂量、用法

麦门冬21g，半夏3g，党参9g，甘草6g，粳米15g，大枣4枚。水煎2次，频服（一昼夜4-5次）。

2. 功用

清养肺胃，降逆下气。

3. 主治

（1）虚热肺痿。咳嗽气喘，咽喉不利，咯痰不爽，或咳唾涎沫，口干咽燥，手足心热，舌红少苔，脉虚数。（2）胃阴不足证。呕吐，纳少，呃逆，口渴咽干，舌红少苔，脉虚数。

4. 使用注意

实热、痰湿咳喘不宜用。

5. 现代疾病

（1）内科疾病：急慢性支气管炎，支气管扩张，肺炎，肺不张，支气管哮喘，矽肺，肺癌，恶性肿瘤中晚期；胃炎，食管炎，消化性溃疡；肌萎缩，肌营养不良，帕金森病；化疗药副反应；

（2）妇产科疾病：妊娠呕吐；

（3）五官科疾病：慢性咽喉炎；

（4）传染病：百日咳，肺结核。

6. 药理研究

抑制肿瘤增长和增强免疫能力，减轻肺纤维化，防治放射性肺损伤。

第七章　寒热补泻并用剂

第一节　辛开苦降——半夏泻心汤

一、经方故事

胃不和则卧不安

Z大妈今年66岁，近1个月来，每次入睡则乱梦纷纭，次日起床后则头脑昏沉，精力不济。自述近20多天来，大便不成形，质黏，欠畅。偶有烧心，略有反酸。脘腹不适，按诊抵抗不明显。口干口苦，却不喜饮水。舌偏暗红，有齿痕，苔薄黄腻。脉弦涩。当时正好有学生在场，我说：这是典型的“胃不和则卧不安”。辨证为胃热脾寒，心神被扰。

处方：姜半夏8g，黄连6g，黄芩10g，党参10g，干姜6g，生甘草6g，枳实10g，苏梗10g，大枣2枚。

服药6副，睡眠大有改善，自述多年来没有睡这么踏实了。大便转实，较畅，脘腹不适也大有减轻。继以前方加减调理月余，自述身体康健胜于往年。

临证用方拓展

治疗失眠的常用经方：

参阅本书“柴胡桂枝干姜汤”相关内容。

慢性胃炎急性发作的女生

这位面色暗黄的女生今年21岁，患慢性胃炎多年。常常因吃过硬的食物或凉食而引发，甚至连凉白开也不敢喝，否则都有可能导致胃疼、反酸。病情较重时，胃痛片刻即出现腹泻。既不能过饿，也不能过饱，否则也可能出现胃疼。

近10来天，每天早晨起床后即感恶心、欲吐，早中晚三餐前后都可能出现胃脘疼痛、痞闷，局部喜温敷，伴心情烦躁，口干黏，不欲饮。大便不成形，日3-4次。舌暗红，苔腻，舌中苔黄，舌边苔白。脉弦涩。辨证为胃热脾寒，中焦气阻。

处方：姜半夏8g，黄连4g，黄芩8g，党参10g，干姜8g，生甘草8g，香附8g，苏梗8g，陈皮8g，大枣4枚。

服药2副，胃痛大减。晨起已不恶心，胃口转佳。嘱其节饮食、避风寒。继服4副，症状基本消除。

临证用方拓展
治疗慢性胃炎的常用经方：

四逆散，大黄黄连泻心汤，半夏泻心汤，小柴胡汤，小陷胸汤，竹叶石膏汤，黄芪建中汤，理中汤。

糖尿病人的便秘

W大叔今年56岁，糖尿病史10余年，常年服用二甲双胍、吡格列酮，空腹血糖依然在8-9之间。近一年多来出现腹胀便秘，大便3日1次，便质不干燥，却黏滞不畅，每次蹲便时间半小时以上，甚以为苦。曾服多种通便药，起初有效，后则无。

患者自述胃口甚佳，但不敢多吃，稍微多吃一点即感腹胀难受。腹部按诊：腹肌紧张度适中，无明显抵抗或压痛。口黏略苦，不欲饮。心烦，眠欠佳。舌质淡暗，尖红，苔薄微黄，略腻。脉弦涩。辨证应为胃热脾寒，升降失司。试予半夏泻心汤调其脾胃之寒热，以恢复其升降功能。

处方：姜半夏8g，黄连8g，黄芩10g，党参10g，干姜8g，生甘草6g，柴胡8g，枳实10g，大枣2枚。

患者复诊时自述，服前方2副后，即明显感觉腹部舒适，大便转畅，口苦口黏也大为减轻。服完6副后，浑身舒畅，大便日1次，畅，腹胀大减，睡眠改善。

继以前方加减调理2周后，停药。

临证用方拓展

治疗便秘的常用经方：

参阅本书“四逆散”相关内容。

二、临床体悟

（一）名医方论

清·尤怡：痞者，满而不实之谓，夫客邪内陷，即不可从汗泄，而满而不实，又不可从下夺，故惟半夏、干姜之辛能散其结，黄连、黄芩之苦能泄其满，而其所以泄与散者，虽药之能，而实胃气之使也。用参、草、枣者，以下后中虚，故以之益气，而助其药之能也。（《伤寒贯珠集》）

清·吴谦：呕而肠鸣，肠虚而寒也；呕而心下痞，胃实而热也，并见之，乃下寒上热，肠虚胃实之病也。故主之以半夏泻心汤，用参、草、大枣以补

正虚，半夏以降客逆，干姜以胜中寒，芩、连以泻结热也。(《医宗金鉴 · 订正金匮要略注》)

(二) 理法探讨

半夏泻心汤由半夏、黄芩、干姜、人参、黄连、大枣、炙甘草7味药物组成，具有辛开苦泄、调和寒热、消痞散结的功效，在《伤寒论》原文中主要用于治疗寒热错杂的“痞证”，后世将其主要症状总结为“呕”“利”“痞”三个方面。

痞的特点是“满而不实”，《伤寒论》原文则通过按诊来进一步确认——“按之自濡”，即虽觉心下(胃脘)堵闷不舒，但按上去局部柔软无抵抗。

半夏泻心汤所治疗的“呕”“利”“痞”，实际上是一种寒热虚实错杂的状态，具体表现为胃热脾寒、胃实脾虚。本方寒温并用，攻补兼施，功在调和脾胃，恢复升降，非常切合病证的上述特点。

笔者临床常用本方治疗呕吐、痞满、胃痛、腹泻、失眠、口腔溃疡等具有上述证候特点者。在具体运用时，可以视病人寒热虚实的孰轻孰重而调整组成药物的剂量，如：实、热较重者，芩、连剂量宜加大；虚、寒较明显者，参、草、姜、枣剂量宜加大；痰重或呕逆较重者，半夏剂量宜加大。

此外，若病人胃肠气滞明显，则可以选择性加入苏梗、枳实、厚朴、香附、陈皮等理气药。

值得注意的是，临床上某些胃热脾寒的患者不仅不会出现腹泻，反而出现腹胀便秘，也可使用本方治疗。其临床特点为：腹胀便秘，大便数日一行，黏而不畅，但不干燥。其舌象特征为：舌质偏淡，尖边发红，苔略腻，黄白相兼，或淡黄。

笔者临床使用本方时，大多数时候是合方运用。笔者最喜欢将本方与四逆散合方，用于治疗“寒热错杂、虚实并见，兼有肝脾不和”为特点的多种病证，详见“合方策略”部分。

三、半夏泻心汤方证

1. 原文组成和用法

半夏半升（洗） 黄芩 干姜 人参 甘草各三两（炙） 黄连一两 大枣十二枚（擘）

上七味，以水一斗，煮取六升，去滓，再煮取三升，温服一升，日三服。

2. 加减变化

（1）原文

生姜泻心汤（干姜减量，加生姜）：治胃虚水饮食滞所致痞证。

甘草泻心汤（炙甘草加量）：治脾胃虚弱，痞利俱甚。

黄连汤（去黄芩，加桂枝）：治上热下寒所致“腹中痛，欲呕吐”。

（2）后世发挥

《千金方》：并治霍乱，若寒加附子一枚，渴加栝蒌根二两；呕加橘皮一两；痛加当归一两；客热以生姜代干姜。

《方剂学》：湿热蕴积中焦，呕甚而痞，中气不虚，或舌苔厚腻者，可去人参、甘草、大枣、干姜，加枳实、生姜以下气消痞止呕。

3. 原文荟萃

（1）伤寒五六日，呕而发热者，柴胡汤证具，而以他药下之，柴胡证仍在者，复与柴胡汤。此虽已下之，不为逆，必蒸蒸而振，却发热汗出而解。若心下满而硬痛者，此为结胸也，大陷胸汤主之。但满而不痛者，此为痞，柴胡不中与之，宜半夏泻心汤。（伤寒149）

（2）呕而肠鸣，心下痞者，半夏泻心汤主之。（金匮十七·10）

四、半夏泻心汤现代临床应用与药理研究

1. 现代常用剂量、用法

半夏12g，黄芩、干姜、党参各9g，黄连3g，大枣4枚，炙甘草9g。水煎（煎煮时间不宜过短）2次，早晚饭后各温服1次。

2. 功用

寒热平调，消痞散结。

3. 主治

寒热错杂之痞证。心下痞，但满而不痛，或呕吐，肠鸣下利，舌苔腻而微黄。

4. 使用注意

本方主治虚实互见之证，若因气滞或食积所致的心下痞满，不宜使用。

5. 现代疾病

（1）内科疾病：反流性食道炎，反流性胃炎，慢性浅表性胃炎，萎缩性胃炎，糜烂性胃炎，胃窦炎，胃溃疡，胃下垂，胃瘫综合征，慢性胃炎癌前病变，急性胃肠炎，十二指肠溃疡，肠炎，消化不良，肠易激综合征，功能性腹胀，慢性溃疡性结肠炎，心衰合并胃肠功能紊乱，肿瘤化疗致胃肠道反应，慢性乙肝，慢性胆囊炎，艾滋病相关腹泻；神经症，失眠；胃食管反流性咳嗽；心律不齐；肠系膜淋巴结炎；醉酒；

（2）外科疾病：胆囊术后综合征；

（3）妇产科疾病：妊娠恶阻，妊娠呃逆，妊娠腹泻，子烦；

（4）儿科疾病：婴幼儿轮状病毒肠炎；

（5）五官科疾病：口臭，复发性口腔溃疡；

（6）皮肤病：痤疮，激素依赖性皮炎，脂溢性皮炎，黄褐斑。

6. 药理研究

促胃动力，保护胃食管黏膜，抗炎，止泻，抗幽门螺杆菌，抗溃疡，调节胃肠运动，调节胃肠分泌，抑制癌细胞增殖及阻止炎症癌变。

第二节　千头万绪——乌梅丸

一、经方故事

慢性腹泻二则

（一）

昨天上午的门诊，小Y是倒数第二个病人，他已经连续治疗了3周。其实，他来得并不晚（七点左右就到了），他一直让别的病人先看（包括有特殊情况的病人，还有行动不便的老人）。最后终于轮到他了，我问他上周的情况怎样，他一个劲地说："效果实在是太好了，要是早点来您这看，我想也不至于拖这么久，受这么大的罪。"

小Y，是个27岁的小伙子，一年多前，有一次在单位暴饮暴食，后来就出现了腹泻，这一泻就是一年多，中西医多方治疗都没有效果。近几个月来，体重骤减四十余斤。

记得，他第一次来门诊时，手里还拿着一张中药处方，跟我说，某医生一次性给他开了一个月的药，花了不少钱，却没什么效果。通过交流，我发现：因为久病的缘故，他也在研究中医了……

首诊表现：大便稀，偶见水样，肠鸣频繁，矢气频转，大便量不多，排出困难，2-3日一行。饭后嗳气，无反酸。食欲差。睡眠不实。舌尖边红，苔中厚腻，脉有革象。已排除糖尿病。

辨为寒热错杂之久利，先用生姜泻心汤散其水饮食滞。

二诊：患者服药后，肠鸣即止，大便较成型，排出也较通畅。眠转实。继以乌梅丸（改成汤剂）原方：

乌梅10g，细辛3g，干姜6g，黄连6g，当归10g，附子4g，蜀椒6g，桂枝6g，党参20g，黄柏6g，大米一撮同煎。6副。

这回效果更加明显。病人的欣喜之情溢于言表。

（二）

S大姐今年46岁，是一位太极拳教练，患慢性腹泻多年。她的一位学员患顽固性头晕，经我治疗后，症状大为改善，因此介绍她前来就诊。

患者近5-6年经常腹泻，进食油腻、饮凉水、吃水果、受风寒则容易引发。患者就诊时正值夏天，虽然天气炎热，但不敢坐凉板凳，否则腹泻。

大便水样，带有泡沫，腹不痛。自述服羊肉汤、附子理中丸、归脾丸则症状能略微缓解。伴有心烦、尿频，起夜2-3次，尿色偏黄，口干欲饮，入睡难，有时盗汗，膝盖、双脚发凉。舌质红，苔薄黄；脉左弦涩，尺脉弱。3年前因子宫多发肌瘤行子宫全切术。

处方：乌梅15g，制附子8g，花椒6g，干姜8g，党参10g，当归6g，黄柏8g，黄连5g，桂枝8g，细辛3g，炮姜10g，大米一撮同煎。

患者服药3副，即感病情好转。以本方化裁共服药18副，腹泻已基本消除，即使喝大骨汤也不会腹泻，遂停药观察。患者情况稳定，偶有发作，服药后即能取效。

临证用方拓展

治疗腹泻的常用经方：

参阅本书“葛根汤”相关内容。

柳暗花明又一村

S先生的一家对我可谓是十二分的信任了。先是他自己在我这治疗，后来把女儿也带来了。女儿患有脂溢性皮炎5年，头皮瘙痒，大量脱屑，现在疗效已经非常满意了。而他的太太不仅经常陪他来门诊，还在服药期间不止一次地跟我通电话沟通病情。他的一家跟我都已经成为了熟人。

而就是这样一位对我极为信任的病人，他的病情却让我有点头大。每一次，他都是早早地来门诊，经常是排在第1号。很长一段时间，病情都是不好不坏的，我开的药对他来说几乎是石沉大海，没有音讯。治疗期间，我曾用过最拿手的两个方子，都是在第1周服药时效果很好，到了第2周，效果则不能维持。

S先生51岁，患有反流性食管炎，慢性浅表性胃炎，慢性结肠炎，曾常年吸烟。以下是首诊时的记录：嗳气反酸，嗳气多则胸骨后灼痛，四肢凉，畏寒，纳差，常年手脚心出汗，大便二三日一行，干燥。睡眠欠实。舌偏暗红，苔薄黄，中后部偏腻，右寸浮大，关弦涩，左脉弱。

我先用四逆散合半夏泻心汤治疗，起初效甚佳，后则效果不显。之后又结合旋覆代赭汤、小陷胸汤等治疗，效果依然不佳。进一步询问得知：嗳气，胸骨后灼痛，上午十一点半，下午四点半、六点半多发（都为空腹时），且下午更重，反酸并不明显，细察其脉象，则大而无力。遂在半夏泻心汤的基础上加大党参、干姜剂量，减轻黄芩、黄连剂量，再加入仙鹤草来补虚，并结合药酒推拿。有效果，但依然不太满意。

春节放假前，他来复诊，我诊病之际，突然脑海里浮现出《伤寒论》的一段话："厥阴之为病……气上撞心，心中疼热，饥而不欲食，食则吐蚘……。"当下有恍然大悟之感，心中暗想：这不是乌梅丸证么?！遂给他开了一个小剂量的乌梅汤。后来S先生告诉我，服药2副，嗳气、灼痛大减，服药一周，症状几乎消除。我想：这次终于"出奇方，治顽疾"了。

哪知元宵节之后，他来复诊，告诉我：服前方两周之后，因家事烦心，症状复发，再服本方效果又不明显。

上周门诊，我细察其主症、气色与舌、脉。沉思良久，当时一拍桌子，跟学生说："大剂黄芪建中汤！"

昨天门诊，S先生非常高兴，他对我说："服药后，身体非常舒服，嗳气和灼痛感都减轻了不少。"而且，气色和神情都有了不小的改观。此次，我在前方基础上，合上大建中汤，进一步温补中焦。

回顾此例病人的诊疗经过，得出以下启示：患者确实有寒热错杂的病机存在，所以服用半夏泻心汤和乌梅丸都取得了疗效。但因为病程日久，体质虚弱（主要为脾胃虚弱），虽然前面两个都为寒热并行，补泻兼施的方剂，但终属"补力小而泻力大"，所以，起初有效，久则难以维持。因此，在治病过程中一定要综合分析病证的标本、虚实、缓急，而加以处置。

临证用方拓展

治疗反流性食管炎的常用经方：

半夏泻心汤，四逆散，旋覆代赭汤，小柴胡汤，小陷胸汤，橘皮竹茹汤，栀子豉汤，大黄黄连泻心汤，黄芪建中汤，麦门冬汤。

二、临床体悟

（一）名医方论

清·柯琴：六经惟厥阴为难治。其本阴，其标热，其体木，其用火。必伏其所主而先其所因，或收，或散，或逆，或从，随所利而行之，调其中气，使之和平，是治厥阴法也。厥阴当两阴交尽，又名阴之绝阳，宜无热矣。第其具合晦朔之理，阴之初尽，即阳之初生，所以一阳为纪，一阴为独使，则厥阴病热是少阳使然也。火旺则水亏，故消渴，气上撞心，心中疼热，气有余便是火也；木盛则克土，故饥不欲食；虫为风化，饥则胃中空虚，蛔闻食臭出，故吐蛔。仲景立方，皆以辛甘苦味为君，不用酸收之品，而此用之者，以厥阴主风木耳。《洪范》曰：木曰曲直作酸。《内经》曰：木生酸，酸入肝。君乌梅之大酸，是伏其所主也；配黄连泻心而除疼，佐黄柏滋肾以除渴，先其所因也；肾者肝之母，椒、附以温肾，则火有所归，而肝得所养，是固其本；肝欲散，细辛、干姜辛以散之；肝藏血，桂枝、当归引血归经也；寒热杂用，则气味不和，佐以人参，调其中气；以苦酒渍之，缓则治其本也。蛔，昆虫也，生冷之物与湿热之气相成，故药亦寒热互用，且胸中烦而吐蛔，则连、柏是寒因热用也。蛔得酸则静，得辛则伏，得苦则下，信为化虫佳剂。久利则虚，调其寒热，酸以收之，下利自止。（录自《古今名医方论》）

今·秦伯未：本方治肝脏正气虚弱而寒热错杂之证。用人参、当归补气血，细辛、干姜、附子、桂枝、蜀椒温寒通血脉，黄连、黄柏清火，再以乌梅

味酸入肝为君，使药力集中于一经。能治久病腹痛、呕吐、下利、蛔厥等证，但性质毕竟偏温，以寒重者为宜。（《谦斋医学讲稿》）

（二）理法探讨

乌梅丸出自《伤寒论》，由乌梅、细辛、干姜、黄连、当归、炮附子、蜀椒、桂枝、人参、黄柏10味药组成，原文用于治疗“蛔厥”（兼治“久利”），后世遂将其归为驱虫剂。清代名医柯琴详细论述了厥阴病“阴尽阳生、寒热虚实错杂”的病机特点，明确提出本方不仅是治蛔效方，且为厥阴病的主方。

查阅相关资料发现，昆明中药厂等厂家曾经生产乌梅丸，后来却都停产了。笔者认为，随着卫生条件的改善，以及驱虫西药的推广，现代临床，乌梅丸在驱虫方面已经没有用武之地了。乌梅丸的停产也就成了一种必然。

然而，由前文可知，本方不仅可以治疗蛔厥、慢性腹泻（久利），还可以广泛用于厥阴病的治疗。因此，在现代临床，乌梅丸还大有可为之处。

笔者临床最常用本方治疗慢性腹泻，这类患者往往呈现上热下寒、虚实并见的特点。上热的表现有：口渴，甚至有胃脘灼热，食欲亢进，心烦等。下寒的表现有：腹痛、腹泻，受寒则引发或加重，甚至腰膝、腿脚怕冷等。舌质偏于淡暗，舌尖边可能偏红，苔白或略黄，苔质可能偏腻。现代医学诊断可能是腹泻型肠易激综合征或溃疡性结肠炎等，只要符合上述证候，即可使用本方。近年来，积累了此类验案不下10例，只要辨证准确，疗效非常理想。个别病例停药后，生活起居不慎，可能复发，再服此方依然有效。

正如柯琴所言，厥阴处于阴尽阳生之际，“其本阴，其标热，其体木，其用火”，病证常常呈现寒热错杂、虚实并见的特点，其临床表现除了《伤寒论》厥阴病提纲证之外，还有诸多变化，难以尽述。临床需要细心体察病情，方能准确使用本方。笔者体会，如果病人病程相对较长，寒热虚实相互交错，症状表现比较复杂，此时，要重点考虑本方。

应该注意的是，此方虽然补泻兼施，终属泻药多、补药少，因此，笔者体会，本方只可暂用，不宜久服。即使患者服用本方起效，也不宜长期使用，对于虚证较明显的患者尤其应该注意这一点。不宜久服的另一个依据是：本方酸甜苦辣兼用，口感甚差，长期服用有损伤脾胃之嫌（笔者参考原方之意，常常让病人加适量大米同煎，以固护胃气）。因此，在本方使用一段时间之后，应该重点调养肝脾，以善其后。

三、乌梅丸方证

1. 原文组成和用法

乌梅三百枚　细辛六两　干姜十两　黄连十六两　当归四两　附子六两（炮，去皮）　蜀椒四两（出汗）　桂枝六两（去皮）　人参六两　黄柏六两

上十味，异捣筛，合治之，以苦酒渍乌梅一宿，去核，蒸之五斗米下，饭熟捣成泥，和药令相得，内臼中，与蜜杵二千下，丸如梧桐子大，先食饮服十丸，日三服，稍加至二十丸。禁生冷、滑物、臭食等。

2. 加减变化

《方剂学》：本方以安蛔为主，杀虫之力较弱，临床运用时可酌加使君子、苦楝皮、槟榔等以增强驱虫作用。若热重者，可去附子、干姜；寒重者，可减黄连、黄柏；口苦、心下疼热甚者，重用乌梅、黄连，并加川楝子、白芍；无虚者，可去人参、当归；呕吐者，可加吴茱萸、半夏；大便不通者，可加大黄、槟榔。

3. 原文荟萃

（1）厥阴之为病，消渴，气上撞心，心中疼热，饥而不欲食，食则吐蛔，

下之利不止。(伤寒326)

(2)伤寒脉微而厥,至七八日肤冷,其人躁无暂安时者,此为脏厥,非蛔厥也。蛔厥者,其人当吐蛔。今病者静,而复时烦者,此为脏寒,蛔上入其膈,故烦,须臾复止,得食而呕,又烦者,蛔闻食臭出,其人常自吐蛔。蛔厥者,乌梅丸主之。又主久利。(伤寒338)

(3)蛔厥者,乌梅丸主之。(金匮十九·8)

四、乌梅丸现代临床应用与药理研究

1. 现代常用剂量、用法

汤剂:乌梅10g,细辛3g,干姜6g,黄连9g,当归9g,附子4g,蜀椒6g,桂枝6g,党参9g,黄柏6g。水煎2次,早晚饭后各温服1次。(注:原书使用丸剂,饭前服。笔者临床体会,此为口感较差,有伤胃之嫌,故将其改为饭后服。)

丸剂:市场无售。网上有售,但质量不知是否有保证。

2. 功用

缓肝调中,清上温下。

3. 主治

蛔厥,久痢,厥阴头痛。腹痛下痢,巅顶头痛,时发时止,躁烦呕吐,手足厥冷。

4. 使用注意

(1)禁生冷、滑物、臭食等。

（2）孕妇禁用。

5. 现代疾病

（1）内科疾病：慢性溃疡性结肠炎，慢性胆囊炎，慢性萎缩性胃炎，肠易激综合征，克罗恩病，小肠功能紊乱，滴虫性肠炎，伪膜性肠炎，癌症放疗后泄泻，糖尿病性腹泻，糖尿病性胃轻瘫；激素依赖型哮喘，支气管哮喘，变态反应性鼻炎，变应性哮喘，慢性呼吸衰竭并肺部念珠菌感；充血性心力衰竭；慢性肾功能衰竭，糖尿病神经源性膀胱炎；心血管神经症，血管神经性头痛，帕金森病，癫痫，癔病；

（2）外科疾病：胆石症，泌尿系结石；

（3）妇产科疾病：更年期综合征，慢性盆腔炎，痛经，闭经，不孕，崩漏，功能性子宫出血，乳腺癌；

（4）五官科疾病：复发性口腔溃疡，变态反应性鼻炎，耳源性眩晕；

（5）皮肤病：荨麻疹；

（6）传染病、寄生虫：胆道蛔虫，蛔虫性肠梗阻，急慢性菌痢。

6. 药理研究

抗菌作用（在体外对大肠杆菌、痢疾、伤寒杆菌、副伤寒杆菌、霍乱杆菌、脑膜炎杆菌、变形杆菌、白喉杆菌、炭疽杆菌等具有抑制作用），驱虫作用（本方煎剂具有驱肠道及胆道蛔虫的作用），抗肿瘤，抗过敏，抑制消化道溃疡，镇痛，对动物炎性肠黏膜上皮细胞有明显修复作用，对溃疡性结肠炎大鼠细胞因子具有良好的免疫调节作用，可逆转小鼠胃黏膜癌前病变，明显延缓或阻止肝纤维化，降低糖尿病动物空腹血糖。

中篇

合方策略

第一章 治三阳经表之方

——葛根汤、小柴胡汤合方

一、经方故事

流感发热的男子

2014年夏秋之交，一位老病人打来电话："董大夫，我丈夫高烧2天了，能不能请您帮忙看一下？"

患者，男，35岁，发热2天，上午体温37℃多，每到下午1-2点即体温升高，达39℃，服退烧药则汗出热退，到傍晚体温再次升高，必须再次服用退烧药，如此反复。接诊时，正值发热，体温39.1℃，满面通红，触诊皮肤却很干燥，伴恶寒、鼻塞、流清涕、咽喉痛、微咳，两侧前额头痛，全身肌肉关节酸痛、疲乏、食欲减退、恶心。口干苦，欲温饮，饮水不多。大便尚调。舌边尖偏红，苔薄白，脉浮弦数。

处方：葛根25g，生麻黄6g，桂枝10g，赤芍10g，生甘草8g，柴胡25g，黄芩10g，姜半夏8g，党参10g，桔梗15g，生姜3片，大枣4枚。2副。嘱：每隔2小时服药1次（服药后喝热粥一碗），直至汗出热退。

服药2次后，遍身微汗出，体温降至37.5℃，至17:30，服完第3次药后，体温降至36.6℃，诸症大减。20:00服完第4次药，当晚熟睡，未再发烧。

次日晨起，除疲乏外，未有明显不适。嘱避风寒、节饮食。以柴胡桂枝汤2副善后。

临证用方拓展

治疗感冒的常用经方：

参阅本书“小青龙汤”相关内容。

鼻炎多年的女士

这是2015年夏天治疗的一则病例。患者，女，33岁，鼻炎多年，近2周加重：鼻塞，喷嚏，冷、热空气刺激则发，白天流清鼻涕，晨起流黄鼻涕，伴左侧头疼，后项不适，咽不适，略痛。口微渴，不喜饮。平素怕冷，汗少。月经周期准，色偏暗，略疼，月经量可，面部浅灰色斑。舌淡嫩，苔白中略厚，脉弦细。

处方：葛根25g，生麻黄4g，桂枝10g，生白芍10g，生甘草8g，柴胡10g，黄芩6g，姜半夏8g，党参20g，干姜8g，桔梗10g，苍耳子5g，辛夷花5g，大枣4枚。6副。

服药后，鼻炎症状及头项不适均减轻。上方略作调整，继服6副后，以柴胡桂枝汤合玉屏风散善后。

注意力难以集中的女生

这位女生因为近1个多月来“注意力不能集中”，找我诊治。

首诊时，我见其舌尖略红，苔略黄腻，并伴有胃脘略胀满等症，遂予四逆散合半夏泻心汤开其中焦。

患者服药4副，胃脘症状缓解，但“注意力不能集中”未见减轻。我见其形体尚为健硕，精力、体力尚可，后背略有拘紧感，小便偏黄，余无明显不适。舌淡红，苔薄白，脉略浮弦。遂考虑为三阳经表之气不畅，清阳不得舒展。

处方：葛根20g，生麻黄6g，桂枝10g，生白芍10g，生甘草6g，柴胡12g，黄芩6g，姜半夏8g，党参10g，生姜3片，大枣4枚。4副。

服药后，头脑明显清爽，已能集中注意力，学习状态大有提升。继服4副，病遂愈。

高血压头晕的阿姨

2014年夏天曾诊治一例患者，女，62岁，两侧太阳穴、前额晕沉感，伴心悸，后项、肩背不适，口苦、口黏，二便尚调。自述每年春天多发下肢水肿，乙肝病毒携带者。血压130/100mmHg。舌偏暗，苔薄白，左脉弦缓，尺弱，右脉弦涩。

处方：葛根30g，生麻黄4g，桂枝10g，赤芍10g，白芍10g，生甘草6g，柴胡15g，黄芩10g，姜半夏8g，党参10g，益母草15g，生姜3片，大枣4枚。6副。

服药后，患者头脑明显清凉，心悸未作，后项、肩背不适大减，口苦、口黏感减轻，血压125/85mmHg。

前方继进6副。后，患者未再复诊。

临证用方拓展
治疗高血压的常用经方：

葛根汤，防己黄芪汤，大柴胡汤，柴胡加龙骨牡蛎汤，葛根芩连汤，大黄黄连泻心汤，泽泻汤，五苓散，苓桂术甘汤，真武汤，当归芍药散，吴茱萸汤，橘皮竹茹汤，酸枣仁汤，黄连阿胶汤，乌梅丸，侯氏黑散，风引汤，肾气丸，四逆散，桂枝茯苓丸，桃核承气汤，大黄䗪虫丸等。

二、临床体悟

如本书上篇“单方化裁”所述，葛根汤能解散太阳、阳明经表之邪，小柴胡汤能和解少阳之经、腑；因此，二方合用，能畅三阳经表之气，解三阳经表之邪，治疗太阳、阳明、少阳合病而病位偏于经表者。

在外感病的病变过程中，三阳经气同时郁滞的状态经常出现，使用葛根汤合小柴胡汤治疗，效果甚佳。其临床表现为：鼻塞，清涕，喷嚏，恶寒，无汗或少汗，身痛，项、背、腰拘紧疼痛（太阳）；前额疼痛，浑身肌肉酸痛，口略干（阳明）；口苦，咽干，目眩，寒热往来，胸胁苦满，心烦喜呕，两侧头痛（少阳）。

值得注意的是，在内伤杂病过程中，三阳经气同时郁滞的情况也非常常见。究其原因，一方面，由于“脏腑为湖海，经脉为江河”，内在的脏腑气血阴阳失和，必然引起外在的经脉阻滞；另一方面，在内伤病过程中，由于正气不足，卫外不固，导致三阳经表易受外邪束缚。

在外感病过程中，适时地使用葛根汤合小柴胡汤疏畅三阳，可以阻断外邪的进一步内传，截断病情的发展；在内伤病过程中，适时地使用葛根汤合小柴胡汤疏畅三阳，一方面可以解除外邪，另一方面也能达到“表气畅，里气和”的目的。

第二章　疗气滞痰阻之证

——四逆散、半夏厚朴汤合方

一、经方故事

糖尿病人的上腹胀

这是一位50岁的男性患者，糖尿病史6年，服西药降糖药控制。近2年来常常感觉上腹胀，伴恶心、欲吐，进食后加剧。大便量较少，体力活动少则排出不畅，口干欲温饮，饮不多，口不苦。舌暗淡，齿痕，苔略白厚。左脉弦细，右脉偏弱。

处方：柴胡10g，生白芍10g，赤芍10g，枳实10g，生甘草6g，厚朴15g，姜半夏8g，苏梗10g，香附8g，陈皮8g，茯苓15g，生白术10g，苍术10g，干姜8g，党参15g。12副。

服药后，上腹胀已不明显，大便较畅，恶心、呕吐未作。继以前方加减调理。

临证用方拓展

治疗腹胀的常用经方：

参阅本书“半夏厚朴汤”相关内容。

惊吓引起的重症梅核气

W阿姨是我去年治疗过的一位老病人，大概在3-4个月前，她还专门给我打了一个电话以表感谢："董大夫，感谢你对我的治疗，自从接受你的治疗后，我的睡眠一直保持良好。"

哪知3周前，她又打来电话："董大夫，你对咽炎有没有好的办法。"我明显感觉到她的忧心忡忡。据阿姨介绍，其在北京工作的女儿患有严重咽炎，痛苦非常，在北京多处治疗不见好转，遂准备回烟台老家调理治疗。

两周前，阿姨的电话又来了："董大夫，您说这情况怎么办啊……"这时，我听到了电话那头阿姨抽泣的声音。原来，前两天她患病的女儿已经准备做动车回烟台，但登车片刻即觉胸闷憋气，无法耐受，遂下车退票，取消了行程。听到病情如此严重，我也感到诧异，但也只能尽最大的努力安慰了阿姨一番。

一周前，患者自备氧气袋，由丈夫自驾车送回烟台，回家后，再次电话约诊。那天我正好外出青岛，晚7点多才坐火车回到烟台站。患者由丈夫、姐姐、姐夫等人陪同，在车站等候，我遂就近为其诊治。

患者，女，32岁，只见她面色无华，表情偏于淡漠，就餐期间，自始至终，没有动一下筷子。"已经很长时间了，只能吃流食，米饭、馒头一点儿也无法下咽。"丈夫介绍道。

疾病起于一个半月前，患者与婆婆同乘电梯，恰遇电梯故障，停于半空，电梯门无法打开。当时，两人均未带手机，甚为惊慌。后来，门终于开了，迎面却是一堵白墙，当即又是一惊。最后，她们还是被解救了出来。从此，患者逐渐感到咽喉部如有物堵，而且症状日益加重，甚至影响进食。

在北京某大医院诊治，曾行胃镜等检查，未发现异常，又服用行气解郁、镇静安神中药汤剂2周，未见寸效。

回烟台后，在某三甲医院行全身多项检查（包括头颅、胸、腹核磁等），均未发现明显异常。医生遂怀疑为抑郁症，建议服用抗抑郁药物治疗，被患者拒绝。现在某医院行口咽部雾化疗法3天，尚未见明显疗效。

患者咽部物堵感，严重影响进食，只能进少量流食，口中涎多，胃中无有不适。舌淡苔白，左脉弦细，右脉拘紧感。我当时开导她说："首先，你不必有太大的心理负担，这个病，中医有办法；另外，有些事，过去就过去了，不必再去想它。"

处方：柴胡10g，生白芍10g，枳实8g，生甘草8g，姜半夏8g，厚朴15g，茯苓15g，苏梗10g，干姜8g，生姜3片。

服药4副，咽部症状大减，现能吃少量干食。唾液尚多，睡觉时，头皮颤，影响睡眠。饭后嗳气。舌略暗，尖略红，苔薄黄。左脉弦细，寸尺甚弱，右脉较前舒缓，三部有脉。

处方：柴胡10g，生白芍10g，枳实8g，生甘草8g，姜半夏8g，厚朴15g，茯苓15g，苏梗10g，干姜6g，赤芍8g，益智仁15g，合欢皮10g，茯神15g。6副。

目前，患者正在治疗过程中。

二、临床体悟

四逆散合半夏厚朴汤，是笔者临床最常用的一个解郁组合，后来读《黄煌经方使用手册》，发现黄煌教授对此组合也情有独钟，并将其命名为"八味解郁汤"（四逆散合半夏厚朴汤去生姜，枳实改为枳壳，苏叶改为苏梗）。

如本书"单方化裁"部分所述，四逆散本为治疗阳郁厥逆的方剂，后世常用于肝郁犯胃证；半夏厚朴汤是《金匮要略》治疗梅核气的专方，功效重在行气化痰，治疗痰气郁结证。二者合方，可治疗肝胃不和，气滞痰阻所致病证。这类患者往往神经敏感，情绪不稳，多有心理、精神创伤的病史。

其临床表现纷繁复杂，难以尽述，但总不外肝胃两端。肝系症状有：胸胁、乳房胀闷不适，情绪不稳，失眠，焦虑，多疑，恐惧，易惊，忧虑，抑郁，伴咽喉异物感等，症状也往往由精神刺激引发、加重。胃系症状有：恶心，欲吐，纳呆，胃脘、腹部胀满疼痛等。

笔者临床常用此合方治疗癔症、胃神经官能症、咽喉炎、胃炎、食管炎，糖尿病胃轻瘫、功能性消化不良等符合上述表现者。

如果气滞较重，并涉及血分瘀滞，也可与柴胡疏肝散合用，即本合方加陈皮、香附、川芎。

第三章 基于“调寒热、畅气机”治法
——半夏泻心汤、葛根芩连汤、半夏厚朴汤合方

一、经方故事

腹泻、恶心、胃胀的女生

今天，这位文静的女生走进我的办公室，基本上只说了两句简单的话：“老师，您开的药很管用，我吃完4副就全好了”“我给您做了两个座垫和脉诊套……”。

几天前，这位声音纤细、不善言辞的女生来到我办公室，希望我帮她看一下病。她告诉我：上周日（四天前）晚上，冲服奶粉，量较多。次日凌晨4点出现肠鸣腹泻，恶心欲吐。到校医院就诊，服藿香正气胶囊，效不佳。

现仍恶心欲吐，纳差，胃胀，水样便，无汗，怕冷。口不渴不苦，眠可，尿黄。舌略暗偏红，苔薄略黄欠润，脉略弦虚。

处方：葛根15g，黄芩8g，黄连6g，甘草6g，大枣15g，生姜10g，干姜4g，党参8g，姜半夏8g，茯苓10g，厚朴8g，苏叶8g（后下）。4副。

临证用方拓展
治疗腹泻的常用经方：

参阅本书“葛根汤”相关内容。

二、临床体悟

半夏泻心汤、葛根芩连汤、半夏厚朴汤合方，是笔者用于治疗腹泻的有效经方组合。

如本书“单方化裁”部分所述，半夏泻心汤具有辛开苦降、调和寒热、消痞散结的功效，在《伤寒论》原文中主要用于治疗寒热错杂的“痞证”，具体表现为：心下痞，但满而不痛，或呕吐，肠鸣下利。后世将其主要症状总结为“呕”“利”“痞”三个方面。

半夏厚朴汤是《金匮要略》治疗“梅核气”的专方，因为本方具有行气散结，降逆化痰之功效，笔者常用它来治疗中焦气滞、湿阻之轻证，具体表现为胃脘痞满，恶心欲吐，食欲不振，苔略滑腻。

葛根芩连汤，《伤寒论》用于治疗表里皆热之协热下利，后世常用它来治疗湿热腹泻。常见的临床表现有：腹泻，肛门灼热，口渴，汗出，小便黄赤，苔黄腻。

笔者常用三者合方来治疗急慢性腹泻属于寒热错杂、虚实并见、气滞湿阻者。

在周仲瑛主编“十五”国家规划教材《中医内科学》中，急性腹泻（又称“暴泻”）分三型论治：(1) 寒湿内盛型，治以藿香正气散；(2) 湿热伤中型，治以葛根芩连汤；(3) 食滞胃肠型，治以保和丸。慢性腹泻（又称“久泻”）也分三型论治：(1) 脾胃虚弱型，治以参苓白术散；(2) 肾阳虚衰型，治以四神丸；(3) 肝气乘脾型，治以痛泻要方。

可见，各证型多为纯实或纯虚之证；然而，现实临床不会跟教材完全一致。无疑，教材的选方是很具代表性的，但是为了条理清楚，它不得不把证候“纯化”，或者叫“简单化”。而临床上，纯虚、纯实的病人并不多见；相反，虚实夹杂、寒热并见的情况则很多。

这类患者单纯用散寒化湿、清热燥湿，或健脾补肾、抑肝扶脾等治法并不容易痊愈，而使用本合方则常能取得良效。

三方相合，黄芩、黄连可以清热、燥湿、止泻，厚朴、苏叶（苏梗）、半夏、茯苓可以燥湿、行气、利水，葛根可以生津止泻，参、草、姜、枣则可以补益脾胃的阳气。此外，苏叶、葛根尚有逆流挽舟以治腹泻的特点。诸药相和，对于急慢性腹泻属于寒热错杂、虚实并见、气滞湿阻者，非常适宜。

第四章　基于“调寒热、畅气机”治法
——半夏泻心汤、四逆散合方

一、经方故事

胃痛、烧心、反酸的阿姨

L阿姨今年62岁，胃脘疼痛间断发作6年，最近1个月，症状加重。

饥饿的时候疼，进食后也疼，伴有两胁下胀疼，吃凉的东西、生气上火则加重，有时会有烧心反酸。

平素睡觉时，双脚喜欢伸到被子外面；犯病时，入睡困难。食欲尚佳，但不敢多吃，多吃则胃中难受。早上起床后嘴巴发苦，小便颜色偏黄，1周前曾腹痛腹泻，近日大便尚调。曾经得过胆囊炎。胃镜：浅表性胃炎伴糜烂。

舌偏暗，有齿痕，苔薄偏黄，右脉寸浮大、关弦，左脉略弦。

处方：姜半夏8g，炙甘草6g，党参8g，干姜6g，黄连4g，黄芩6g，柴胡10g，枳实10g，白芍10g，生龙、牡各15g。6副。

服药后，口已不苦，胃脘、胁下疼痛减轻，烧心、反酸也减轻。之后，又用上方加减，治疗一段时间，患者所有症状得到极大缓解。

临证用方拓展

治疗胃痛的常用经方：

参阅本书“桂枝汤”相关内容。

咳嗽痰血的中年男子

今天前来门诊的T先生夫妇，可以说是最幸福的人了，他们的满心欢喜和如释重负让所有的人都为之高兴。

T先生今年50多岁，原来是本院呼吸科的一位住院患者。年前，呼吸科的一位同事推荐他来找我诊治。

患者2013年12月15日在杭州出差，出现咳痰带血，当地医院诊为肺炎。后回到烟台，曾在本院和毓璜顶医院住院行抗感染等治疗。前后住院1个月，效果不太明显。

因为一直咳血，全家极为紧张，又到济南某大医院求治，某西医生（现在想来，倒是蛮佩服这位同行的）告诉他：“你的病西医是没法治好的，赶紧回家找一位中医看看吧。”

回来后，他再次求助于本院呼吸科，同事就推荐他前来找我治疗。2014年1月25日初诊：晨起咳嗽咯痰，痰质黏稠，带血色暗，深呼吸则两胁下酸疼，一直低烧（37.3℃）。食欲、睡眠尚可。大便日一次，略溏。舌偏胖，质暗略红，苔白腻。右脉寸浮大、关弦大、尺弱，左关弦。

处方：柴胡10g，白芍10g，赤芍10g，枳壳10g，甘草8g，黄连6g，黄芩10g，姜半夏10g，干姜6g，炮姜6g，五味子10g，党参15g，仙鹤草30g，三七粉4g（分冲），大枣4枚。6副，嘱：每天喝一副半的剂量。

之后，因春节放假，一直电话联系。

今日（2014年2月19日）复诊，自述服上药3天，血止咳减，服完6

副，咳嗽大减，未再咳血。继服6副，诸症遂平。汤药已停半月，单服三七粉，体力精力有增。患者夫妇感激不已。

过敏性咳嗽的家庭主妇

W大姐今年56岁，今天是她第二次来门诊，我问她首诊服药后的情况，她告诉我："喝了6副药，咳嗽已经基本好了。"

一个月前，她曾找我看病，这是她当时的陈述：每次吸入热空气，或者闻到异味，就会咽喉发痒，紧接着就咳嗽，每次在厨房炒菜都会呛咳不已，已经1年多了。此外，还有左前胸发闷，喝凉水或吃凉的东西，就会胃痛。大便不成形，每天一次，小便偏黄。晨起刷牙时恶心，口不苦，无头痛，睡眠尚好。CT：陈旧性肺结核，右肺下叶背段钙化灶。血压：160/90mmHg。

舌偏暗，有齿痕，苔薄黄略腻。寸关脉沉弦甚。

处方：姜半夏10g，炙甘草6g，党参8g，干姜8g，黄连5g，黄芩8g，柴胡10g，枳壳8g，白芍10g，五味子8g，大枣4枚。6副。

服药后，咳嗽即止，今日是因为颈椎不适前来求治。

临证用方拓展
治疗咳喘的常用经方：

参阅本书"小青龙汤"相关内容。

鼻炎、咳喘的中年男子

这位45岁的男性患者今天复诊时告诉我，上周服药6副，鼻塞、喷嚏、咳喘等症状都大有减轻，要求我照原方再给他开6副加以巩固。

以下是首诊记录：过敏性鼻炎、咳喘3年，最近1月症状加重。早晚气温较低，则易发，鼻塞喷嚏，鼻涕白黏，量不多；咳嗽、喘促，晨起受寒或闻异味则发，痰多，白天色白质稀，夜间色黄质稠。口不苦，口干略黏，饮水不多，二便尚可。性情急躁，睡眠不实。舌淡暗，苔白腻，脉沉弦。

处方：柴胡10g，白芍10g，枳实10g，甘草8g，黄连4g，黄芩10g，姜半夏10g，干姜8g，五味子10g，党参10g，桔梗15g，防风10g，乌梅10g，苍耳子6g。6副。

患者服药后效果甚佳，因此要求继服原方6副。

临证用方拓展
治疗鼻炎的常用经方：

参阅本书“桂枝汤”相关内容。

二、临床体悟

四逆散，在《伤寒论》原文中，用于治疗阳气内郁、不达四末导致的手足发冷。其中柴胡可以疏肝，芍药可以养肝，枳实可以行气理脾，甘草既能健脾，又能调和诸药，后世多用于治疗以肝脾气机郁滞为主要表现的消化系统疾病。

半夏泻心汤具有辛开苦降、调和寒热、消痞散结的功效，在《伤寒论》原文中主要用于治疗寒热错杂的“痞证”，后世将其主要症状总结为

“呕”“利”“痞”三个方面。

笔者在临床过程中常常二方合用，治疗多种消化系统疾病，包括各种急慢性胃炎、胃溃疡、肠炎（包括结肠炎）等。值得一提的是，二方合用，对于幽门螺旋杆菌阳性的各种胃病疗效也很确切，甚至有人提出，其组成药物既能杀灭细菌，又能改善患者体质，可谓一举两得。从中医“以药测证”的角度看，这些疾病往往都有肝郁气滞、胃热脾寒等证候表现。

本合方，药味平和，疗效确切，只要使用得当，一般服药一周症状就会有不同程度的改善。但要彻底根治，服药时间应该在1个月以上。

值得一提的是，笔者临床发现，在治疗消化系统疾病时，原方就能起到很好的疗效，一般不需要加减，有时，盲目加入其他药物，反而会降低其疗效。

除了在消化系统疾病使用之外，在呼吸系统疾病中，也常常有它的使用机会。一些疑难性、过敏性咳喘，笔者会根据情况选用本方。

四逆散合半夏泻心汤治疗肺系疑难病证体会：

1. 五脏功能失调是肺系疑难病证的常见病机

在临床过程中，一些肺系疑难病证（主要表现为咳、喘），往往存在肺、肝、脾、心、肾五脏功能的失调，即所谓的五脏咳。五脏咳源于《黄帝内经·咳论》：“五脏六腑皆令人咳，非独肺也。”该篇还详细介绍了诸如“肺咳”“心咳”“胃咳”“胆咳”等五脏六腑咳嗽的临床表现。现代医家在论述五脏咳的时候，主要也是将肺咳、心咳、脾咳、肝咳、肾咳分而述之。笔者临床却发现，不少肺系疑难病证其病机同时涉及五脏功能的异常。

四逆散合半夏泻心汤（加五味子）所主治的五脏咳，其病机可以简要表述为以下4个方面：肝郁化火，灼伤肺金；脾虚不运，痰湿阻肺；病久不愈，心火内生；咳喘日久，肾气不纳。在肺系疑难病证病变过程中，肝、脾、心、肾四脏与肺脏，在病机上不仅互为因果，同时也相互交织。

综合分析上述情况，其证候可以归纳为以下7个方面：肝郁、肝火、心火、肺火、肺痰、脾虚、肾虚。从病机的演化来看，肝郁、脾虚可能是其病理变化最为重要的两大要素：肝郁日久，则进一步出现肝火（肝郁化火）、心火（肝木生心火）、肺火（木火刑金）；脾虚运化失常，则进一步出现肺痰（脾为生痰之源，肺为储痰之器）；咳喘日久不愈，则兼肾虚（金不生水）。

本证病位涉及五脏，病性则属于寒热错杂、虚实并见，其中，孰轻孰重，又常常处于动态变化之中。因此，其临床表现复杂多端，常见：咳嗽、气喘，痰时白时黄、时稀时稠、时多时少，咳引两胁作痛、心情抑郁、情绪急躁，纳少恶心、脘痞便溏，心烦、睡眠不实，或伴有气短、腰酸等症，舌质偏淡暗，尖边略红，苔或白或黄。

2. 四逆散合半夏泻心汤（加五味子）是治疗五脏咳的有效方剂

在临床过程中，上述咳喘，常规治疗（如采用《中医内科学》分证论治的方法）效果往往不佳，试用四逆散合半夏泻心汤（加五味子），常常能取得较为满意的疗效。

四逆散，由炙甘草、枳实、柴胡、芍药4味药物组成，半夏泻心汤由半夏、黄芩、干姜、人参、黄连、大枣、炙甘草7味药物组成。二者组合之后，还含有小柴胡汤（去生姜，加干姜）。

值得注意的是，小柴胡汤治疗咳嗽源于《伤寒论》，历代医家也多有推崇。许叔微《伤寒百证歌》中有“小柴治咳值千金”的赞誉。陈修园《医学实在易》也有诗为证：“胸中支饮咳源头，方外奇方莫漫求，更有小柴加减法，通调津液效尤优。”清末唐容川在《血证论》“咳嗽”篇则强调：“五脏六腑皆有咳嗽，而无不聚于胃，关于肺，兹有一方，可以统治肺胃者，则莫如小柴胡汤。”

在《伤寒论》第96条小柴胡汤、第318条四逆散方后注的加减法中，仲景都明确指出：如果兼有咳嗽，就可以加五味子、干姜进行治疗。因此，笔者在使用四逆散合半夏泻心汤治疗咳喘时，通常都会加入五味子。

下面，我们来分析一下四逆散合半夏泻心汤（加五味子）的药物组成及其功效。柴胡疏肝解郁、芍药养血柔肝，二药并用，既有解肝郁之功，又无伤肝血之弊。黄芩既能清肝火，又能清肺热，李时珍在《本草纲目》中记载：自己年轻时曾患肺热咳嗽，多方治疗，“月余益剧，皆以为必死矣”，后用一味黄芩汤而治愈。黄连既能清胃火，又能清心火。半夏降逆化痰，止呕止咳。干姜既能温中散寒，又能温肺化饮，《神农本草经》载其“主胸满咳逆上气”。枳实不仅能行胃肠之气，还能宽胸化痰，《名医别录》称其能“除胸胁痰癖，逐停水”，《本草纲目》认为它能够达到“气下而痰喘止”的疗效。人参、大枣、炙甘草三药相配，能补土生金、健脾益肺。五味子，《神农本草经》记载“主益气，咳逆上气，劳伤羸瘦，补不足，强阴，益男子精”，现代常用于治疗肺肾两虚之久咳。

可见，本方虽然只有11味药物组成，但对于前文所述五脏咳的7方面证候，具有针对性的治疗作用：肝郁（柴胡、芍药）、肝火（黄芩）、心火（黄连）、肺热（黄芩）、肺痰（半夏、干姜、枳实）、脾虚（人参、大枣、炙甘草）、肾虚（五味子）。在临床使用本方时，可以根据各证的轻重缓急对相应药物的剂量进行调整，也可以在原方基础上对药味进行随证加减。

值得注意的是，如前所述，本方所治病证虽然涉及五脏，但其最为根本的证候应该是肝郁、脾虚；因此，如果使用本方咳喘症状缓解，应该进一步调肝理脾以善其后。

第五章　太阳经气不利与水液运行障碍
——麻黄汤、五苓散合方

一、经方故事

急性水肿的女生

2011年初春，我在北京读博士，某日接到一位东北患者的电话（我此前不久在东北做过一场讲座）。打来电话的是一位中年男性，从他的言语中，我感觉到他的忧虑："我闺女今年刚满15岁，昨晚从外地坐车回家，车内空调临时坏了，整整冻了4个多小时。回到家后，就一直咳嗽发烧，今早起床后，双眼皮都肿了。您看看怎么办？"

初步考虑为急性肾小球肾炎，我让他赶紧带女儿去医院检查一下。哪知他说：他家离医院路途太远，又正值风雪天气，外出不便，村里倒是有一家中药店，能否帮忙先开几幅中药吃吃看。

细询病情：患者恶寒发热，头身疼痛，双眼泡浮肿，面颊发红，身上却一点汗也没有，咳嗽，痰不多，口不干不欲饮，咽不痛。小便量少，色深。

处方：生麻黄6g，桂枝6g，杏仁10g，炙甘草4g，苍术10g，茯苓15g，泽泻15g，猪苓10g，白茅根15g。2副。嘱：水煎趁热频服，厚被裹身，直至汗出、热退为度。

患者一日一夜，将2副药喝完，全身汗出，热退，恶寒、头身疼痛等症消失，咳嗽大减，当晚熟睡。上方减去麻黄，继服4副，所有症状全部消失。

后来，其父电话告知，2周后复查尿常规，无异常。

临证用方拓展
治疗急性肾小球肾炎的常用经方：

麻黄汤合五苓散，小柴胡汤合五苓散，越婢加术汤，麻黄连翘赤小豆汤，防己黄芪汤。

二、临床体悟

麻黄汤出自《伤寒论》，由麻黄、桂枝、杏仁、炙甘草4味药物组成，具有发汗解表，宣肺平喘的功效，临床用于治疗外感风寒表实证（太阳伤寒证）。方中麻黄苦辛性温，善开腠发汗，祛在表之风寒，宣肺平喘，开闭郁之肺气。桂枝解肌发表，温通经脉，既助麻黄解表，使发汗之力倍增，又畅行营阴，使疼痛之症得解。二药相须为用，是辛温发汗的常用组合。杏仁降利肺气，与麻黄相伍，一宣一降，以恢复肺气之宣降，加强宣肺平喘之功，是为宣降肺气的常用组合。炙甘草既能调和麻、杏之宣降，又能缓和麻、桂相合之峻烈，使汗出不致过猛而耗伤正气。四药配伍，表寒得散，营卫得通，肺气得宣，则诸症可愈。

应该指出的是，《中医诊断学》《中医内科学》教材几乎都认为风寒表证与风热表证的脉象鉴别是：前者为“脉浮紧”，后者为“脉浮数”。然而细读《伤寒论》原文可知，麻黄汤证（伤寒表证）其脉象不仅可以表现为“脉浮紧”，还可表现为“脉浮而数”，这又是怎么回事呢？

笔者临床体会：风寒表证的病人，一方面，因为寒邪束表，经脉拘急，可出现紧脉；另一方面，由于正气抗邪于表，正邪相争而发热（麻黄汤证往往自觉恶寒特甚，体温则在39℃以上），此时，患者脉率必然增快，故见数脉。

"紧" 形容的是 "脉势" 的拘急,"数" 描述的是 "脉率" 的增快,二者并不对立。因此,风寒表证既可见脉浮紧,又可见脉浮数,所以其脉象应全面表述为 "脉浮紧数"。由此可见,风寒表证与风热表证的脉象鉴别不在于浮紧、浮数,而在于是否有 "紧" 象。

五苓散《伤寒论》《金匮要略》均有述及,由猪苓、泽泻、白术、茯苓、桂枝5味药物组成,具有温阳化气,利水渗湿的功效,《伤寒论》用于治疗膀胱蓄水证,《金匮要略》用于治疗痰饮病所致 "脐下悸,吐涎沫而癫眩(癫眩,即头目眩晕)"。方中重用泽泻,直达肾与膀胱,利水渗湿。以茯苓、猪苓之淡渗,增强其利水渗湿之力。以白术、茯苓健脾以运化水湿。膀胱的气化有赖于阳气的蒸腾,故方中又以桂枝温阳化气以助利水,解表散邪以祛表邪。诸药相伍,甘淡渗利为主,佐以温阳化气,使水湿之邪从小便而去。

麻黄汤、五苓散合方,是在 "开鬼门,洁净府" 治则指导下,用于治疗太阳经、腑同病的经典组合。麻黄汤能发汗解表、宣肺平喘,擅长发散太阳经表之寒邪;五苓散温阳化气,利水渗湿,擅长恢复太阳膀胱之气化。二者组合,最切合于外有寒邪束表,内有水饮停聚之证。具体表现为发热,恶寒,无汗,身痛,水肿,尿少,口不渴,咽不痛,可见于现代医学的急性肾小球肾炎,证属于寒邪束表,水饮内停者。

急性肾小球肾炎,除尿少、浮肿之外,还常常伴有高血压,有学者认为,麻黄能使血压升高,主张用浮萍、苏叶之类的药物替代。笔者浅见,急性肾小球肾炎之高血压,其原因是表里郁滞,而麻黄善于通彻内外,在外,可以 "发表出汗",在内,则擅长 "破癥坚积聚"。且麻黄一味,兼发汗利水两重功效,为表寒实证兼有水停的不二良药;因此,笔者认为,只要辨证准确,用之无妨,关键是要掌握 "适可而止,不可久用" 的原则(时珍曰:"过用则泄真气")。

三、麻黄汤方证

1. 原文组成和用法

麻黄三两（去节） 桂枝二两（去皮） 甘草一两（炙） 杏仁七十个（去皮尖）

上四味，以水九升，先煮麻黄，减二升，去上沫，内诸药，煮取二升半，去滓。温服八合，覆取微似汗，不须啜粥，余如桂枝法将息。

2. 加减变化

（1）原文

大青龙汤（本方重用麻黄，再加石膏、生姜、大枣组成）：治寒邪束表，兼有郁热证。

麻黄加术汤（本方加白术）：治寒湿在表之“湿家身烦疼”。

麻黄杏仁薏苡甘草汤（本方去桂枝加薏苡仁）：见本书上篇“麻黄杏仁薏苡甘草汤”相关内容。

（2）后世发挥

《和剂局方》三拗汤（本方去桂枝）：治感冒风邪，鼻塞声重，语音不出；或伤风伤冷，头痛目眩，四肢拘倦，咳嗽多痰，胸满气短。

《博济方》华盖散（本方去桂枝，加苏子、陈皮、桑白皮、赤茯苓）：治肺感寒气，有痰咳嗽，久疗不瘥。

《方剂学》：若喘急胸闷、咳嗽痰多、表证不甚者，去桂枝，加苏子、半夏以化痰止咳平喘；若鼻塞流涕重者，加苍耳子、辛夷以宣通鼻窍；若夹湿邪而兼见骨节酸痛，加苍术、薏苡仁以祛风除湿；兼里热之烦躁、口干，酌加石膏、黄芩以清泄郁热。

3. 原文荟萃

（1）太阳病，头痛发热，身疼腰痛，骨节疼痛，恶风无汗而喘者，麻黄汤主之。（伤寒35）

（2）太阳与阳明合病，喘而胸满者，不可下，宜麻黄汤。（伤寒36）

（3）太阳病，十日以去，脉浮细而嗜卧者，外已解也。设胸满胁痛者，与小柴胡汤。脉但浮者，与麻黄汤。（伤寒37）

（4）太阳病，脉浮紧，无汗发热，身疼痛，八九日不解，表证仍在，此当发其汗。服药已微除，其人发烦目瞑，剧者必衄，衄乃解。所以然者，阳气重故也。麻黄汤主之。（伤寒46）

（5）脉浮者，病在表，可发汗，宜麻黄汤。（伤寒51）

（6）脉浮而数者，可发汗，宜麻黄汤。（伤寒52）

（7）伤寒，脉浮紧，不发汗，因致衄者，麻黄汤主之。（伤寒55）

（8）脉但浮，无余症者，与麻黄汤。若不尿，腹满加哕者，不治。（伤寒232）

（9）阳明病，脉浮，无汗而喘者，发汗则愈，宜麻黄汤。（伤寒235）

四、麻黄汤现代临床应用与药理研究

1. 现代常用剂量、用法

麻黄9g，桂枝6g，杏仁6g，炙甘草3g。水煎2次，早晚各温服1次，温覆取微汗。

2. 功用

发汗解表，宣肺平喘。

3. 主治

外感风寒表实证。恶寒发热，头身疼痛，无汗而喘，舌苔薄白，脉浮紧。

4. 使用注意

（1）咽喉干燥者，淋家，疮家，衄家，亡血家，汗家，病人有寒（中焦虚寒），尺中迟者，尺中脉微，不可发汗。

（2）麻黄汤药味虽少，但发汗力强，不可过服，否则，汗出过多必伤人正气。

5. 现代疾病

（1）内科疾病：感冒，支气管炎，哮喘，急性呼吸道感染，咳嗽变异性哮喘；肾炎水肿；周围神经病变，面神经麻痹，三叉神经痛；缓慢性心律失常，冠心病，高血压，肺心病，脉管炎，雷诺病；肝硬化腹水，顽固性呃逆，顽固性腹胀；类风湿关节炎；煤气中毒；

（2）外科疾病：急性腰扭伤，腰椎骨质增生，坐骨神经痛，尿潴留；

（3）妇产科疾病：痛经，闭经，乳腺管闭塞；

（4）儿科疾病：小儿外感高热，小儿遗尿症，婴儿毛细支气管炎；

（5）五官科疾病：鼻衄，慢性鼻窦炎，过敏性鼻炎，突发性耳聋，梅尼埃综合征，急性结膜炎，蛛网膜下腔出血并发暴盲；

（6）皮肤病：急慢性荨麻疹，干燥性湿疹。

6. 药理研究

解热，发汗，促进腺体分泌，抗炎，抗病毒，镇咳，祛痰，扩张支气管，平喘，抗过敏，抗高血糖，免疫调节，抑制癌细胞转移。

五、五苓散方证

1. 原文组成和用法

猪苓十八铢（去皮） 泽泻一两六铢 白术十八铢 茯苓十八铢 桂枝半两（去皮）

上五味，捣为散，以白饮和服方寸匕，日三服。多饮暖水，汗出愈。如法将息。

2. 加减变化

（1）原文

猪苓汤，详见后文。

（2）后世发挥

《济生方》：加味五苓散，治伏暑热二气及冒湿泄泻下注，或烦，或渴，或小便不利。即本方加车前子。

《博闻类纂》：春夏之交，或夏秋之交，霖雨乍歇，地气蒸郁，令人骤病头痛壮热，呕逆，有举家皆病者，谓之风湿气，不知服药，渐成瘟疫，宜用五苓散半贴，入姜三片，大枣一枚，同煎，服一碗，立效。

《证治要诀》：春泽汤治伤暑泻定仍渴。即本方加人参。

《张氏医通》：身体疼痛及重者，湿也，五苓散汗之。如风湿相搏，一身尽痛，加羌、防、升、柴、藁本、苍术，风能胜湿故也。

《观聚方要补》：五苓散用薏苡仁煎汤调下，治外肾肤囊，赤肿通明，及女儿阴户肿胀，乃心热所传。

《方剂学》：若水肿兼有表证者，可与越婢汤合用；水湿壅盛者，可与五皮散合用；泄泻偏于热者，须去桂枝，可加车前子、木通以利水清热。

《黄煌经方使用手册》：腹胀、嗳气、咽喉异物感、舌苔厚腻者，合半夏厚朴汤；月经不调、腹胀，合当归芍药散；面黄、乏力多汗、多食易饥饿、腹胀者，合黄芪桂枝五物汤；多汗乏力、易感冒，合玉屏风散；头痛、颈项、肩背不适或血压高，加葛根；腰腿疼痛，加怀牛膝；黄疸、出黄汗者，加茵陈。

3. 原文荟萃

（1）太阳病，发汗后，大汗出，胃中干，烦躁不得眠，欲得饮水者，少少与饮之，令胃气和则愈。若脉浮，小便不利，微热消渴者，五苓散主之。（伤寒71）

（2）发汗已，脉浮数，烦渴者，五苓散主之。（伤寒72）

（3）伤寒汗出而渴者，五苓散主之；不渴者，茯苓甘草汤主之。（伤寒73）

（4）中风发热，六七日不解而烦，有表里证，渴欲饮水，水入则吐者，名曰水逆，五苓散主之。（伤寒74）

（5）本以下之，故心下痞，与泻心汤。痞不解，其人渴而口燥烦，小便不利者，五苓散主之。一方云，忍之一日乃愈。（伤寒156）

（6）霍乱，头痛发热，身疼痛，热多欲饮水者，五苓散主之；寒多不用水者，理中丸主之。（伤寒386）

（7）病在阳，应以汗解之，反以冷水潠之，若灌之，其热被劫不得去，弥更益烦，肉上粟起，意欲饮水，反不渴者，服文蛤散；若不瘥者，与五苓散。（伤寒141）

（8）假令瘦人脐下有悸，吐涎沫而癫眩，此水也，五苓散主之。（金匮十二·31）

（9）脉浮，小便不利，微热消渴者，宜利小便，发汗，五苓散主之。（金匮十三·4）

（10）渴欲饮水，水入则吐者，名曰水逆，五苓散主之。（金匮十三·5）

六、五苓散现代临床应用与药理研究

1. 现代常用剂量、用法

汤剂：猪苓9g，泽泻15g，白术9g，茯苓9g，桂枝6g。水煎2次，早晚各温服1次。

散剂：按原方比例为细末，每次服6-10g，日2次，米汤调服。

2. 功用

利水渗湿，温阳化气。

3. 主治

膀胱气化不利之蓄水证。小便不利，头痛微热，烦渴欲饮，甚则水入即吐；或脐下动悸，吐涎沫而头目眩晕；或短气而咳；或水肿、泄泻。舌苔白，脉浮或浮数。

4. 使用注意

（1）服药后，要多饮热水，帮助出汗。

（2）对本方过敏者慎用。本方虽有纠正脱水的作用，但对于重度脱水及伴有严重电解质紊乱者，不能单独依靠本方，需结合补液等其他纠正电解质紊乱的措施。

5. 现代疾病

（1）内科疾病：急慢性肾炎，紫癜性肾炎，早期高血压肾损害，尿道综合征，特发性水肿，急性膀胱炎，非淋菌性尿道炎，多尿症，遗尿，肾病综合征，早期肾功能不全；晕动症，偏头痛，颅内压增高性头痛，精神性多饮多尿症，三叉神经痛，脑梗塞，椎-基底动脉供血不足，脑卒中后肢体肿胀，失眠，癫痫，眩晕；感冒，恶性胸腔积液；心源性水肿，心包积液，充血性心衰，高血压；肝硬化腹水，病毒性肝炎，食物中毒性呕吐，急性肠炎，流行性腹泻，消化不良，饮酒后腹泻，中暑，功能性便秘，肠易激综合征，成人黄疸；贫血；脂肪肝，高脂血症，糖尿病，痛风，单纯性肥胖症，低热症；类风湿关节炎，急性痛风性关节炎，血管神经性水肿；

（2）外科疾病：脑积水，肾积水，肾结石，输尿管结石，脊髓损伤后尿潴留，术后尿潴留，坐骨神经痛，膝关节创伤性滑膜炎，寰枢关节半脱位，椎动脉型颈椎病，外伤血胸，脊髓损伤；

（3）妇产科疾病：月经周期性水肿，妊娠呕吐，羊水过多；

（4）男科疾病：前列腺增生，阳痿；

（5）儿科疾病：小儿多饮证，小儿遗尿，小儿呕吐，小儿腹泻，婴幼儿秋季腹泻，新生儿黄疸，婴儿湿疹，小儿睾丸鞘膜积液，小儿病毒性肠炎，小儿头痛；

（6）五官科疾病：青光眼，眼睛屈光不良，假性近视，角膜炎，夜盲症，中心性浆液性脉络膜视网膜病变，膜迷路炎，过敏性鼻炎，急慢性卡他性中耳炎；

（7）皮肤病：带状疱疹，湿疹，脱发症，手汗症。

6. 药理研究

对水液代谢的双向调节作用，减轻肾功能损害，护肝，降低肝硬化门脉高压，抗肿瘤，降压，改善高脂血症，抗动脉粥样硬化，降低血尿酸，减轻脑水肿，抑制尿结石形成，增强学习记忆等。

第六章　太阳经气不利与水液运行障碍
——葛根汤、五苓散合方

一、经方故事

四肢肿胀的大妈

这位67岁的大妈四肢肿胀（非凹陷性）多年，双手指间关节疼痛，双膝盖疼，症状早晨较轻，午后加重。伴嗜睡，梦多，眼涩，口干不欲饮。大便日2次，畅，尿黄。舌尖红，苔薄白。左脉寸关弦甚，右脉弦涩。初诊处予小柴胡汤合当归芍药散，服药12副。

服药后，四肢肿胀减轻不明显。

二诊，询知患者后项不适，恶寒汗少，便溏，尿少色黄。考虑患者乃肌表不宣，水饮内停。患者四肢肿胀非凹陷性，当与肌肉相关，而阳明主肌肉，葛根可以解肌（详见本书上篇“葛根汤”相关内容），遂处以五苓散合葛根汤：茯苓20g，猪苓10g，泽泻15g，生白术10g，桂枝8g，葛根20g，生麻黄4g，生白芍8g，炙甘草6g，生姜3片，大枣4枚。

患者服药6副，肿胀大减，皮肤开始起皱，指间关节、双膝盖疼痛减轻，口干、后项不适也减轻。眼仍涩，大便仍稀，尿仍黄。左寸关甚弦。前方加柴胡12g，黄芩8g。

此后，患者以上方为基础加减，间断辅以当归芍药散合苓桂术甘汤，前后共服药36副，诸证大为减轻，肿胀已不明显，遂停药观察。

手掌、前臂肿胀的阿姨

这位60岁的阿姨是本院一位同事的姐姐，由同事陪同前来求治。

患者双手掌、双前臂肿胀一年多，加重半月。口干乏味，欲温饮，睡前甚。平素怕冷，汗少，项背不适。大便日1–2次，偏干；尿偏黄，量不大。乳腺结节，甲状腺结节。舌偏大，尖略红，苔薄白，中略腻。右脉寸浮紧、关弦涩、尺偏弱。

处方：茯苓20g，猪苓10g，泽泻15g，生白术10g，葛根25g，生麻黄4g，桂枝8g，生白芍8g，炙甘草6g，柴胡12g，黄芩8g，姜半夏8g，党参10g，生姜3片，大枣4枚。

服上方6副，双手掌、双前臂肿胀大减，口干减轻。

患者此后以上方，以及小柴胡汤合当归芍药散交叉服用，调理月余，疗效稳定，遂停药观察。

二、临床体悟

葛根汤、五苓散合方，其立法与麻黄汤合五苓散相似，二者的区别在于：⑴ 前者发汗之力弱，又兼有桂枝汤扶正之义，所以适于慢性病久服；⑵ 葛根汤既能疏畅太阳经输，又能解阳明经表之邪，因此，前者更适于症见项背拘紧不适者，以及肢体、肌肉之肿胀，属非凹陷性水肿者；⑶ 葛根不仅能解肌，尚能生津止渴，若症见口渴，当用前者；⑷ 葛根兼能升阳止泻，因此，若症见小便不利兼有腹泻，当用前者。

第七章　少阳气机不利与血、水运行障碍

——小柴胡汤、五苓散合方

一、经方故事

让人称奇的降糖效果

L先生今年52岁，体型偏胖，是烟台市某政府机关公务员，奶奶、母亲均患糖尿病，自己查出血糖偏高已10年，近3-4年服二甲双胍，空腹血糖波动在8-10mmol/L。口干不明显，烦躁，小腿肚子凉，气力不足感。眠可，纳甚佳。夜尿3次，大便调。舌暗，舌下脉络迂曲，苔薄黄。脉弦细缓。嘱患者节制饮食，增加运动，调节情志。

处方：太子参15g，麦冬15g，五味子10g，熟地25g，山药20g，山萸肉10g，丹皮8g，茯苓6g，泽泻6g，肉桂3g，制附子3g，粉葛根15g，柴葛根15g，苍术10g，玄参10g，黄连10g。6副。

后以上方，与柴胡桂枝干姜汤、当归芍药散、桂枝茯苓丸合方，交叉服用，经治6周，体力精力有增，夜尿近无。唯独血糖一直波动在9mmol/L上下。

细思病由，虽有家族病史，然而，患者近年来长期情志不舒，气机郁滞，导致体内津液输布障碍。小柴胡汤既能疏肝清肝，又能调畅三焦津液代谢，五苓散则为恢复气化、调节水液输布之效方，遂将二者合方化裁治之。

处方：茯苓20g，猪苓15g，泽泻10g，苍术20g，桂枝6g，柴胡12g，

黄芩8g，天花粉25g，党参15g，甘草6g，生姜3片，大枣4枚。6副。

服前药12副，期间血糖稳定在7（6.4-7.2）mmol/L上下。

之后，血糖稳定在此范围2个多月。患者停药，后因饮食不节，情志过激，空腹血糖偶有升至8mmol/L，服上方即能下降。后，因诊所装修停诊，遂中断治疗。

临证用方拓展

治疗糖尿病的常用经方：

白虎加人参汤，麦门冬汤，肾气丸，五苓散，猪苓汤，真武汤，苓桂术甘汤，小柴胡汤，四逆散，麻仁丸，大黄䗪虫丸，黄芪桂枝五物汤，炙甘草汤，小建中汤，半夏泻心汤，乌梅丸，葛根芩连汤，黄连阿胶汤。

口渴喜饮的妇女

曾经治疗一位35岁的女性病人，她的主要问题是口渴喜饮。记得，起初曾给她使用生脉地黄汤之类益气养阴生津的方药，效不显。后来，询知其口渴喜温饮，晨起口苦、恶心，尿黄，心烦等，细辨其舌质淡红，尖略红，苔薄白不燥。遂处与小柴胡汤合五苓散，服药6副，口渴喜饮即明显改善。

二、临床体悟

《素问・灵兰秘典论》："三焦者，决渎之官，水道出焉。"

《灵枢・本输》："三焦者，中渎之腑，水道出焉，属膀胱，是孤之腑也。"

《难经》三十一难："三焦者，水谷之道路，气之所终始也。"

三十八难："所以腑有六者，谓三焦也，有原气之别使，主持诸气。"

六十六难："三焦者，原气之别使也，主通行三气，经历五脏六腑。"

《素问·灵兰秘典论》："膀胱者，州都之官，津液藏焉，气化则能出矣。"

可见，三焦不仅是人体水液运行的主要通道，还是人体元气升降出入的道路——人体元气是通过三焦而到达五脏六腑和全身各处的；而膀胱的储藏、排泄和气化功能对于体内水液的输布和代谢起着至关重要的作用。二者为主管人体水液的两大腑，《灵枢·本输》还有三焦"属膀胱"的表述，可见，二者关系极为密切。

三焦功能异常在《伤寒论》属于少阳病的范畴，因此，少阳经气不利与水液输布代谢有着极其密切的关系。而小柴胡汤为少阳病的主方，《伤寒论》第230条也间接谈到了本方对人体津液输布、代谢的调节作用："阳明病，胁下硬满，不大便而呕，舌上白苔者，可与小柴胡汤，上焦得通，津液得下，胃气因和，身濈然汗出而解也。"

膀胱功能异常在《伤寒论》则属于太阳腑病的范畴，膀胱气化无力，水液内停的主方是五苓散。

可见，少阳经气不利与水液输布代谢有着极其密切的关系，而小柴胡汤、五苓散合方则是治疗相关病证的有效经方组合。

笔者常常使用小柴胡汤、五苓散合方化裁治疗水液内停兼有少阳病表现者。适用于现代医学的糖尿病、干燥综合征、尿路感染、慢性肾病、心源性水肿等符合其方证特点者。

第八章　少阳气机不利与血、水运行障碍

——小柴胡汤、猪苓汤合方

一、经方故事

慢性肾炎血尿的中年妇女

这位52岁的阿姨患有慢性肾小球肾炎多年，由女儿陪同前来就诊。患者双下肢凹陷性水肿，眼泡浮肿，晨起口苦，尿黄，大便调，纳、眠可，自述怕热不怕冷。舌略暗，苔薄白；脉甚弦，右甚。

首诊当天，尿检：红细胞计数29/μl，隐血80/μl（+2）。肾功能正常。血压130/90mmHg。

处方：茯苓20g，猪苓15g，泽泻10g，滑石粉20g，阿胶8g（烊化），柴胡15g，黄芩10g，姜半夏8g，党参10g，甘草6g，生姜3片，大枣4枚。6副。

二诊：服前药，下肢水肿、眼泡肿大减，口苦除，尿仍黄。自述近日受寒感冒咳嗽，咽疼，痰多，色黄，伴颈项不适。今日检查：肾功正常，血脂偏高，尿：红细胞计数46/μl，隐血80/μl（+2），咽红。血压130/100mmHg。苔黄白腻。

处方：前方合麻黄连翘赤小豆汤加葛根。

感冒症状缓解后，继以参芪知柏地黄汤加茅根、小蓟、蒲公英、玄参、金银花治疗，2周后，尿检：红细胞计数0/μl，隐血10/μl（+-），血压

130/90mmHg，水肿已无。患者遂自行停药。

临证用方拓展

治疗慢性肾炎的常用经方：

参阅本书“当归芍药散”相关内容。

输尿管结石引起的腰痛、尿血

今天，老L打来电话，一个劲地跟我说：“老同学，真是太感谢了！”

老L是我的一位初中同学，今年32岁，10天前打电话向我求助：“右边的腰一阵一阵地疼，还会牵引右侧小肚子阵痛。”

据他描述，当时疼痛持续了大概1个多小时。到医院检查，尿常规：红细胞计数100/μl。B超：右输尿管中段见一0.6cm×0.4cm强回声光团，后方伴声影，右输尿管上端扩张。腹平片：右侧第3腰椎横突旁见一高密度阴影，医院诊断为“右输尿管结石”。

因为到医院后，疼痛已经不太剧烈。所以，检查完之后，他没有接受治疗，而是打电话向我咨询。

经过询问，了解到他除了有上述腰腹痛、尿血之外，还有心情烦躁，口苦，恶心，便秘，脘腹胀满等表现。

遂处方（大柴胡汤、猪苓汤合方）：柴胡15g，黄芩10g，姜半夏8g，生大黄6g，枳实10g，生白芍20g，赤芍10g，生甘草6g，猪苓15g，茯苓15g，泽泻15g，滑石粉20g，阿胶6g（烊化），生姜2片，大枣4枚。嘱：平时多饮水。

今天，老L告诉我，服上药3副后，大小便通畅，口苦减轻，已不恶心，腰腹无明显不适。又继服6副。今天上医院复查：尿常规正常；B超、

X线证实结石消失，右肾和输尿管未见异常。

临证用方拓展

治疗尿路结石的常用经方：

四逆散，桃核承气汤，芍药甘草汤，大柴胡汤，猪苓汤，五苓散，肾气丸，当归芍药散。

二、临床体悟

小柴胡汤、猪苓汤合方与小柴胡汤、五苓散合方都具有和解少阳、通利小便的功效，二者的不同，体现在猪苓汤和五苓散的区别上。

猪苓汤和五苓散共同的组成药物有猪苓、茯苓、泽泻，因此，二者都有通利小便的功效，都可用于水液内停证。

猪苓汤在此基础上加阿胶、滑石组成，具有养阴、清热、利水的功效，用于治疗阴虚水热互结证。其临床表现常有血尿，心烦不得眠，舌质偏红等特点，其证偏热。

五苓散在此基础上加桂枝、白术组成，具有温阳化气、利水渗湿的功效，用于膀胱气化不利之蓄水证。其临床表现常有恶寒、发热、苔白等特点，其证偏寒。

明确猪苓汤和五苓散方证的区别，再结合小柴胡汤方证特点，有利于我们临床使用这两个经方组合。

笔者常用小柴胡汤、猪苓汤合方治疗慢性尿路感染、尿路结石尿血、慢性肾病等现代疾病符合其方证特点者。热势较重者，可加入栀子、车前子、茅根、二蓟等。

三、猪苓汤方证

1. 原文组成和用法

猪苓（去皮）　茯苓　泽泻　阿胶　滑石（碎）各一两

上五味，以水四升，先煮四味，取二升，去滓，内下阿胶烊消，温服七合，日三服。

2. 加减变化

（1）原文

五苓散，详见本书前文相关内容。

（2）后世发挥

《方剂学》：用治热淋，可加栀子、车前子，以清热利水通淋；用治血淋、尿血，可加白茅根、大蓟、小蓟以凉血止血。

3. 原文荟萃

（1）若脉浮，发热，渴欲饮水，小便不利者，猪苓汤主之。（伤寒223）

（2）少阴病，下利六七日，咳而呕渴，心烦不得眠者，猪苓汤主之。（伤寒319）

四、猪苓汤现代临床应用与药理研究

1. 现代常用剂量、用法

猪苓、茯苓、泽泻、阿胶（烊化）、滑石各9g。水煎2次，早晚各温服1次，阿胶分两次烊化。

2. 功用

利水，养阴，清热。

3. 主治

水热互结证。小便不利，发热，口渴欲饮，或心烦不寐，或兼有咳嗽、呕恶，下利，舌红苔白或微黄，脉细数。又治血淋，小便涩痛，点滴难出，小腹满痛者。

4. 使用注意

（1）阳明胃热弥漫、迫汗外泄、津气两伤所致小便少，禁用本方。

（2）内热壅盛者不宜服用本方。

5. 现代疾病

（1）内科疾病：急慢性肾小球肾炎，系统性红斑狼疮性肾炎，糖尿病肾病，肾病综合征，乳糜尿，中晚期膀胱癌，尿道综合征，复发性泌尿系感染，急慢性肾盂肾炎，肾功能不全，尿崩症，糖尿病神经源性膀胱，低蛋白水肿，难治性水肿，膀胱炎，尿道炎；肺部感染；顽固性心力衰竭；轮状病毒性肠炎，肝硬化腹水，癌性腹水，上消化道出血后发热；再生障碍性贫血，白血病，血友病，一氧化碳严重中毒；

（2）外科疾病：泌尿系结石，肾积水，多囊肾，双膝关节退行性病变，骨折致软组织肿胀，急性腰椎间盘脱出症，颅脑损伤，脑震荡；

（3）妇产科疾病：盆腔炎，羊水过多，复发性老年性阴道炎及尿道炎；

（4）男科疾病：前列腺增生，慢性前列腺炎；

（5）五官科疾病：玻璃体积血，干燥性角膜结膜炎，渗出性中耳炎，内耳性眩晕，慢性咽炎；

（6）皮肤病：荨麻疹；

（7）传染病：肾结核。

6. 药理研究

利尿，治疗肾炎（改善肾脏病理，降低蛋白尿，降低血清肌酐，提高肌酐清除率），对肾小管损伤的保护作用，抑制肾结石形成，排石，抗菌，促进前列腺术后创面愈合，抑癌增效减毒，增强免疫力，改善代谢性酸中毒。

第九章　少阳气机不利与血、水运行障碍
——小柴胡汤、桂枝茯苓丸合方

一、经方故事

中年妇女的小腹疼痛

这位大姐今年40岁，近2-3年来，常感小腹隐痛不适，有时伴有双侧腰酸疼，小便频数，色黄；白带偏多，色为黄，气味不大。晨起口苦，恶心，大便日一次，欠畅。月经周期尚可，腹痛，色暗，量不多，经前情绪烦躁，乳房胀痛。B超：盆腔少量积液。妇科诊断为“附件炎”，服用多种中西药，效欠佳。按诊两侧小腹有压痛，舌质偏暗，尖边偏红，苔薄白，脉弦涩。

处方：柴胡12g，黄芩10g，生甘草8g，党参10g，姜半夏8g，白芍20g，桂枝6g，桃仁6g，赤芍10g，丹皮10g，茯苓20g，败酱草15g，枳实10g，生姜3片，大枣4枚。6副。

服上药后，腹部自觉甚适。口苦、恶心减，大便较畅。后以上方配合当归芍药散，又连续治疗4周。主要症状基本消失，B超复查，盆腔积液消失。遂停药观察。

临证用方拓展

治疗腹痛的常用经方：

参阅本书“桂枝汤”相关内容。

老年妇女慢性尿路感染

L大妈今年60多岁，性情较急。昨天电话预约，排的是下午第6号，护士让她3点多到门诊。她2点就提前到了，看到前面还有好些病人没看完，大妈的嘴里一直在唠叨：“让我3点过来，3点肯定看不上了……”

轮到她的时候，我想：治病先治心，必须先调伏其心。就跟她说：“大妈，怎么等得有点不耐烦啊？现在候诊时间已经缩短很多了，没采取电话预约之前，不少病人凌晨4点多就来排队呢。”大妈笑了。

我又半开玩笑半认真地跟她说：“您的性子有点急，在家是不是爱跟老头吵架？”大妈笑得更开了：“我不跟他吵架，我跟他冷战。”我说：“您这比吵架还可怕啊，宁愿吵一架，也不能冷战。”这时，大妈绷紧的神经已经放松了下来。

大妈患有慢性尿路感染，右肾结石多年。

近日行微创手术，将肾结石部分取出。之后，出现尿道不适（不疼），小便略频，无灼热感，尿色黄。伴左肋下疼痛，浑身乏力，小腿沉重感，右肩胛骨在天冷时则疼痛，大便通畅，情绪易激。舌暗胖，有齿痕，苔薄黄腻，脉弦涩。“尿沉渣+尿常规”：白细胞计数132/μl（正常范围0.0-33.0）。

首诊处方（四逆散、当归芍药散、桂枝茯苓丸合方）：柴胡10g，甘草6g，枳实15g，白芍15g，当归8g，川芎8g，白术15g，茯苓30g，泽泻20g，桂枝3g，桃仁8g，赤芍10g，丹皮10g。6副。

二诊：服药后，右肩胛骨疼痛减轻，全身较轻松。尿道近日略有灼热感。受凉则连续喷嚏，咽痒咳嗽。有时口苦，偶有恶心。脾气急，眠欠实，脚心热。大便略干，欠畅，晨起尿黄。脉弦，左甚。今日“尿沉渣+尿常规”：白细胞计数79/μl。

处方（小柴胡汤、桂枝茯苓丸、四逆散合方）：柴胡15g，甘草6g，党参10g，姜半夏6g，黄芩10g，枳实15g，白芍15g，桂枝2g，桃仁8g，赤芍15g，丹皮15g，茯苓20g。6副。

三诊：尿路不适感大减，诸证均减，小便转清，全身轻松。近日体检报告：中度脂肪肝，右肾囊肿，甲状腺结节。大便偏干，2日一次，欠畅。今日“尿沉渣+尿常规”：正常。

前方加酒大黄4g，继进6副，后，未再复诊。

临证用方拓展
治疗尿路感染的常用经方：

白头翁汤合蒲灰散，小柴胡汤，猪苓汤合六味地黄汤，防己黄芪汤合葵子茯苓散，肾气丸，桂枝茯苓丸。

二、临床体悟

桂枝茯苓丸由桂枝、茯苓、牡丹皮、赤芍、桃仁5味药物组成，具有活血化瘀，缓消癥块的功效，《金匮要略》用于治疗孕妇“宿有癥病”导致的胎动漏下，现代多用于治疗子宫肌瘤，卵巢囊肿等“瘀阻胞宫”之妇科病症。方中桂枝温通血脉，通阳行瘀；桃仁活血祛瘀，助桂枝以化瘀消瘕；丹皮、芍药既可活血散瘀，又能凉血清热，芍药并能缓急止痛；茯苓渗湿祛痰，以助消癥之功。丸以白蜜，甘缓而润，以缓诸药破泄之力。诸药合用，共奏活血化瘀，缓消瘕块之功，使瘀化癥消，诸症皆愈。

后世医家多强调桂枝茯苓丸祛瘀、消癥的功效，分析其药物组成：桂枝、茯苓相配，可以化气、利水；丹皮、赤芍、桃仁相伍，又能凉血、活血、祛瘀。因此，本方的主证应全面概括为血瘀水停，略有化热（瘀热）。

因此，小柴胡汤合桂枝茯苓丸可以治疗血瘀水停，略有化热，兼有少阳病表现者，笔者常用本组合治疗子宫肌瘤、卵巢囊肿、附件炎、痛经等妇科病证符合上述特点者。

值得一提的是，笔者临床发现，不少中老年妇女反复发作的泌尿道感染，多呈现少阳兼有瘀、热、水互结的证候特点，使用小柴胡汤合桂枝茯苓丸，疗效确切。启发笔者试用本方的另一个原因是：笔者家传治疗尿路感染的单方即是将适量桃仁捣碎，水煎服，疗效甚佳。而桂枝茯苓丸正好含有桃仁，真是绝佳的搭配。

三、桂枝茯苓丸方证

1. 原文组成和用法

桂枝　茯苓　牡丹（去心）　桃仁（去皮尖，熬）　芍药各等分

上五味，末之，炼蜜和丸，如兔屎大，每日食前服一丸，不知，加至三丸。

2. 加减变化

《黄煌经方使用手册》：便秘腹痛，加制大黄；腰腿痛，加怀牛膝；皮肤病者，加薏苡仁；腹痛，加当归，川芎；进食后，腹胀嗳气反流，心下按之满痛者，合大柴胡汤；抑郁失眠，合柴胡加龙骨牡蛎汤；面色黄，浮肿貌，腹痛，月经不调，合当归芍药散；腹痛，四肢冷，合四逆散；糖尿病，高血压，合黄芪桂枝五物汤；血管病，合四味健步汤；腰痛，腹痛，合大黄附子细辛汤。

3. 原文荟萃

妇人宿有癥病，经断未及三月，而得漏下不止。胎动在脐上者，为癥痼害。妊娠六月动者，前三月经水利时，胎也。下血者，后断三月衃也。所以血不止者，其癥不去故也，当下其癥，桂枝茯苓丸主之。（金匮二十·2）

四、桂枝茯苓丸现代临床应用与药理研究

1. 现代常用剂量、用法

中成药：桂枝茯苓丸，药市有售。

汤剂：桂枝、茯苓、牡丹皮、赤芍、桃仁各9g。水煎2次，早晚各温服1次。

2. 功用

活血化瘀，缓消癥块。

3. 主治

瘀阻胞宫证。妇人素有瘕块，妊娠漏下不止，或胎动不安，血色紫黑晦暗，腹痛拒按，或经闭腹痛，或产后恶露不尽而腹痛拒按者，舌质紫暗或有瘀点，脉沉涩。

4. 使用注意

（1）所以血不止者，其癥不去故也，当下其癥。

（2）体力衰弱，食欲不振，易恶心，腹泻者及孕妇慎用。

5. 现代疾病

（1）内科疾病：脑梗死，脑出血，偏头痛，带状疱疹后遗神经痛；支气

管哮喘，肺气肿；冠心病，心绞痛，心肌缺血，肺心病，风湿性心脏病，主动脉粥样硬化，难治性高血压；肝硬变，脂肪肝，慢性糜烂性胃炎，胃食管反流病；肾功能不全，紫癜性肾炎，糖尿病肾病，尿路感染；甲亢，甲状腺结节，糖尿病，高脂血症；

（2）外科疾病：尿潴留，尿结石，急性单纯性阑尾炎，肝囊肿，腹膜炎，慢性阑尾炎，术后肠粘连，胸腔积液，胸膜粘连，关节腔积液，血栓性静脉炎，脉管炎，痔疮，肩周炎，下肢深静脉血栓，血栓栓塞性肺动脉高压；

（3）妇产科疾病：乳腺增生，子宫肌瘤，子宫腺肌症，卵巢囊肿，慢性盆腔炎，晚期卵巢癌，原发性痛经、闭经，经期发狂，经期头痛，经期水肿，不孕，习惯性流产，异位妊娠，产后发热，产后腹痛，产后胎盘残留，产后或妇科术后尿潴留，妇科手术后腹痛或阴道不规则出血，更年期综合征，盆腔瘀血综合征，子宫肥大症，子宫内膜异位症，多囊卵巢综合征；

（4）男科疾病：前列腺炎，前列腺增生，慢性附睾炎，精索静脉曲张型不育症，男性输精管结扎后痛性结节，精液不液化症；

（5）五官科疾病：声带息肉；

（6）皮肤病：酒渣鼻，黄褐斑。

6. 药理研究

扩张血管，调整血液循环，促使溶血，显著降低血黏度，调节内分泌，调节免疫，抗炎，降血压，改善肾功能，治疗缺血性脑损伤，抗纤维化，镇静，镇痛。

第十章　少阳气机不利与血、水运行障碍
——小柴胡汤、麻黄连翘赤小豆汤合方

一、经方故事

被荨麻疹纠缠多年的男孩

今天傍晚，接到一个陌生人的电话："董老师您好，我是滨医某某教研室L老师的爱人。您什么时候有时间？想找您看个病。"我感到有些诧异，我到滨医工作时间尚短，并不认识L老师。所以问道："您是怎么知道我的啊？"对方说："我是在一次朋友聚会中知道你的。"我更纳闷了。

随着对方的讲述，我才了解到大概的情况：几天前，她曾与几位朋友聚餐，其中一位朋友的孩子患病，去年经我治疗一段时间后大有改善。这位朋友就极力向她推荐我。

她的话让我回想起了那位长期被荨麻疹折磨的男孩，这位初中生才刚刚14岁，然而其荨麻疹病史却长达9年。患者从5岁起患有荨麻疹，之后，每年国庆节前后则发，每次发作则持续数月。经熟人推荐，患者由父母陪同前来求治。

首诊：此次发作已持续5个月，皮疹呈云片状，此起彼伏，自觉皮肤痒、热，身上有汗，不恶风寒。大便日2-3次，成形，畅，尿黄。口不干不苦，不恶心。纳、眠可。舌胖略暗，苔薄白满布。患者形体肥胖。寸脉浮大，关弦甚。B超：重度脂肪肝。体重190斤。

处方（小柴胡汤加姜皮）：柴胡15g，黄芩10g，姜半夏8g，党参8g，炙甘草6g，生姜3片，大枣4枚，生姜皮一撮。

患者服药6副后，症略减。因为课时较紧，不能前来我周三的门诊。之后，每周末另择他医诊治。

4个月后，再次前来求治。自述服药甚多，均无确效，期间还两次出现剧烈腹痛，到医院输液才得缓解。这回下定决心每周三上午请假，特地找我治疗。

二诊：前天感冒，荨麻疹又加剧，伴咳嗽，痰多质黏，恶热不恶寒。尿黄，便溏。舌尖红，苔薄黄略腻。右脉寸浮数，关尺弦数。近日尿酸590umol/L。

处方：生麻黄8g，连翘15g，杏仁8g，赤小豆30g，桑白皮15g，生甘草6g，柴胡15g，黄芩8g，姜半夏8g，党参8g，生姜3片，大枣4枚。

共服药9副，感冒咳嗽愈，荨麻疹退，未再复发。脉较前缓和甚多，舌暗，苔薄白。自述服前方后，身体较为轻快，较爱活动。小便仍黄。大便日2-3次，略溏。

随后，以前方加减调治月余，停药后，保持良好，偶有小范围复发，服药则效。

临证用方拓展

治疗荨麻疹的常用经方：

参阅本书“桂枝汤”相关内容。

满脸痤疮的女生

这位女生今天来找我，其面容让我大吃一惊。

半年前，我曾见过她两次，当时脸部只有少许痤疮。今天，只见她痤疮满脸，色红，口周为甚。自述，痤疮加剧3天，可能与近来着急上火，吃麻辣烫有关。自觉烦热，身热夜甚，睡眠不实。最近3周，大便日一次，量少，不畅。月经延后1周，色暗，量少，第一天腹胀痛。月经将至。舌略暗，苔薄黄，脉弦涩。

处方：柴胡10g，黄芩8g，天花粉15g，党参6g，麻黄3g，连翘10g，杏仁8g，赤小豆15g，桑白皮15g，酒大黄8g，丹皮8g，赤芍8g，桂枝6g，茯苓15g，大枣15g，生姜10g。6副。

患者服上药后，痤疮大减，月经来潮，量较多，疼痛减。经净后，以小柴胡汤、四逆散、当归芍药散合方调理。2周后，痤疮已稀，遂停药。

临证用方拓展
治疗痤疮的常用经方：

葛根汤，葛根芩连汤，麻黄连翘赤小豆汤，大黄黄连泻心汤，栀子豉汤，半夏泻心汤，柴胡桂枝干姜汤、柴胡加龙骨牡蛎汤，附子理中汤，赤小豆当归散，当归芍药散，桂枝茯苓丸，温经汤。

二、临床体悟

麻黄连翘赤小豆汤由麻黄、连翘、杏仁、赤小豆、桑白皮、炙甘草、生姜、大枣8味药物组成，具有解表发汗，清热利湿退黄的功效，《伤寒论》用于治疗湿热内郁，熏蒸肝胆，兼风寒束表之黄疸。方中，麻黄、杏仁、生姜，宣肺解表，既能散表邪，又能宣畅肺气而利水；连翘、赤小豆、桑白皮，清热解毒而利湿；炙甘草、大枣调和脾胃。诸药合用，解表清里，使外寒得散而湿热得泄。

小柴胡汤、麻黄连翘赤小豆汤合方，可以治疗少阳、太阳同病，兼有湿热内郁之证。笔者常用本组合治疗慢性肾小球肾炎、痤疮、荨麻疹、湿疹、鼻窦炎等现代疾病符合上述证候特点者。

注：本方原名“麻黄连轺赤小豆汤”，由麻黄、连轺（连翘根）、杏仁、赤小豆、生梓白皮、炙甘草、生姜、大枣组成。后世常用连翘代替连轺，用桑白皮代替生梓白皮，方名由此改为“麻黄连翘赤小豆汤”。

三、麻黄连翘赤小豆汤方证

1. 原文组成和用法

麻黄二两（去节）　连轺二两（连翘根是）　杏仁四十个（去皮尖）　赤小豆一升　大枣十二枚（擘）　生梓白皮一升（切）　生姜二两（切）　甘草二两（炙）

上八味，以潦水一斗，先煮麻黄，再沸，去上沫，内诸药，煮取三升，去滓，分温三服，半日服尽。

2. 加减变化

加牛蒡子、双花加强清热力量；加当归、生地，养血凉血。

3. 原文荟萃

伤寒瘀热在里，身必黄。麻黄连轺赤小豆汤主之。（伤寒 262）

四、麻黄连翘赤小豆汤现代临床应用与药理研究

1. 现代常用剂量、用法

麻黄6g，连翘6g，杏仁6g，赤小豆15g，桑白皮15g，炙甘草6g，生姜6g，大枣4枚。水煎2次，早晚各温服1次。

2. 功用

解表散邪，清利湿热。

3. 主治

湿热兼有表证的黄疸。黄疸，兼有发热恶寒，无汗身痒，小便不利，色黄。

4. 使用注意

不宜饮酒，以免助湿热。

5. 现代疾病

（1）内科疾病：慢支肺气肿并肺部感染，咳嗽变异性哮喘，肺结节病；肺心病心衰；肾小球肾炎，小儿肾病水肿，肾病综合征伴胸腔积液，肝肾综合征，特发性水肿；慢性乙肝合并免疫性肝炎；急性痛风性关节炎，血管神经性水肿，过敏性紫癜；

（2）外科疾病：血栓性浅静脉炎，下肢深静脉血栓形成，皮肤变应性结节性血管炎，上腔静脉阻塞综合征；

（3）妇产科疾病：月经疹，妊娠痛痒症；

（4）男科疾病：逆行射精；

（5）儿科疾病：婴幼儿湿疹，小儿脓疱疮，小儿黄疸型肝炎，小儿急性肾小球肾炎，小儿支气管肺炎；

（6）五官科疾病：鼻窦炎，复发性口腔溃疡，渗出性中耳炎合并积水；

（7）皮肤病：慢性荨麻疹，黄褐斑，变态反应性皮肤病，痤疮；

（8）传染病：黄疸型肝炎。

6. 药理研究

改善肝损伤及其代谢功能，预防肾小球肾炎，抗过敏，抗变态反应，止痒。

第十一章　少阳气机不利与血、水运行障碍

——大柴胡汤、桂枝茯苓丸、五苓散合方

一、经方故事

高血压头晕案

高血压是临床常见病，现代医学发展出了5类降压药，在控制指标方面有明显的优势，正因为这样，现在绝大多数中医大夫在面对高血压患者时，都会建议他（她）服用西药控制血压。这样，患者也安心，医生也降低了风险，何乐而不为呢。

当然，有时候也有例外。这位68岁的大妈已经患高血压多年了，平时服用2种降压药：代文2片/次，1次/日；苯磺酸氨氯地平1片/次，1次/日。血压控制仍不理想，第一次来求诊时，测血压176/97mmHg，心率97次/分钟。

此外，还有膝关节骨质增生，服用：氨糖美辛肠溶片，抗骨增生片。

这是一位亲戚介绍来的病人，她最主要的痛苦有三个方面：第一，头晕，有明显的时间规律，每天上午10点多发作，安静休息1个小时后才能缓解。第二，膝盖乏力，走路时间长了尤其明显。第三，几乎每晚都盗汗，已持续一年。睡眠欠佳，口干苦，舌暗，苔薄白，脉弦数。

处方：茯苓30g，泽泻30g，猪苓15g，生白术15g，黄芩15g，赤芍15g，柴胡15g，葛根15g，丹皮10g，枳实10g，姜半夏10g，桂枝5g，酒

大黄5g，桃仁5g，生姜3片，大枣4枚。

服药2副后，血压开始下降，头晕也随之减轻。

服药6副后复诊，血压144/81mmHg，心率86次/分钟。盗汗消失，头晕减轻，膝盖较前有劲。自行将西药调整如下：代文1片/次，日1次，停服苯磺酸氨氯地平。前方加制附子5g，4副，分6天喝完。

6天后复诊：头晕、膝盖不适感大减，血压已在正常范围，睡眠极大改善。以前方略作调整，打成粉末，早晚饭后用米汤冲服5g。随访至今，疗效稳定。

临证用方拓展

治疗高血压的常用经方：

参看前文“葛根汤、小柴胡汤合方”相关内容。

老年妇女的气急、喘促

这位67岁的大妈，患有高血压、高血糖多年，近年来出现气急、喘促，甚则出现呼吸困难，伴双下肢水肿。口苦，恶心，口气重，大便干，3-4天1次，尿黄。左侧腹部不适，大便后则较适。进食稍多则胃胀，引左胁胀闷，嗳气，偶有烧心泛酸。舌质暗，苔薄白，脉沉弦。

患者因气急、喘促日久不愈，心情凝重，怀疑自己得肺癌了。笔者遂建议其行胸部CT检查，检查结果：气管炎。

处方：柴胡12g，黄芩8g，姜半夏8g，干姜6g，酒大黄6g，生白芍20g，枳实10g，桂枝8g，茯苓20g，丹皮10g，桃仁5g，赤芍10g，杏仁5g。

服药6副，气喘大减，口苦、恶心尽除，大便1-2日1次，左腹、左胁较前舒畅。遂以前方略作调整，继续治疗。

临证用方拓展
治疗咳喘的常用经方：

参阅本书“小青龙汤”相关内容。

二、临床体悟

如本书前文所述，大柴胡汤具有和解少阳，通腑泄热的功效，《伤寒论》用于治疗少阳阳明合病；桂枝茯苓丸具有活血化瘀，缓消癥块的功效，《金匮要略》用于治疗孕妇“宿有癥病”导致的胎动漏下；五苓散具有温阳化气，利水渗湿，《伤寒论》用于治疗膀胱气化不利之蓄水证。三方合用，具有和解少阳，通利二便，活血祛瘀的功效，可以用于治疗太阳少阳合病，兼有水瘀互结证。

笔者临床发现有些实证高血压患者具备上述证候特点，使用以上三方合方治疗，能有效降压。笔者通常是先使用汤剂将血压降至正常之后，继用散剂米汤冲服以维持疗效。

此外，用大柴胡汤合桂枝茯苓丸治疗慢性咳喘，为经方大师胡希恕老前辈的经验。胡老通过临床观察，认为顽固性哮喘多呈少阳阳明合病，兼有瘀血阻滞，故常选用大柴胡汤合桂枝茯苓丸进行治疗，可谓独树一帜。笔者学习胡老经验，用于顽固性肺病（包括老慢支、肺气肿、咳嗽变异性哮喘等），方证相应，则常获满意疗效。

应该指出的是，大柴胡汤之大黄，生用则通腑泄热，酒炒则活血化浊，可以视病证之不同而选择使用。此外，桂枝茯苓丸之桃仁，既能活血祛瘀，润肠通便，又能止咳平喘，非常契合顽固性咳喘的病机。笔者临床，常加入杏仁，与桃仁配合使用，以加强宣肺平喘之力。

第十二章　治疗气滞、血瘀、水停的奇妙组合
——四逆散、当归芍药散、桂枝茯苓丸合方

一、经方故事

一位几经误诊误治的女患者

W女士这次来门诊，情绪比前两次稳定了许多，但提起得病经过，她还是数度哽咽。

4个月前，她因为腰部腹部剧痛，最初被误诊为肠套叠，险些贻误病情。之后B超检查发现腹膜后肿物，怀疑恶性肿瘤，遂行肿瘤切除开腹手术，同时行右侧输尿管切除修复术，阑尾切除术。术中大出血，输血六袋。最终的病理诊断却是异位妊娠。

1个月前，全腹CT：肝脏钙化灶，右侧肾盂盏扩张积水，右肾结石，双侧附件囊性病变（2.4cm × 2.1cm、2.6cm × 1.9 cm）。血常规正常。

2周前她第一次来门诊时，说到病情，全身颤抖，泣不成声，心中的恐惧是在场的每个人都能感受到的。

当时的主要表现：腰骶、右侧背部酸疼，并有右下腹疼，天冷则双腿酸，双膝疼。胃常灼热刺痛，大便调。舌略暗，苔薄白腻，右脉浮紧而数，中取略弦，左脉中取弦数。

首诊时，我考虑到她情绪的不稳定，再加上腰部和肢体的疼痛，用的是柴胡桂枝汤。服药6副，效果欠佳，腰腹痛依旧。

二诊，查血、尿常规，肾功，泌尿彩超。示：血、尿常规正常，肾功正常。右肾积水，右肾肾盏点状强回声，右输尿管上端扩张。

再次询问，患者右侧腰腹痛实为内脏（右肾）疼痛，而非皮肉筋骨之痛。小便偶黄，尿频但量不大。舌淡红略暗，苔白腻，脉弦滑右甚。乃辨为气滞血瘀水停证。

处方：当归12g，白芍15g，川芎8g，白术10g，茯苓20g，泽泻15g，桂枝10g，桃仁5g，赤芍8g，丹皮4g，柴胡10g，炙甘草6g，枳壳8g。6副。

这次她来门诊，情绪缓解了很多。她告诉我，服上药后，腰腹痛明显减轻。我让她再服原方6副，以巩固疗效。

临证用方拓展

治疗腰痛的常用经方：

肾气丸，甘姜苓术汤，苓桂术甘汤，麻黄汤，桂枝加黄芪汤，桂枝芍药知母汤，桂枝附子汤，桂枝茯苓丸。

奇怪的全身游走性疼痛

这位52岁的大叔是经我的亲戚介绍，专程从乡下老家前来烟台求治的。

大叔6年前被诊断为早期肺癌，行左上肺癌切除术，之后，身体状况一直尚可。3个月前，无明显诱因出现两胁下疼痛。数日后，往上游走至上胸部，数日后又游走至背腰部。近日则转移至双侧腹股沟和大腿内侧，屈膝时疼痛明显，症状与天气变化无关。3个月前，骨扫描示：胸锁关节、胸骨上段骨质密度较高。

不烦躁，口不干苦，纳可。大便尚可，尿不太黄。舌偏淡暗，苔薄白。

右脉弦涩缓，左寸尺弱，关弦涩。自述平素血压偏低。

处方：柴胡15g，白芍10g，枳实10g，炙甘草10g，当归10g，赤芍10g，川芎10g，白术15g，茯苓15g，泽泻15g，桂枝10g，丹皮5g，桃仁5g。6副。

二诊：服药后，疼痛明显减轻。前方加生薏米20g，6副。

之后，又以上方加减，调理两次，疼痛未再发作，遂停药观察。

临证用方拓展

治疗痹证的常用经方：

参阅本书“桂枝芍药知母汤”相关内容。

精神紧张引起的月经不调

这是一位护理专业22岁的女生，今日专程从实习医院回校来找我治病。她说6个多月前曾找我开过一次方子，服药4副后，病情就大见好转了。

我从电脑将她的病历找出，这是当时的记录：3年前，因准备高考，精神甚为紧张，导致经断3个月，后服西药，当天晚上腹痛，次日经至。此后，月经前后不定，痛经，两颊起痤疮。经期共5天，第2-3天痛剧，血块较多。

按时间大概推算，此次月经将行，现腹略胀。近日口干苦，欲温饮，脾气急。纳可，眠佳，二便尚调。平素怕冷，脚冷，精力体力可，久站则腰疼。舌胖暗，有齿痕，苔略腻。右脉弦涩，双尺偏弱。

处方：柴胡10g，当归10g，川芎10g，白术10g，茯苓10g，枳实10g，赤芍10g，丹皮10g，甘草6g，黄芩6g，桂枝6g，益母草20g，桃仁4g。

4副。

女生今天告诉我，服上方后，即来月经，甚为通畅，腹痛大减。之后，月经周期一直规律，且未再痛经，痤疮也大为减轻。此次，因前往医院实习，生活环境改变，痤疮复发，遂来求诊。

临证用方拓展

治疗痛经的常用经方：

参阅本书“当归芍药散”相关内容。

酗酒嗜烟患者的右侧腹痛

这位52岁的大叔复诊时，非常欣喜，甚至有些不敢相信：“喝完第2副药几乎就不疼了！”

大叔平素喜欢饮酒、吸烟，最近几个月出现了一个奇怪的症状：右侧腹部阵发性瞬间疼痛，夜间睡觉时明显，右侧卧，则略能缓解。口苦，大便尚调，尿色可。舌淡暗，苔白灰滑黏。左脉弦，右脉弦涩。自述患有肝囊肿，血脂偏高，血压132/94mmHg。按诊发现其腹肌略显紧张。

处方：柴胡10g，生白芍10g，赤芍10g，枳实10g，生甘草8g，当归10g，川芎8g，生白术10g，苍术10g，茯苓15g，泽泻15g，桂枝8g，丹皮8g，桃仁4g，黄芩8g。6副。

复诊时，患者自述：服前方1副，右腹痛即转移至胃脘部，再服1剂，胃痛也除。口苦减，苔仍黄腻。嘱：不可掉以轻心，务要戒烟限酒。前方加藿香、佩兰、黄连继续调理2周，病情未见反复，遂停药观察。

临证用方拓展

治疗腹痛的常用经方：

参阅本书“桂枝汤”相关内容。

慢性肾功能不全的中年妇女

这位55岁的大婶自述，双下肢水肿间断发作长达四十余年，诊断为“慢性肾炎，肾功能不全，右肾囊肿，肾性高血压”4年。一直服用苯磺酸氨氯地平控制血压。近日肾功能检查：尿素10.9mmol/L，肌酐217.0umol/L，尿素/肌酐=5.02，尿酸557.0umol/L。

睡眠多梦，夜尿2次，大便可。平素喜饮温水，余无明显不适。舌略暗微红，苔薄白，左脉细涩，右脉关独弦滑，寸尺略弱。

处方：当归12g，赤芍12g，川芎6g，白术10g，茯苓15g，泽泻15g，槐米10g，枳壳10g，柴胡10g，炙甘草6g，自加玉米须适量同煎，6副。

此后，一直以前方化裁治疗，曾加酒大黄（小量）、水蛭、生黄芪等，汤药间断服用，配合散剂冲服。患者感觉体力回升，气色转佳，整体状态明显改善。以下是肾功能、尿常规检测。

1个月后，肾功：尿素12 mmol/L，肌酐186umol/L，尿酸476umol/L。尿常规：尿蛋白0.3 g/L（+）。

3个月后，肾功：尿素11.14mmol/L，肌酐162umol/L，尿酸462umol/L。尿常规：尿蛋白0.15 g/L（+-）。

半年后，肾功：尿素11.51mmol/L，肌酐159.6umol/L，尿酸436.1umol/L，尿常规：尿蛋白（-）。

之后，患者因故未能继续治疗。

临证用方拓展
治疗慢性肾功能不全的常用经方：

小柴胡汤，半夏泻心汤，大黄附子细辛汤，当归芍药散，下瘀血汤，大黄甘草汤，六味地黄汤，肾气丸。

二、临床体悟

如本书前文所述，四逆散具有透邪解郁，疏肝理脾的功效，《伤寒论》用于治疗阳郁厥逆，后世多用于治疗肝脾气郁证；当归芍药散具有疏肝健脾，活血化瘀，健脾利湿的功效，《金匮要略》用于治疗妇人腹痛，后世多用于治疗血虚血瘀、脾虚水停证；桂枝茯苓丸具有活血化瘀，缓消癥块的功效，《金匮要略》中用于治疗孕妇“宿有癥病”导致的胎动漏下，后世多用于治疗瘀阻胞宫证。

三方合用，具有行气解郁，养血活血，健脾利水的功效，用于治疗气滞、血瘀、水停证，可谓理法精当、方药天成，是笔者临床非常喜欢使用的一个经方组合。常用于气滞、血瘀、水停所致的各种病证，疗效非常显著。

各种病证之中，以痛证为多见，包括各种躯体、内脏疼痛，只要辨证属于气滞、血瘀、水停证，使用本组合多有良效。

此外，应该重点推荐的是，不少慢性肾病，包括肾功能不全患者，其证候也具有典型的气滞、血瘀、水停的特点，使用本组合不仅能够缓解症状，还能修复肾脏损伤，改善肾脏功能。在用于治疗慢性肾功能不全时，笔者常加入水蛭粉1g，分2次冲服。

第十三章　治疗气虚、血瘀、水停的常用组合

——防己黄芪汤、当归芍药散合方

一、经方故事

持续15年的右下肢水肿

D大叔是我3个月前诊治过的病人，他已经有段时间没来门诊了，昨天下午见到他，让我有些诧异。

大叔今年60岁，3个月之前，他来到我的门诊，主要是想治疗困扰他15年的右下肢水肿。大叔30年前患脑血栓，留有右侧肢体活动不利。7年前双腿摔伤后，小腿部一直留有大面积结痂并有瘀斑。自述曾久服金匮肾气丸，效不显。舌质暗，苔薄白略滑，脉虚涩。

当时辨为气虚血瘀水停证，予防己黄芪汤合当归芍药散：生黄芪30g，汉防己12g，生白术12g，当归10g，白芍10g，赤芍10g，川芎8g，茯苓30g，泽泻20g，生姜3片，大枣4枚。

服3副而大效，继服15副，水肿消失。

昨天在门诊，大叔非常高兴，还卷起裤腿让我看，欢喜地跟我说："水肿15年了，到处治疗没能缓解，就吃您的方子效果好。"

临证用方拓展
治疗水肿的常用经方：

越婢加术汤，五苓散，防己黄芪汤，四逆散，真武汤，猪苓汤，当归芍药散。

外伤后遗留的双小腿胀痛

这是我2010年在北京坐诊时治疗的一则案例。

患者，女，35岁，两小腿胀痛，午后为剧，病已4个月。4个月前，坐摩托车不慎摔伤，当时双膝肿痛。经治疗，膝盖肿痛渐除，出现两小腿胀痛，持续至今。持物久则右小指、无名指麻木。每月经期，则左太阳穴疼痛，现月经将至。舌略暗，苔薄白，脉涩。

初诊，予柴胡桂枝汤。服药7副后，经期头痛未发，指麻除，腿痛略减。

二诊，予防己黄芪汤合当归芍药散加味：生黄芪30g，汉防己15g，生白术15g，当归15g，白芍15g，赤芍10g，川芎8g，茯苓20g，泽泻10g，川牛膝15g，生姜3片，大枣4枚。

服上方7副，腿痛全除。继服7副以巩固。

临证用方拓展
治疗痹证的常用经方：

参阅本书“桂枝芍药知母汤”相关内容。

二、临床体悟

防己黄芪汤，由防己、甘草、黄芪、白术、生姜、大枣6味药物组成，具有益气祛风，健脾利水的功效，《金匮要略》中用于治疗表虚不固之风水或风湿症。方中防己祛风行水，黄芪益气固表，兼可利水，两者相合，祛风除湿而不伤正，益气固表而不恋邪，使风湿俱去，表虚得固；白术补气健脾祛湿，既助防己祛湿行水之功，又增黄芪益气固表之力；姜、枣调和营卫，甘草和中，兼可调和诸药。诸药相伍，祛风与除湿健脾并用，扶正与祛邪兼顾，使风湿俱去，诸症自除。

如前文所述，当归芍药散具有疏肝健脾，活血化瘀，健脾利湿的功效，《金匮要略》中用于治疗妇人腹痛，后世多用于治疗血虚血瘀、脾虚水停证。

二者合方，具有益气健脾、活血利水的功效，可以治疗气虚、血瘀、水停所致的多种病证。笔者常用本组合治疗各类水肿（特发性水肿、脑卒中后肢体水肿、慢性肾病水肿等）以及各种关节痛（类风湿、风湿、痛风）符合上述证候特点者。

注：防己有汉防己和木防己两种，前者属防己科，后者属马兜铃科。国外报导，有人长期服用含防己的减肥药而导致肾毒（主要为马兜铃酸），故笔者临床都用汉防己，不用木防己。

三、防己黄芪汤方证

1. 原文组成和用法

防己一两　甘草半两（炒）　白术七钱半　黄芪一两一分（去芦）

上锉麻豆大，每抄五钱匕，生姜四片，大枣一枚，水盏半，煎八分，去滓，温服，良久再服。服后当如虫行皮中，以腰下如冰，后坐被上，又以一被绕腰以下，温令微汗，瘥。

2. 加减变化

（1）原文

喘者，加麻黄半两；胃中不和者，加芍药三分；气上冲者，加桂枝三分；下有陈寒者，加细辛三分。腹痛者，加芍药。

（2）后世发挥

《黄煌经方使用手册》：气喘者，加麻黄；腹痛者，加芍药；下肢疼痛并有浮肿明显者，加怀牛膝；血脂高者，加泽泻；头晕头痛、腰腿无力者，加葛根；胸痛、头晕、心绞痛者，加川芎、丹参；易感冒、鼻塞打喷嚏，合玉屏风散；精神萎靡、下肢肿甚者，合真武汤。

3. 原文荟萃

（1）风湿，脉浮、身重，汗出恶风者，防己黄芪汤主之。（金匮二·22）

（2）风水，脉浮身重，汗出恶风者，防己黄芪汤主之。腹痛加芍药。（金匮十四·22）

（3）《外台》防己黄芪汤：治风水，脉浮为在表，其人或头汗出，表无他病，病者但下重，从腰以上为和，腰以下当肿及阴，难以屈伸。（金匮十四·附方）

四、防己黄芪汤现代临床应用与药理研究

1. 现代常用剂量、用法

防己12g，甘草6g，黄芪15g，白术9g，生姜3片，大枣4枚。水煎两次，早晚各温服1次。

2. 功用

益气祛风，健脾利水。

3. 主治

表虚不固之风水或风湿证。汗出恶风，身重微肿，或肢节疼痛，小便不利，舌淡苔白，脉浮。

4. 使用注意

（1）服后当如虫行皮中，以腰下如冰，后坐被上，又以一被绕腰以下，温令微汗，瘥。

（2）本方中防己的品种应采用防己科多年生藤本植物粉防己的根，此又称汉防己，饮片名粉防己。广防己，又称木防己，因含有易导致肾功能不全的马兜铃酸，则不宜使用。

5. 现代疾病

（1）内科疾病：特发性水肿，功能性水肿，急慢性肾小球肾炎，肾病综合征，慢性肾功能不全；慢性风心病，肺心病，高血压，肾性高血压，充血性心衰；肝硬化腹水，慢性腹泻；脑血管疾病；痛风，糖尿病，高脂血症，单纯性肥胖症；类风湿关节炎，风湿性关节炎，痛风性关节炎；

（2）外科疾病：腰椎间盘突出症，骨折后低张性水肿，变形性膝关节炎，膝关节积液，结节性血管炎；

（3）皮肤病：狐臭，多汗症，汗臭，黄汗，下肢复发性丹毒。

6. 药理研究

抗炎，镇痛，利尿，降血脂，调整免疫，抗凝血，抗动脉硬化，减肥，抗辐射，抗急性肾功能损伤，抑制肾纤维化，改善肾功能，抗肺损伤，抗肝纤维化，抗肝硬化门脉高压症，改善糖尿病皮肤溃疡大鼠血管功能，改善脊髓微环境，保护神经组织免受损害。

第十四章　阳气与水饮（痰饮）
——苓桂术甘汤、枳实薤白桂枝汤合方

一、经方故事

不一样的胃脘发闷

L大叔今年65岁，是我一位老病人的岳父。他的主要痛苦有两方面：1. 平素入睡困难，近20天加重；2. 胃脘发闷，受寒风、热风则加重，劳累后也加重。大便欠畅，腹肌略紧。口不干不苦。面红，血压高（服硝苯地平、卡托普利，血压：140/90mmHg）。血脂偏高。舌偏暗，苔薄白。右寸弦，关脉虚，左脉弦。

首诊处方：柴胡10g，生白芍10g，枳实10g，甘草6g，姜半夏8g，黄芩8g，黄连4g，干姜10g，党参15g，酸枣仁15g，知母10g，川芎8g，茯神15g，三七粉2g（分冲），丹参20g，大枣4枚。6副。

二诊：服前方，睡眠改善，胃脘痞闷不减。近日检查：心电图、胸部平片无异常。

细思：若属胃肠功能失调所致脘闷，服四逆散合半夏泻心汤一般都能起效，此例病人胃脘症状没有丝毫改善，必有他情。再次询问，得知患者身处空气不流通的环境，脘闷症状也会加剧。遂考虑脘闷可能与心血管郁滞有关，结合《金匮要略》原文“胸痹，心中痞气，气结在胸，胸满，胁下逆抢心，枳实薤白桂枝汤主之；人参汤亦主之。”遂尝试处方如下：

全栝蒌20g，薤白8g，枳实15g，桂枝8g，厚朴15g，茯苓15g，生白术10g，炙甘草6g，丹参20g，檀香8g（后下），砂仁8g（后下）。6副。

三诊：服前方后，胃脘痞闷大见好转，睡眠佳，血压123/78mmHg。前方继服，加以巩固。

临证用方拓展

治疗腹胀的常用经方：

参阅本书“半夏厚朴汤”相关内容。

肺癌病人的胸闷

这是我9年前远程诊治的一例肺癌患者（我堂叔的岳父），一直电话诊病处方，生活质量明显改善，患者寿命延续了3年多。现简要汇报如下：

初诊：患者，男，72岁。一个月前，因头晕，胸闷，气喘，腿软，走路不稳，去医院住院治疗，CT示：右上肺周围型肺癌，伴上纵膈淋巴结转移，行支气管镜检查，活检组织未找到癌细胞，建议到上级医院进一步诊治。

家属考虑患者年事已高，又有高血压、冠心病等基础病，经过反复考虑，决定找我先开些中药看看。

刻下：胸部憋闷，用拳捶之则舒，受凉感冒后则剧；气喘，即使步行上一层楼，也须停下休息数次；不咳，痰不多，易出，色白不黏；腿软，稍行则觉乏力；蹲身或弯腰后起来即感头晕剧烈；全身畏寒，脚心热，无汗；口不干，晨起口黏、口苦；纳可，稍多食则胃胸痞满，大便调，夜尿多。舌相片示：舌淡胖，有口疮，苔白滑（因为病人在外地，无法摸脉）。

处方：茯苓20g，桂枝10g，生白术10g，炙甘草10g，炒枳实10g，薤白10g，厚朴10g，全栝蒌10g，白芥子6g，仙鹤草30g，生姜3片，大枣10枚。

二诊：服药4副后，胸部憋闷大有好转（以前必须捶胸才能缓解，现在只有比较劳累之后稍感胸闷，休息片刻即能缓解）；气喘明显改善，以前爬一楼即发，现可爬四楼，尚不太累；走路较前有力；头晕明显好转，“起则头眩”消失；全身畏寒感明显改善，自述以前要穿好多衣服，现穿衣量接近平常；口疮已好。仍口苦，便偏干。减苓、桂、草、白芥子量，全栝蒌加量，加柴胡、黄芩。

继服4剂，症状进一步减轻，口苦除。

后，以上方加减化裁，间断服用数月。患者症状日渐减轻，生活质量大有改善。随后，因相距遥远，再加上我硕士毕业后，游学四方，遂中断治疗。

后来电话得知，患者又活了3年多，最终因全身骨转移而去世。

临证用方拓展
治疗肺癌的常用经方：

栝蒌薤白半夏汤合麻杏甘石汤，百合知母汤合麦门冬汤，大黄䗪虫丸合千金苇茎汤，百合地黄汤合炙甘草汤。

二、临床体悟

苓桂术甘汤由茯苓、桂枝、白术、炙甘草4味药物组成，具有温阳化饮、健脾利湿的功效，《伤寒论》《金匮要略》用于治疗阳虚饮停所致心悸、眩晕等证。本方重用甘淡之茯苓，健脾利水，渗湿化饮，既能消除已聚之痰饮，又善平饮邪之上逆。桂枝温阳化气，平冲降逆。苓、桂相合为温阳化气、利水平冲之常用组合。白术健脾燥湿，苓、术相须，为健脾祛湿的常用组合，在此体现了治生痰之源以治本之意；桂、术同用，也是温阳健脾的常用组合。炙甘草用于本方，其用有三：一可合桂枝以辛甘化阳，以襄助温补中阳之力；二可合白术益气健脾，崇土以利制水；三可调和诸药。四药合用，温阳健脾以助化饮，淡渗利湿以平冲逆，全方温而不燥，利而不峻，标本兼顾，配伍严谨，为治疗痰饮病之和剂。

枳实薤白桂枝汤由枳实、厚朴、薤白、桂枝、栝蒌5味药物组成，具有通阳散结，祛痰下气的功效，《金匮要略》用于治疗胸阳不振、痰气互结之胸痹，现代常用于治疗冠心病心绞痛、肋间神经痛等。方中栝蒌，味甘性寒入肺，涤痰散结，开胸通痹；薤白辛温，通阳散结，化痰散寒，能散胸中凝滞之阴寒，化上焦结聚之痰浊，宣胸中阳气以宽胸，乃治疗胸痹之要药。枳实下气破结，消痞除满；厚朴燥湿化痰，下气除满，二者同用，共助宽胸散结、下气除满、通阳化痰之效。佐以桂枝通阳散寒，降逆平冲。诸药配伍，使胸阳振，痰浊降，阴寒消，气机畅，则胸痹而气逆上冲诸证可除。

二者合方，具有通阳行气、健脾化痰利水的功效，可用于治疗心脾阳气不足，痰浊水饮停滞证。笔者临床常用本组合治疗慢性心脏病、慢性肺病有上述证候表现者。

三、苓桂术甘汤方证

1. 原文组成和用法

茯苓四两　桂枝三两（去皮）　白术　甘草（炙）各二两

上四味，以水六升，煮取三升，去滓，分温三服。

2. 加减变化

（1）原文

去甘草，加泽泻、猪苓，为五苓散，治疗水蓄膀胱所致的头眩，烦渴，脐下悸；去桂枝加干姜，为肾着汤，治疗寒湿下侵所致腰部冷痛沉重。

（2）后世发挥

《方剂学》：咳嗽痰多者，加半夏、陈皮以燥湿化痰；心下痞或腹中有水声者，可加枳实、生姜以消痰散水。

3. 原文荟萃

（1）伤寒，若吐若下后，心下逆满，气上冲胸，起则头眩，脉沉紧，发汗则动经，身为阵阵摇者，茯苓桂枝白术甘草汤主之 。（伤寒67）

（2）心下有痰饮，胸胁支满，目眩，茯苓桂枝白术甘草汤主之。（金匮十二·16）

（3）夫短气有微饮，当从小便去之，苓桂术甘汤主之；肾气丸亦主之。（金匮十二·17）

四、苓桂术甘汤现代临床应用与药理研究

1. 现代常用剂量、用法

茯苓12g，桂枝9g，白术6g，炙甘草6g。水煎2次，早晚各温服1次。

2. 功用

温阳化饮，健脾利湿。

3. 主治

中阳不足之痰饮。胸胁支满，目眩心悸，短气而咳，舌苔白滑，脉弦滑或沉紧。

4. 使用注意

若饮邪化热，咳痰黏稠者，不宜。

5. 现代疾病

（1）内科疾病：椎–基底动脉供血不足，神经性呕吐，氯氮平所致流涎，脑皮神经后支内侧支卡压综合征，脑梗死后偏瘫，面神经麻痹，神经官能症；慢性心力衰竭，冠心病，扩张性心肌病，病毒性心肌炎后遗症，病态窦房结综合征，心律失常，甲状腺功能减退性心脏病，风湿性心脏病，恶性心包积液，单纯收缩期高血压，心动过缓，过早搏动，心房纤颤，阵发型心动过速，扩张性心肌病，低血压病，心源性水肿，心脏瓣膜病；特发性水肿，慢性肾小球肾炎；慢性胃炎，萎缩性胃炎，胆汁反流性胃炎，胃下垂，慢性结肠炎，肠易激综合征，肝硬化腹水；胸腔积液，肝性胸水，慢性支气管炎，阻塞性肺气肿，支气管肺炎恢复期，哮喘；高脂血症，抗精神病药物所致肥胖症，肥胖型糖尿病，糖尿病肾病；有机磷农药迟发性神经中毒综合征；

（2）外科疾病：肝囊肿，尿路结石，肾结石，结石梗阻性肾盂积水，幽门不完全性梗阻；颈性眩晕，膝骨关节病关节积液，创伤性膝关节滑膜炎，骨折术后尿潴留，腰椎间盘突出症；

（3）妇产科疾病：经行浮肿，阴道壁囊肿，盆腔积液，顽固性带下病，经前期紧张症，急性羊水过多；

（4）男科疾病：男性更年期综合征；

（5）儿科疾病：小儿慢性唇炎，儿童多动症，小儿夜啼不安，小儿遗尿；

（6）五官科疾病：家族性女性眼圈发黑，眼底出血，角膜炎，白内障，结膜炎，视神经萎缩，视网膜病变，梅尼埃病，过敏性鼻炎；

（7）皮肤病：自汗症，结节性红斑，银屑病；

（8）传染病：结核性胸膜炎，结核性浆膜炎，结核性心包炎。

6. 药理研究

改善慢性充血性心力衰竭，改善心肌缺血，改善血液流变状态，保护炎性胸腔积液胸膜间皮细胞，增强免疫调节，抑制变态反应性异常免疫性炎症，治疗老年性痴呆，减肥，提高肾小球滤过率，止泻，利尿等。

五、枳实薤白桂枝汤方证

1. 原文组成和用法

枳实四枚　厚朴四两　薤白半斤　桂枝一两　栝蒌一枚（捣）。

上五味，以水五升，先煮枳实、厚朴，取二升，去滓，内诸药，煮数沸，分温三服。

2. 加减变化

（1）原文

栝蒌薤白白酒汤（本方减枳实、桂枝、厚朴，加白酒）：治胸阳不振，阴邪阻滞胸痹之轻症；

栝蒌薤白半夏汤（本方减枳实、桂枝、厚朴，加半夏、白酒）：治胸阳不振，阴邪阻滞胸痹之重症。

（2）后世发挥

《方剂学》：若寒重者，可酌加干姜、附子以助通阳散寒之力；气滞重者，可加重厚朴、枳实用量以助理气行滞之力；痰浊重者，可酌加半夏、茯苓以助消痰之力。

3. 原文荟萃

胸痹心中痞气，气结在胸，胸满，胁下逆抢心，枳实薤白桂枝汤主之；人参汤亦主之。（金匮九·5）

六、枳实薤白桂枝汤现代临床应用与药理研究

1. 现代常用剂量、用法

枳实12g，厚朴12g，薤白9g，桂枝6g，栝蒌12g。水煎两次，早晚各温服一次。

2. 功用

通阳散结，祛痰下气。

3. 主治

胸阳不振、痰气互结之胸痹。胸满而痛，甚或胸痛彻背，喘息咳唾，短气，气从胁下冲逆，上攻心胸，舌苔白腻，脉沉弦或紧。

4. 使用注意

胸痹有虚实之分。阳气不足之虚证，当用理中汤（人参汤）治疗。

5. 现代疾病

（1）内科疾病：冠心病心绞痛，室性早搏，窦性心动过缓，风湿性心脏

病，心包炎，肺心病；支气管炎，支气管哮喘；慢性胆囊炎，慢性胃炎；高脂血症；癔病；肋间神经痛；

（2）外科疾病：肩周炎，非化脓性肋软骨炎；

（3）妇产科疾病：更年期综合征；

（4）皮肤病：痤疮；

（5）传染病、寄生虫病：痢疾，胆道蛔虫病，结核性胸膜炎。

6. 药理研究

改善心肌缺血，抗心肌损伤，降血脂。

第十五章　阳气与水饮（痰饮）
——苓桂术甘汤、半夏白术天麻汤合方

一、经方故事

顽固性头痛

2014年春节期间，曾在老家治疗一例顽固性头痛。

患者，男，65岁，头痛 2年，加重4个月，2年前出现平躺片刻则头痛，曾住院治疗2次，效不佳。

刻下：近4个月头痛加重，最近10天尤其严重。不管白天、晚上，只要平躺一段时间则左侧头痛，站起则头痛减轻，伴有后项不适。头痛严重影响睡眠，胃脘偶有隐痛，饱食则发。右肩痛，上臂抬举活动受限。纳可，二便尚调，口不干不苦。舌淡胖，苔薄白滑腻。左脉寸偏弱、关尺弦，右脉弦。辨为：脾胃阳气不足，运化无力，痰饮内停，上犯于头。

处方：茯苓30g，桂枝15g，苍、白术各10g，炙甘草8g，泽泻15g，姜半夏8g，天麻10g，陈皮8g。针左腿肩痛穴（“平衡针”穴位，位于腓骨小头与外踝连线的上1/3处。治疗肩痛，交叉取穴）。

针2次，肩痛除。服上方后，效甚佳。连服药20余副，头痛遂除。此后偶有复发，服此方即能取效。

临证用方拓展
治疗头痛的常用经方：

参阅本书“柴胡加龙骨牡蛎汤”相关内容。

头晕重症

今天门诊忙碌了一天，回到家中，已近7点。匆匆吃过晚饭，躺在床上补睡了一觉。正酣睡之时，电话铃声响起，原来是老家的一位病人的儿子打来的：“不好意思又打扰你了，我妈的头晕已经全好了，她的药还需要继续喝么？”

头晕患者今年62岁，是我春节期间在老家治疗的一位病人，按照辈份算来，我应该称她“奶奶”。

去年放寒假之前，她儿子就给我打来电话，恳求我帮她开个方子。

首诊记录（电话诊治）：患者近3-4个月，突然出现剧烈的头晕，以至不能稳步前行，走路的时候，身子有往后跌倒的趋势（甚则往后退步）。曾先后住院3次，住院期间似乎有些好转，但回到家中，病情又如旧。全家人为此极度苦恼。当地某三甲医院诊断为：植物神经功能紊乱，右侧桥小脑角区占位。头部核磁示：双侧基底节腔隙性脑软化。高血脂偏高。患者尿黄，便秘，口苦，心烦。首诊，予柴胡桂枝干姜汤。服3副，大便通畅，小便转清，口苦减，心烦减，头晕略减。

待我腊月二十九返家，其子遂携母连夜来求诊。

二诊：双腿乏力，头晕。此前曾头晕跌倒，伤及头顶，现局部有抽动感。纳差，胃中微有灼热感，无恶心呕吐，口略干、苦。大便每日1次，通畅，尿略黄。夜间怕热，不怕冷。舌嫩红，苔薄白，舌下静脉粗大，脉寸关浮大，尺弱。

予真武汤合桂枝龙骨牡蛎汤合交泰丸。

三诊：服上药6副，头晕进一步减轻。口中发黏，不欲饮，咽中痰感。

处方：茯苓30g，桂枝10g，生白术15g，生甘草4g，法半夏8g，陈皮8g，天麻10g，泽泻15g。

四诊：服上药4副，头晕大减，现仍有头重感，双腿仍乏力，语音低弱，纳欠佳，口淡乏味，二便调。舌尖略红。原方加焦三仙、沙苑子、菟丝子，6副。

其子刚才打来电话：头晕基本痊愈，食纳有增，腿脚尚觉乏力，全家感激不已云云。

临证用方拓展

治疗眩晕的常用经方：

参阅本书“柴胡加龙骨牡蛎汤”相关内容。

二、临床体悟

苓桂术甘汤由茯苓、桂枝、白术、炙甘草4味药物组成，具有温阳化饮、健脾利湿的功效，《伤寒论》《金匮要略》用于治疗阳虚饮停所致心悸、眩晕等证。

半夏白术天麻汤由半夏、天麻、茯苓、橘红、白术、甘草、生姜、大枣组成，具有化痰熄风，健脾祛湿的功效，《医学心悟》用于治疗眩晕属“湿痰壅遏者”，后世常用于治疗风痰上扰证。方中半夏燥湿化痰，降逆止呕；天麻平肝熄风，而止头眩，两者合用，为治风痰眩晕头痛之要药。以白术、茯苓相配，健脾祛湿，能治生痰之源。以橘红理气化痰，俾气顺则痰消。以甘草和中调药；煎加姜、枣调和脾胃，生姜兼制半夏之毒。全方风痰并治，标本兼顾，但以化痰熄风治标为主，健脾祛湿治本为辅。

二者合方，具有温阳化饮，健脾化痰熄风的功效，可用于治疗阳气不足，痰饮内停，上扰清阳之证。半夏白术天麻汤虽然不属于仲景经方，但因为该方与苓桂术甘汤的组合，笔者在临床极为常用（多用于治疗头痛、眩晕符合上述证候者），故列与此。

下篇

讲座实录与医学随笔

第一章　讲座实录

《大医精诚》详解

各位同学：大家傍晚好！

今天天气不错，又是周末，大家有没有出去玩？适当地放松一下，对身心有好处。

《大医精诚》这篇文章，咱们每次上经方课之前都会齐诵一遍。应该说，大家已经非常熟悉了。然而，其中的义理，我们理解了多少？又落实了几分？我想，每一位有志于成为大医的同仁都应该经常扪心自问。

同学们现在还处在求学的阶段，还是医学生，说实话，不管我怎么讲，同学们的体会都不会太深，因为你们现在接触到的病人还很少。当你真正进入临床，面对病人时，再去反复地体会，你会悟出很多东西。现在，我每一次细读《大医精诚》，都会觉得灵魂又得到一次新的升华。所以，这篇文章非常之重要。

我们的经方课已经连续进行了3个学期，直到今天才专门安排一个晚上的时间来深入研讨《大医精诚》，这是我的过失。

因为，对于医者而言，很多时候，心念比医术还要重要，大家以后慢慢去体会这一点。此前的课程，我只是穿插着提及了一些关于医者存心的问题，更多的是给大家讲某方、某药。所以，这次我就下定决心要把《大医精诚》跟大家好好讲一讲。

这篇文章，我曾在多处宣讲，包括京津地区的几所大学，以及全国好几个地区。其中最大的一场，是在黑龙江省某市，听众多达5000余人；

而最专业的一场，则是在河北省某市，市卫生局长带领全市1000多名医务工作者在台下听讲。

尽管，这个课我此前曾经在别处讲授多次，但今晚所分享的内容还是融入了不少最新的思考和体会。我将怀抱一颗最赤诚的心，将最近学习和实践的心得体会向大家做一个汇报。

我们学中医的人应该都看过一篇文章，就是《史记·扁鹊仓公列传》，在我们的《医古文》教材当中也选录了这篇文章。如果不是学中医专业的人，也可能没看过。

这篇文章是司马迁给战国时期的名医扁鹊（秦越人）作的传，第一段写得很神奇：扁鹊，这位千百年来家喻户晓的神医，早年却并不是学医的，他“少时为人舍长”——年轻的时候曾经当过旅馆的管理人员。有一位名叫长桑君的老者常来住店，扁鹊很会看人，他看出长桑君是个了不起的人物，所以每次他来住店的时候，都对他非常恭敬，如此十年。

诸位同学，从这里我们可以看到师生之间的交往。我以前拜师学太极拳的时候，我的老师说了一段话，他说：以前的人在拜师之前，首先，徒弟要对师父了解三年，然后提出要拜师的意愿；老师再对学生考察三年，最后才能确定师徒关系。就是说，拜师之前，师徒互相要有深入的了解。你们看扁鹊跟长桑君，互相了解十年！

直到长桑君对扁鹊非常认可之后，才把他叫到跟前，说，自己年老了，“有禁方”要传给他。

长桑君随后从怀里掏出一包药给扁鹊，说：“饮是以上池之水，三十日，当知物矣。”翻译成现在的话，相当于：“把这个药喝了，三十天之后，你就会跟常人不一样。”诸位请注意：这个药必须用“上池之水”来煎服，才会有效！

当然，除了这包药之外，还给了他一些医书。

然后，扁鹊回家就用“上池之水”煮这包药喝，过了三十天，就可以“视见垣一方人”——隔着墙能看到对面的人。“以此视病，尽见五藏症结，特以诊脉为名耳。”也就是说，扁鹊看病的时候，能透视人的五脏六腑，摸脉仅仅是做个样子而已。用现在的话来说，就是有特异功能了。

那包药，我们无从得知是什么药，但是关于“上池之水”，则有很多的说法：有说是“未沾及地面的水”（露水、树洞里的雨水）或是“口中津液”。

说实话，我对这些解释都不太满意，我想我们任何一个人也都不会满意：这些水怎么可能有如此神奇的效果？

直到有一天，我看到一首诗，才恍然大悟，明白了什么是“上池之水”。

《史记》记载，扁鹊名满天下，后来被秦太医令李醯嫉妒。最终，李醯派人设下埋伏，在路旁刺杀了扁鹊。据说，扁鹊被害的地方，就是现在的河南省安阳市伏道乡，这个地方也因此而得名“伏道”（埋伏在道路边的意思）。

扁鹊被害之后，老百姓都很怀念他，全国各地都建有纪念扁鹊的庙。据说，河北省邢台市内丘县神头村的扁鹊庙，年代最为久远，而且规模可能也是最大的。

我看到有关文献上说，在这个庙的前面有一个水池和一面墙，墙上有一首诗，我在网上检索了一下，据说这首诗是元朝的一位诗人写的。

这首诗前面的一大段都是回顾了扁鹊的一生，因为时间关系，我就不抄了，给大家念一下：

无题（扁鹊）

元·王磐

昔为舍长时，方技未可录，一遇长桑君，古今皆叹服。

天地为至仁，既死不能复，先生妙药石，起虢效何速。

日月为至明，覆盆不能蚀，先生具正眼，毫厘窥肺腑。
谁知造物者，祸福相倚伏，平生活人手，反受庸医辱。

最重要的，是最末四句：

千年庙前水，犹学上池绿，
再拜乞一杯，洗我胸中俗。

我们为什么不能像扁鹊一样看清人的五脏六腑？

因为我们胸中的俗气太厚重了！

所以说，"上池之水"不在于它是什么水，关键是我们要看看"上池之水"的作用是什么？"洗我胸中俗"！

那么，在我看来，《大医精诚》就是"上池之水"，你要用心领会，努力去落实，就可以洗去我们胸中的俗气。每次出门之前，认真地读上一遍，你都会感觉到心力充沛，脚下生风。这就是孟子所谓"浩然正气"的力量。

好，下面就让我们来仔细品一品这"上池之水"吧。

原先，我还准备在解读正文之前，先说一说，为什么要学《大医精诚》，甚至还查了一些文献，总结出了几条。可是，与原文的韵味相比，这些总结都显得苍白。所以，干脆不作太多的啰嗦。咱们直接进入原文吧。

大医精诚　孙思邈

张湛曰：夫经方之难精，由来尚矣。

张湛，是东晋的一位学者，他说了一句话，孙思邈在这里引用了，他说："经方之难精，由来尚矣。"这里的经方，是代指医学，说医学非常难以精通，自古至今都是这样。

这里就讲到了一个"精"的问题，实际上，孙思邈整篇文章主要讲了两方面的内容：第一，就是医学非常难以精通，所以我们要用心"精微"，才能学有所成；第二，医学是治病救人之学，所以需要有一颗诚挚的心。文章前半部分先讲了难精的问题，主要强调的是医术方面；后半部分则用了大量的篇幅来讲“诚”，主要强调的是医德方面。

这第一句就是总论“医学难精”。

今病有内同而外异，亦有内异而外同。

“内”强调的是病机或病证，内在的病机或病证可能有相类似的地方，这个“同”是类似的意思，但是外在的症状表现可能不同。

我们治病是要针对这个“内”，就是内在的核心问题，然而外在表现不同，可能会干扰你的判断。

另外，又有“内异而外同”，就是外在的表现可能会有类似，比如说，同样是头痛，不同的病人，其内在的病机可能不同。如果你心不够细的话，就没有能力去辨别。

以上是在解释为什么说“医学难精”。

后面就进一步细致地说明这个问题：

故五脏六腑之盈虚，血脉荣卫之通塞，固非耳目之所察，必先诊候以审之。

人体生病的时候，脏腑有偏实和偏虚的不同，气血、经脉有畅通和堵塞之各异，这些都不是单纯用耳朵去听或者用眼睛去看，所能够把握准确的。所以，必须“诊候以审之”。诊候就是通过望、闻、问、切来搜集病情，而审就是“断”（分析判断），所以这句话是在强调“诊”和“断”的重要意义。

而寸口关尺有浮沉弦紧之乱，腧穴流注有高下浅深之差，肌肤筋骨有厚薄刚柔之异，唯用心精微者，始可与言于兹矣。

第一句讲到脉诊，第二句讲经络运行的道路和腧穴位置的深浅都有差别，第三句讲每个人的形体状态不同，所以必须要用心“精微”。唯有用心精微者，可以窥其堂奥。这里的“精”是指精纯、专一，而“微”是指细致、认真，所以学医要用心专一、认真细致，只有这样才能把医学好。

今以至精至微之事，求之于至粗至浅之思，其不殆哉。

如果用心很粗略，思考问题很表浅，就不容易深入，就危险了。为什么会危险？后面就讲到误诊和误治。

若盈而益之，虚而损之，通而彻之，塞而壅之，寒而冷之，热而温之，是重加其疾，而望其生，吾见其死矣。

就是说病人是实证，你却用补的方法；是虚证，你却用泻的方法，包括后面的这几句都是说治反了。误诊误治，不仅不会使病情好转，还会加重病情。本来是希望治病救人的，你反而害了他。

大家有没有看过《清史稿·叶桂传》？这些名医的传记应该去读一读。叶桂，字天士，是清朝中叶最有影响力的医生，当时可谓名满天下。后世也有很多关于他的传说，甚至说他是“天医星”下凡。叶天士当年在苏州行医，每天要看大量的病人，因为忙于诊务，一生都没有时间写书，所以他流传下来的著作都是他的学生整理的。

这样一位临床大家，在临终之际，把儿孙叫到跟前，嘱咐道：“医可为而不可为，必天资敏悟，读万卷书，而后可以济世。不然，鲜有不杀人者，是以药饵为刀刃也。吾死，子孙慎勿轻言医。”叶天士告诫他的儿孙说：医生这个职业，可做又不可做。因为：要想做一名良医，首先，必须天资聪颖，其次，还要勤奋好学，如此，才能济世救人。如果不具备这两方面条件而勉强从医，则难免不杀人。所以他说：“我去世之后，子孙不要轻易去谈论医学。”

大家想想，这样一位被誉为“天医星”下凡的名医，在他去世之前却对子孙说了这么一段话。可见，医学有多难！我曾经多次讲到，在生命科学面前，我们没有任何自傲的资格。医生一旦狂妄自大，就离危险不远了。我们应该以谦虚谨慎的心去看待“医”这门学问。读了叶天士的临终遗言，我们还能有什么资格骄傲？所以，孙思邈在上文告诫后学：误诊、误治，害人不浅！

故医方卜筮，艺能之难精者也。既非神授，何以得其幽微。

这里，孙思邈讲到"医方卜筮"，他把"医学"跟"占卜"——现在认为是封建迷信的东西，相提并论，他说这一类学问都很难精通。

孙思邈在《千金要方》开篇，即《大医习业》中指出：如果想成为一名大医，你应该具备怎样的知识结构。他在这篇文章里讲得很清楚，其中就提到："又须妙解阴阳禄命，诸家相法，及灼龟五兆，《周易》六壬，并须精熟，如此乃得为大医。"就是说，你除了要研究医学本身，还要精通命相、占卜等学问，这样你才称得上是大医！

多年前，我曾拜访过淄博的一位前辈，他对这些学问就很有研究。据说，他可以根据病人前来就诊的时辰、方位，推断出病人的一些情况。他给不孕不育症的病人看病，要先算一下，看她（他）命里有没有孩子，如果没有的话，就不给开药。当然，这个问题如果深入一层来说的话，命里即使无子，还是可以求到的，《了凡四训》里面就介绍了方法。我建议大家有机会看一看这本书。

世有愚者，读方三年，便谓天下无病可治；及治病三年，乃知天下无方可用。

当我们读了一些医书，而实践积累还不是很丰富的时候，往往容易狂妄，总觉得自己很了不起，没有什么病治不了。当真正深入临床，你就会发现，实际上，临床治病并没有想象中那么容易。

我现在对此体会很深。有些病治得不错，有些病真的还没找到好的办法。就是说，当你面对病人的时候，才体会到：即使看了很多书，还是不容易用上，因为，临床看病相较于单纯读书，要复杂得多。孙思邈在这里强调：对医者而言，读书、临证不可偏废，"记问之学"不足以为大医。

故学者必须博极医源，精勤不倦，不得道听途说，而言医道已了，深自误哉。

因此，一个真正有志于学的人，一定要“博极医源”。医源，就是医学经典，对经典要深入学习；还要“精勤不倦”，要勤读书、勤临床。必须勤学苦练，才能成为大医。

紧接着，孙思邈强调“不得道听途说”。我自己也在反省，我们很多时候都是在道听途说。现在，传媒这么发达，就会有鱼龙混杂的情况。你听到这里有新鲜的东西就去学，那里有新鲜的东西又去学，如果没有辨别能力，就很容易误入歧途。尤其是医学这门学问，你不能光听他讲，你必须去跟他实践，亲眼去看看他治病的情况。其实，任何一个医生都有治好的病，也有没治好的病。

以上这些内容，重点强调了“医学难精”，所以，用心必须精纯专一、细致认真。

接下来的内容强调一个“诚”字，我将其核心内涵概括为：用心惟诚。

后面这一段话，是本篇文章非常重要的教诲，对于每一位中医学子而言，应该背下来。我将它概括为“大医六心”。

凡大医治病，必当安神定志，无欲无求，

孙思邈告诫我们，在面对病人的时候，我们首先要做到“安神定志，无欲无求”。

我们试着反问一下：通常，我们的所欲所求是什么？仔细想想，最主要的可能就是名和利。

南宋赵师侠在《坦庵词》中写道：“虚名白尽人头，问来往，何时是休。”很多人都希望尽早成名，娱乐界甚至有所谓的一夜成名。有的医生也萌生这样的想法，大量的广告由此出现。

我在上大学的时候，曾经跟随祝肇刚老师临床学习。祝老师的外祖父是名医施今墨先生（北京四大名医之一），父亲是名医祝谌予教授（北京中医学院第一任教务长）。2004年，举办了祝谌予先生诞辰九十周年纪念会。当时，展出了祝老生前的一些遗物，包括一些信件。其中有一封是给儿子（祝肇刚老师）的回信，当时，祝肇刚老师还年轻，有早日成名的想法。父亲给他回信说：自己年轻的时候，只是发奋苦学，从来没有想过成名的事，后来竟然也成名了。我想，祝老此话也在告诫我们：对于一名中医而言，成名，实际上是水到渠成的事。

“名”后面，紧跟着的就是“利”。所以现在媒体上有这么多虚假医药广告，一个个吹得神乎其神。其实，医生最不应该有一夜成名的想法，口碑相传才是最好的。

下面，我们来看一看这个“利”。司马迁在《史记·货殖列传》说：“天下熙熙，皆为利来；天下攘攘，皆为利往。”可见，滚滚红尘之中，大家忙忙碌碌大多是为了挣钱。所以，“利”对人的诱惑是极大的。最近有个新闻，中美两国正在协商，遣返还在外逃的“中国第一女巨贪”——据说贪了2亿多。真所谓“欲壑难填”！

记得，古人说过两句话：“广厦千间，夜卧六尺；家财万贯，日食三餐”。我经常跟同学讲：做一个医生，只要你做得不错，养家糊口、衣食无忧绝对是没有问题的——这也是你必须得到的，家庭责任所在嘛。但千万不要一心盯在“利”上，否则就麻烦了。

所以，当我们面对病人的时候，内心要保持“安神定志，无欲无求”的状态。我将它总结为**“清净心”**。

为什么要保持内心的“清净”状态？

比如，一潭湖水，只有水体清澈、波澜不起，才能够照见万物。人的心也是这样。

所以，不管什么行业，当你名利熏心的时候，就会一叶障目。医生这个职业，尤其是这样。假如说，某个医生在诊脉的时候，心里还考量着：我该给病人开哪些药？哪家给我的提成能高一点？心不在焉，怎么可能对病情做出准确的判断！更不要说提供恰当的治疗方案了！大家看，心地不清净的时候就会这样。

现前，医生的生存处境是有点问题。前段时间，网络上公布了一个《医生生存状态白皮书》，里面披露了很多问题。不管怎么样，我觉得我们学习《大医精诚》，首先要树立一个重要的观念，就是“内求”。外面的世界，我们一时半会儿还改变不了；但我们可以提升自我，做到问心无愧。这个观念非常重要！尽管有很多的无奈，但请不要忘失医者的“本心”。

先发大慈恻隐之心，誓愿普救含灵之苦。

“恻隐之心”，就是对别人的不幸，生起同情心。《孟子·告子上》：“恻隐之心，人皆有之。”孟子还举例说明了为什么人人都有恻隐之心。当我们看到别人处于危险境地，或者经受痛苦不幸的时候，就会心生同情。有同情心，又愿意去救助他们（既有“恻隐之心”，又能发愿“普救”），这就是慈悲心。

2005年央视春晚，有一个舞蹈节目震撼了全国观众，后来其影响波及全球（该节目曾到世界多地演出），这就是“千手观音”。那几年，拍毕业照的时候，全都是模仿“千手观音”的造型，真是深入人心。

观音菩萨大慈大悲，中国人都很尊敬她。大家再看这个舞蹈的时候，有没有想一想：观音菩萨为什么一双眼睛、一双手还不够，她需要千手千眼？因为她觉得：一双眼看不过来，一双手忙不过来——这世上有太多受苦受难，急需帮助的人。这就是无量慈悲的体现。

无疑，这个舞蹈节目编排得非常精美；但如果我们仅仅停留在视觉的享受，而不去学习其内在的精神，那就无异于买椟还珠了。

以上强调的是**慈悲心**。

若有疾厄来求救者，不得问其贵贱贫富，长幼妍蚩，怨亲善友，华夷愚智，普同一等，皆如至亲之想。

这里讲的是平等心。

面对平民百姓或是高官显贵，你的心是否能保持平等？这点很重要！一般人很容易犯“谄富骄贫”的毛病，正因为如此，从这里最能看出一个人的修养。所以，《弟子规》告诫我们“勿谄富，勿骄贫”。当然，有的时候也很无奈。确实，有些高官、富人想得到特殊待遇，看病时，该排队他不想排队，而是通过关系找你单独给他看。很多时候我们也没有办法，但是我们的心尽量要放平。

所以，心要平等。这一方面体现了你内在的修养，另一方面也会影响你看病的效果。

此外，面对讨厌的人，甚至仇人，你是否也一样能够“一心赴救”？当然，我们为人处事的时候最好不要跟人结怨，更不要有什么仇家。关于这方面，有一个经典的案例：明代儿科名医万全与同乡胡元溪早有不和。胡子4岁，咳嗽多方求治，迁延8月未愈，不得已，求治于万全。万全诊病之后，说：“非三五十剂不效。”胡听了这话就不太高兴，觉得万全可能是在敷衍他，不过还是拿了几副他开的药。患儿服药后有好转，但因为两家有宿怨，胡仍不放心，转请别的医生治。患儿吃了他医开的药之后，病情又加重了。旁人说：“万全，人家不信你，你何苦去给他家孩子看病！”万全说：“我是可怜他只有这一个独子。”最后，这个孩子还是被万全治好的。这则案例一波三折，耐人寻味。

以上几句，强调的是：不管我们面对怎样的病人，都要一视同仁。这个就是**平等心**。

亦不得瞻前顾后，自虑吉凶，护惜身命。

“自虑吉凶”，就是考虑自己的利害得失。特别是，当遇到比较难治的病人时，有的医生可能会想：如果治好了，我将由此扬名；倘若没治好，我又将如何自处？这就是“得失心”太重。“得失心”太重的医生，一旦遇到大病、险症，往往会退缩，裹足不前。

不考虑个人得失，而是一心想办法解除病人的痛苦，这就是**真诚心**。

见彼苦恼，若己有之，深心凄怆。

这就是“感同身受，将心比心”——**同理心**。

同理心，在《论语》当中用了一个字概括，就是：“恕”。子贡问孔子：有没有一个字可以终身奉行？孔子答：“其恕乎。己所不欲，勿施于人。”

勿避险巇、昼夜、寒暑、饥渴、疲劳，一心赴救，无作功夫形迹之心。如此可为苍生大医，反此则是含灵巨贼。

这里讲的是**无畏心**。

现在的医生很少有长途跋涉去病人的家里出诊的（因为有了“120”），而在古代或者现在比较偏远的乡村还是有的。

古时候，徒弟学医期满，即将独立应诊，在“毕业典礼”上，师父会送给徒弟两样东西：雨伞和灯笼。它的含义是，不管刮风下雨还是白天黑夜，只要病人来请你，都要立即出诊。

一路走来，感觉自己很幸运，因为生长在农村，我有不少去病人家里出诊的体验。如果你从小在城市或城镇长大，医学院毕业之后直接进入大医院工作，你很难体会孙思邈在此处所讲的内涵。

记得，有一次曾跟大家提及，我婚礼当天去出诊的事。我是2010年回江西老家过年时举办的婚礼，摆了几桌酒席宴请亲朋，那是在年前的腊月。

傍晚，客人们陆续都散席了，天还没有完全暗下来。这时，来了一位中年男子，而我并不认识这个人。他跟我说：“董医生，不好意思，来之前我不知道你今天结婚。其实，我一直在对面的山坡上等到现在。”原来，他是等客人都散去之后，才来到我家。

交谈中，得知他爱人半年前脑出血偏瘫，现在生活不能自理，还得知他家庭很困难，儿子刚退伍，工作也没有着落，等等。

他把爱人的病历和检查单递了过来。看过之后，我跟他说："今天已经有点晚了，这样吧，你记一下我的电话号码，明后天咱们约个时间，我去您家里看一下病人。"沉默了一会儿，他说："董医生，我听说您治中风效果很好，我今天也好不容易来一趟，您看今天能不能出趟诊？"

既然人家已经这么说了，我就没再犹豫，立即穿上外衣，戴上手套，就跟他走了，听到我姐在身后抱怨了一句："怎么回事啊？都这么晚了，又要出去！"而这时，我还不知道他家是哪儿的，就坐在他的电动车后面随他去了。

走了一段路之后，我才意识到：他家可能会很远。一会儿的功夫，天就漆黑了，我发现他完全是靠自己的感觉在骑车，而不是借助视觉的把握。我老家大多是高低不平的土路，不像城里的柏油路这么平坦。路很难走，途中，我好几次险些被抛了下来。

我当时确实有点担心：本来是大喜的日子，万一被抛下山沟，岂不变成大悲了么！后来，我转念一想："这不可能！"为什么？因为有老天保佑。只要你发的是一念善心，一般来说，不会遭到横祸。大家要相信这一点。果然，虽被抛起好多次，但确实没有掉下车来。

到了他家，我一看，是旧瓦盖的土房子，真的是家徒四壁。此时，病人已经在厨房的餐桌前坐着，看得出来，已经等候多时了。

诸位同学，大家设想一下，如果我当晚没去，她会多么失望。诸位同学，慈悲心从什么地方发出来？如果我们没有深入到病人内心，你就不会有这种心念。所以，我庆幸我那晚去了病人家里。

坐下之后，我向病人了解病情，病人跟我说了很多很多话。我临走的时候，男子告诉我：他爱人已经很久没有跟人说过这么多话了。同学们，你去体会一下病人心里对我们的期望。所以，一旦你心里发出的是善念，这个力量就会非常大，你的心念对病人的影响是难以估量的。

之后，我开了个方子，又搀扶着病人上床，手把手教给她丈夫一些推拿按摩的方法。大概八九点钟了，男子才借助手电筒的光亮把我送回家。

这次经历对我内心触动非常大，我们从这里去深切体会病人和家属的心。

总的来看，文章的这一句强调了“一心赴救”的**无畏心**。诸位要经常用心去体会，孙思邈为什么要说这些话，并且讲得如此细致。无畏心很重要。

另外，用佛家的话来讲，医生也是“施无畏者”。任何人得病之后，内心都会恐惧，而医生一定要抚慰他（她）那颗恐惧的心，让他（她）不要害怕。

正如前面所说，我将孙思邈这一段重要的教诲概括为**“大医六心”**，即：**清净心、慈悲心、平等心、真诚心、同理心、无畏心。**

再看后面一段：

自古名贤治病，多用生命以济危急，虽曰贱畜贵人，至于爱命，人畜一也，损彼益己，物情同患，况于人乎。夫杀生求生，去生更远。吾今此方，所以不用生命为药者，良由此也。其虻虫、水蛭之属，市有先死者，则市而用之，不在此例。只如鸡卵一物，以其混沌未分，必有大段要急之处，不得已隐忍而用之。能不用者，斯为大哲，亦所不及也。

孙思邈说，自古医生治病，除了用草木矿石药物之外，还会用一些动物药。我们学习《中药学》就知道，其中有虫类、蛇类等等。孙思邈在这里表达了他对医生使用动物药的看法：虽然说人命贵重，小动物的命相对低贱；但是，爱惜自己的生命，动物跟人没有什么两样。人类把动物杀了用来治病，就是“损彼益己”，动物肯定也不愿意。

后面一句话讲得非常深刻了：通过杀害别的生命来谋求自身的健康，

这完全背离了养生之道——“杀生求生，去生更远”。在我看来，这句话富含哲理，震撼人心。

整个这段话，讲的主旨是“爱惜物命，不忍妄杀”。这也是仁慈之心的体现之一。

说到“戒杀”，大家首先想到的，可能是佛家的“五戒”之一；其实，儒家也强调这个。孟子说：“亲亲而仁民，仁民而爱物。”“亲亲”就是讲父子之间的亲爱，这是与生俱来的纯厚的情感；把这种情感推展开来，对待身边的普通人，这就是仁爱之心；再把这种爱心进一步拓展，就会爱一切物。

此外，孟子还讲到“君子之于禽兽也，见其生，不忍见其死；闻其声，不忍食其肉。是以君子远庖厨也。”很多人只记住了最后面的这一句，然后理直气壮地说：“孟子都说了，君子要远离厨房（做饭是女人家的事）。”其实，这段话的意思是说：一个君子，看到小动物活蹦乱跳的样子，就不忍心把它们杀死；听到动物被宰杀时的惨叫，就不忍心吃它们的肉。这就是仁心。正因为这样，所以君子不愿意看到厨房里那些宰杀的场面。

尽管在戒杀方面，儒家没有佛家讲得那么彻底，但已经很了不起了！

实际上，古代很多名医都有这样的慈悲心，本文作者孙思邈就是。他在当时名望很高，可谓名动朝野。皇帝曾数次召见他，当时很多著名学者都尊他为老师。按照常理，这样的人物去世后，葬礼的规格一定是很高的。但他遗嘱薄葬，还特别指出：“祭祀无牲牢。”

近代名医张锡纯也很了不起，在他去世前两天，有位朋友送他两条活鱼，碰巧他家人也买了两三条鱼回来，其中一条还是活着的。他就让孙子把三条活鱼都放到江里去了，还写了一首《放鱼诗》。

这都是慈悲心的体现。

其有患疮痍下痢，臭秽不可瞻视，人所恶见者，但发惭愧、凄怜、忧恤

之意，不得起一念蒂芥之心，是吾之志也。

确实有一些病，特别是外科疮疡，包括现在的糖尿病坏疽，腐烂后臭味很大，这时，我们会不会有嫌弃的心理？病人能感觉到的。为什么孙思邈强调医生应该“发惭愧、凄怜、忧恤之意”？因为，病人的病情发展到这个程度，可能有我们的责任——没能尽早给病人提醒、救治。

我曾建议大家看看韩国电视剧《医道》，它讲述的是韩国名医许浚（《东医宝鉴》的作者）的故事。这部电视剧我觉得非常不错，里面不光有医道，还有师道。其中有个片段让我印象非常深刻：某次查房，许浚的老师柳义泰用嘴巴为长背痈的病人吸脓，不仅没有任何嫌弃的样子，整个过程还显得自然而然。此刻，许浚就站在老师的后面。医道和师道尽在其中。

夫大医之体，欲得澄神内视，望之俨然，宽裕汪汪，不皎不昧。

大医的气度，表现为：庄重和宽宏，这样才能够做到不卑不亢。这是内在修为的外在表现。我称之为“因戒得定”。

这里我提醒一点，当深入学习这篇文章的时候，你会发现：孙思邈的确是个非常了不得的人物，他对儒、释、道三家都有深入的研究和体会。这不是我凭空说的，史书有载：某段时间，朝野上下都在争论：儒、释、道三家到底哪家最强？据说，最后还是孙思邈写了一篇文章平息了这场争论。通过这个事件，你就知道他的学问有多精深了。因此，我们学习这篇文章，必须深入儒、释、道三家，才能够更加深刻地理解其精髓。

省病诊疾，至意深心。详察形候，纤毫勿失。处判针药，无得参差。

这样的话，你的智慧才能源源不断地生起，这就叫做“因定开慧”。如此，才能做到辨证精准，药到病除。

虽曰病宜速救，要须临事不惑。唯当审谛覃思，不得于性命之上，率尔自逞俊快，邀射名誉，甚不仁矣。

这里强调看病时要谨慎小心，不可轻率。

后面又强调了一些细节的问题。这篇文章之所以好，就好在它不单讲一些大道理，还给我们点出了很多细节的问题，方便我们去与自身对照。下面我们来看一看。

又到病家，纵绮罗满目，勿左右顾眄；丝竹凑耳，无得似有所娱；

到了病人家里，可能是很富有的家庭，里面如果布置得非常豪华，我们不要像“刘姥姥进大观园”似地东张西望。如果病人家中正开着影视或音乐，我们也不得有丝毫娱乐之心。说到这里，我就想起了一件往事：多年前，我在北京的时候，有一次曾出诊到一个晚期胰腺癌病人家中。当时，室内电视正在放映连续剧《三国演义》。诊病之前，我的眼睛在屏幕上停留了大概十几秒钟，有点要进入到看电视的状态了，这时，突然想到《大医精诚》的这两句话，马上就警醒了自己。所以，当我们到病人家中出诊时，一定要心无旁骛，切记：我们去的唯一目的是给人治病。

珍羞迭荐，食如无味；醽醁兼陈，看有若无。

如果病家对我们招待得很好，我们要适可而止，不能过分享受。

有时候我也反省自己，我也曾经接受过病人的宴请，以后，这样的事情要尽量少发生。

作为一名医生，病人的宴请能不去最好不去。我们要认真思量这个事情：病人有病在身，其实已经很不容易了，请我们吃饭是希望我们能更用心一点。进一步思维：请我们吃饭的，我们就对他（她）好一点；那没有请我们吃饭的呢？这种事情，容易导致我们的心不平等。

所以，病家的宴请我们要尽量推辞。

所以尔者，夫一人向隅，满堂不乐，而况病人苦楚，不离斯须，而医者安然欢娱，傲然自得，兹乃人神之所共耻，至人之所不为，斯盖医之本意也。

孙思邈为什么要劝我们不能这样、不能那样？因为，家里有个病人，全家都是忧心忡忡，何况病人痛苦尚未解除，我们却大肆享受，这就失了医者的本怀。

其实，这里强调的还是同理心！医者应该深切体恤病家的苦楚。

夫为医之法，不得多语调笑、谈谑喧哗、道说是非、议论人物、炫耀声名、訾毁诸医、自矜己德。

孔子说“君子不重则不威”，《医灯续焰·为医八要》说“医家存心，当自重，不当自轻；……自重必多道气，自轻必无恒心”，作为医生，应该仪容庄重，态度认真，切不可举止轻浮，甚至谈笑打骂。

后面讲到同行之间相处，切忌“赞己毁他”。这一点，医生最要警戒。

平时不可自吹自擂，也不可贬低他人，同行聚会的时候尤其要注意这一点。有的中医，目中只有自己，其他同行没有一个能看得上，这是不可取的。其实，当我们对生命问题有深入的思考，就会发现：病人好了，并不完全是我们的功劳；同样，病人没有好，也不一定全是我们的责任。搞明白这个，我们的心态才会平衡。

对于一名医生而言，“赞己毁他”是极不可取的。首先，不利于自己医术的提升，《医灯续焰·为医八要》说“自谦者，久必学进；自傲者，久必术疏”；此外，“赞己毁他”也非常不利于自己修养的提升，《尚书》说“满招损，谦受益”。

还有的人很狡猾，明明曾经受益于某人的学问，台面上还要贬低某人，以显示自己的高明。这是心机用事，最不可取。

那么，同行该如何相处？古代医家有讲到。像陈实功的《外科正宗》“医家十要”：“凡乡井同道之士，不可轻侮傲慢，交接切要谦和谨慎。年尊者恭敬之，有学者师视之，骄傲者逊让之，不及者荐拔之，如此自无谤怨，信和为贵也。”

关于“不及者荐拔之”这句话，有一个很典型的案例：民国时期，上海有个名医叫陈道隆，他当时名气非常大。有一个富商的家庭教师生病了，刚开始，自己请了一个青年医生看病。这个富商知道后，恐病情有误，就请了陈道隆。陈诊察完病情，正要开方，发现桌上已经有一张方子了。他看过之后，赞叹说：这个方子开得很不错，照方抓药就行，吃几副，病就能好。他还把出诊费原封不动还给了病人。病人吃药后，果然很快就好了。这位青年医生得知此事后，非常感动，特意和病人一起前往陈家拜谢。陈道隆先生这种胸怀着实让人钦佩！

临床经常会有病人拿着其他医生开的处方前来就诊的情况，这时，即使患者服用这些处方效果不佳，我们也绝对不能横加批判。

偶然治瘥一病，则昂头戴面，而有自许之貌，谓天下无双，此医人之膏肓也。

实际上，医药只是助缘而已，我们一定要定好这个位。

那什么是助缘呢？万事万物的呈现，都有三个要素，就是因、缘、果。这个“缘”，就像化学反应的催化剂一样。医药仅仅是助缘，最核心的“因”，还在病人自身。无知之人，往往“窃天之功，以为己力”。

老君曰：人行阳德，人自报之；人行阴德，鬼神报之。人行阳恶，人自报之；人行阴恶，鬼神害之。寻此二途，阴阳报施岂诬也哉！

这个“阳”，就是“明面上的”，别人都能看到的。比方说，你做了件好事，大家都知道了，然后给你评个先进奖。这就是“阳德”。

这个“阴”，就是“暗地里的”，只有自己知道的。比方说，你做了一件很大的好事，没有人看到，你也不去跟大家讲，这就叫“阴德”。“阴德”依然会有回报，虽然不是给你赞扬或表彰，但也许会远远大于这些。

其实，这一切都在于你的心念。浅一点来说，这份善心善念，会使你整个人的状态很好，所谓“赠人玫瑰，手有余香”。心善的人，他（她）的气色和磁场都会不一样，周围的人愿意和他（她）相处，不管做什么事都会很顺利。

实际上，与“阳德”相比，我们老祖宗更加强调“阴德”（中国人强调“积阴德”）。“阳德”容易使人产生虚荣心。前段时间，我看了一个报道：某大学女生做过很多好事，曾被评为“感动某某省人物”。大学毕业的时候，因为某些原因，没评上优秀，她就离校出走了。这就是“阳德”，人们容易被这些所谓的“回报”所蒙蔽。所以，我们更强调“阴德”。

后面的“阳恶”和“阴恶”：“阳恶”就是大家都知道他（她）不好。“阴恶”是大家都觉得他（她）还不错，没想到，他（她）暗地里给人使坏。

不管是“阳德”“阴德”，还是“阳恶”“阴恶”，最终都会有报应，所谓“善有善报，恶有恶报；不是不报，时候未到”。这就是天理。

《易经》说：“积善之家，必有余庆；积不善之家，必有余殃。”这是迷信吗？它内在的道理是什么？实际上，这就是“上行下效”的结果！父母是儿女的第一任老师，也是最重要的老师，父母的心念和行为都会对儿女产生深远的影响。道理在这里，这不是迷信。

所以医人不得恃己所长，专心经略财物，但作救苦之心，于冥运道中，自感多福者耳。又不得以彼富贵，处以珍贵之药，令彼难求，自炫功能，谅非忠恕之道。志存救济，故亦曲碎论之，学者不可耻言之鄙俚也。

你不贪财，只怀着一颗救苦之心，冥冥之中你就有福了，原因就是前面刚讲过的善恶报应。《诗经》有句话说得好“永言配命，自求多福。”《了凡四训》最可贵之处就在第一篇“立命之学”，它告诉我们：人的一生，不单纯是命运的安排，还有我们自己的主动性。如果我们能够立定志向（所谓“立铁志”），改过迁善，我们就能够改变命运，这就是“自求多福”。这也是科学发展观。

此外，孙思邈还指出：作为医生，我们不能为了显示自己的高明，给病人开一些稀奇古怪、难以获取的药材。这些事，都曾经在我们眼前发生着，不然孙思邈不会写下来。

最后，孙思邈强调他写这篇文章的目的——“志存救济”。因为志在“济世救民”，所以才会说得这么零零碎碎。他还提醒我们，不要因为他讲得零碎而轻视这篇文章。由此，可见孙真人的一片苦心。

以上就是对《大医精诚》整篇文章的讲解。咱们简单地回顾一下，本文主要讲了两方面的内容。一个是“精”：医学难精，唯有用心精微，才能学有所成。另一个是“诚”：面对生命，要有一颗至诚之心（我们将它阐释为“大医六心”）。在从医的过程中，我们要经常去对照、去反省。

你们目前还没有行医，可能体会要浅一些；将来行医之后，这篇文章尤其要多读、深思！它远远不止是我们《医古文》教材中的一篇课文，而是需要我们一生去体会、去领悟、去践行的教诲！好，今天就讲到这里，谢谢大家！（讲于“经方讲座”）

“《伤寒杂病论》原序”给当代人的启示

主持人：

各位朋友大家好！欢迎大家加入“董正平博士中医交流群”。本群将主要与大家交流中医文化、养生保健、疾病防治等方面的知识。

“身心并重”是我们的健康理念；“明医理，开智慧；益身心，促幸福”是我们的学习宗旨。

董正平博士任教于滨州医学院烟台校区。在学校，他是一位满怀教育理想和教育热情的好老师。在滨医，除了常规教学工作之外，他利用业余时间，义务为学生开设“经方讲座”已连续6个学期。从2016年9月份开始，为了培养高水平的中医临床人才，董老师又开设了《伤寒论》师承课堂，招收校内外学生40余人，带领学生对《伤寒论》进行了别开生面的研习活动。

在临床方面，董博士以其精湛的医术和仁厚的存心，赢得了广大患者的信赖。上周六，也就是2016年12月31日，董博士上午在福山区的门诊从早上8点一直忙到下午2点，下午在莱山区的门诊从下午3点一直忙到晚上8点。难能可贵的是，下午的门诊，董博士虽然迟到了1个小时，病人们依然耐心等待，没有半句怨言，因为病人全部是口碑相传，所以对董博士有很高的信任度。大家想象一下，一天之中，董博士用了整整11个小时在不间断地为人诊脉处方。如果没有良好的临床疗效，怎么可能有这么大的门诊量。

能有机会跟董博士学习交流，是我们莫大的福分。请大家一定要好好珍惜这个机会。

好，下面，有请董正平博士为我们开始今天的讲座："《伤寒杂病论》原序"给当代人的启示。

董老师：

感谢主持人！各位朋友，大家晚上好！非常高兴，有这样一个跟大家交流学习的平台。今天我要跟大家分享的题目是："《伤寒杂病论》原序"给当代人的启示。"《伤寒杂病论》原序"是一篇很古老的文章，但是在我看来，这篇文章不仅对于中医人，甚至可以说对于我们每一个人都意义非凡。因为，其中的教诲与我们每个人的生命都息息相关。

《伤寒杂病论》，是东汉末年（三国时期）的张仲景写的一本书，后面我们会对这本书做一个简要介绍；《伤寒杂病论》原序，相传是张仲景为这本书写的一篇自序。

按照惯例，首先应该介绍一下作者张仲景这个人。张仲景是后汉三国时期的名医，被后世尊为"医圣"。然而遗憾的是，在正史当中却没有他的传记，大家都知道华佗与仲景同时代，在《后汉书》和《三国志》里面都有《华佗传》，但是很奇怪这两本书中都没有张仲景传。

张仲景的传记最早见于唐代《名医录》：**"南阳人，名机，仲景乃其字也。举孝廉，官至长沙太守，始受术于同郡张伯祖。时人言，识用精微过其师。所著论，其言精而奥；其法简而详，非浅闻寡见者所能及。"**

书中说张仲景是河南南阳人，他曾经当过长沙太守，他在医学上的老师是同乡的张伯祖。当时的人这样评价张仲景，说他的学问和见地都要高过他的老师，就是"青出于蓝而胜于蓝"。

后面说他所著《伤寒杂病论》，里面的文字很精辟，没有废话，但是又很深奥，很难理解，就那么一些条文，看上去很简单，但实际上非常的详备，如果你学习了《伤寒论》《金匮要略》就会有这样的体会。后面说“非浅闻寡见者所能及”，因为有“其言精而奥；其法简而详”的特点，所以说，一般的医家写的东西是比不上张仲景的《伤寒杂病论》的，就是因为他的学问和见地很高。

同样，宋朝有一本书叫做《太平御览》，这是皇帝下令编撰的，里面引用**《何颙别传》**（颙，yóng）**里一段话：“同郡张仲景，总角（童年时期）造颙，谓曰：君用思精而韵不高，后将为良医。卒如其言。颙先识独觉，言无虚发。”**

何颙为当时的名士，也曾在朝中做官，这个人很会看相，据说曹操很年轻还没有任何作为的时候，何颙看了他的相就说，汉朝将亡，以后平定天下的一定是这个人。这说明何颙看相水平很高。

这段话说张仲景在童年的时候去拜访何颙，何颙看了相之后就说张仲景脑子特别灵，但是“韵不高”，这不是说他品行不好，按照我的理解，这里是说张仲景无志于仕途，就说他将来在政治上不会有大的作为，但能成为一名好医生。最后果然张仲景就成为这样的一个人。

而在西晋皇甫谧写的《针灸甲乙经序》中，又提到一件事情，这件事情很有名，讲的是张仲景望诊的神奇：**“仲景见侍中王仲宣，时年二十余。谓曰：君有病，四十当眉落，眉落半年而死。令服五石汤可免。仲宣嫌其言忤**（wǔ）**，受汤勿服。居三日，见仲宣，谓曰：服汤否？曰：已服。仲景曰：色候固非服汤之诊，君何轻命也！仲宣犹不信。后二十年果眉落，后一百八十七日而死，终如所言。”**

仲景见王粲（王粲，“建安七子”之一，他诗写得很好），王粲当时二十多岁，张仲景就跟他说：“你现在有病，四十岁之后眉毛会脱落，眉毛脱落之后半年就会性命难保”，当时张仲景给他开了一个方子叫“五石汤”，当然这个“五石汤”我们现在也没法考证里面由什么药组成。王粲当时嫌这个话不吉利，况且二十年之后的事谁能说清楚呢。张仲景给他开了方子，但是他没有服用，过了三天，张仲景又见到王粲，说“你喝药了没有啊？”

大家看后文，这是人之常情：人家好心好意给他药，他又不好意思说没喝，所以王粲就说他已经喝了。仲景说：“一看你的气色就知道没喝我开的药，这是性命攸关的事情，你为什么不重视呢。”王粲仍然不相信，二十年之后果然他眉毛脱落了，半年之后就去世了。

这是西晋时期的皇甫谧记载的一则故事。看上去神奇得有点让人难以置信。我查了一下张仲景和皇甫谧的生卒年代，大概是这样的：张仲景去世那年，正好皇甫谧出生。也就是说，二者所处的年代非常近。所以，虽然说这个故事写得很离奇，应该说还是有一定可信度的。

综合前面这些古代的文献来看，可以总结张仲景事迹的要点如下：

第一，他天分很高（实际上，除了天分高，他还很勤奋，这一点我们在后面学习《伤寒论原序》的时候就会讲到，他其实很勤奋，所以他能够青出于蓝而胜于蓝）；第二，曾经当过长沙太守，当然有很多人考证，说这个有可能是假的，这是考据家的事，我们就不去管了；第三，望诊如神，当然这一点也不是特别奇怪，因为张仲景很重视望诊，你看他自序里面的第一句话：“余每览越人入虢（guó）之诊，望齐侯之色，未尝不慨然叹其才秀也”。“望齐侯之色”大家都知道，就是讳疾忌医的故事，好像在初中语文课本里面有，讲的就是扁鹊望诊的故事。

以上是对张仲景的简要介绍。

下面，我们简单介绍一下《伤寒杂病论》这本书。《伤寒杂病论》是张仲景原著的书名，流传到现代，分成了《伤寒论》和《金匮要略》两本书。前面已经介绍，张仲景所处的时代是后汉三国时期，那时候写书，是用毛笔写在一片一片的竹简上，然后用绳子串起来的。当时战乱频繁，你想想，一打仗就要搬家，不小心掉几片竹简是很有可能的，所以成书不久，很快这本书就散失了。

后来西晋太医令王叔和整理出了《伤寒论》，也就是原著论述外感病的部分。而原著关于内杂病的部分，一直到北宋才整理出来，流传到现在，通称为《金匮要略》。整部《伤寒杂病论》的流传历史，发生了很多很多的故事，由于时间关系，我们就不跟大家一一介绍了。

《伤寒杂病论》这部书，为此后一千八百年的中医临床医学，奠定了坚实的基础。它就像源头活水一般，滋养了仲景之后的历代名医名家。正因为这样，前人称赞这本书：**"启万世之法程，诚医门之圣书。"**而早在唐代初年，医举科考试就已经明确指定《伤寒杂病论》为必考内容。直到现代，一千八百年过去了，书中所载的理法方药仍然被中医师在临床大量使用，这在世界医学史上，也是绝无仅有！

下面，咱们进入今天的主题：《伤寒杂病论》张仲景原序。

关于这篇序，学术界基本上还是公认是张仲景亲笔写的。尽管近年来也有考据家认为它是伪作；但我想，对于我们后世学者而言，它是不是张仲景亲笔写的并不那么重要，只要我们能从中获益，我觉得就是有价值的。

应该说这篇古文并不太难，除了个别地方有一点歧义之外，总体上，它的内涵我们都能够理解。下面我们就从头来看。

余每览越人入虢（guó）之诊，望齐侯之色，未尝不慨然叹其才秀也。

仲景说，他每次阅读《史记·扁鹊仓公列传》就非常叹服扁鹊高明的医术。我们知道，扁鹊名叫秦越人，是战国时期的人。这句话提到扁鹊的两个故事，在《史记·扁鹊仓公列传》中都有记载，大家可以去找来读一读。

用现在的话来说，扁鹊就是当时最有名的游医，而且是全科医生，他周游列国，某个地方重视妇女，他就成了妇科医生；某个地方重视小儿，他又成了儿科医生；某个地方重视老人，他就成了老年病医生。有一次他经过虢国，看到举国之人都很悲哀，扁鹊就问缘由，虢人就告诉扁鹊说，他们的太子已经气绝了，其中有很精彩的一段对话，大家可以自己去看看。

后来，扁鹊竟然把太子给救活了。用了哪些方法呢？第一步用针，第二步用灸，第三步用内服汤药。

也就是一个看着就要断气的人被他救过来了，当时的人就说扁鹊可以"生死人"，就是使死人复生。以上就是扁鹊救治虢国太子的故事。

另外就是"望齐侯之色"，就是"讳疾忌医"的故事，大家都很熟悉，我就不讲了。

所以，张仲景就说，他每次读《史记》的这篇文章就很感慨，很钦佩古代名医的水平。这一段话我们总结一下就是**"追慕前贤"**。人需要有榜样的作用，这个很重要，一个有榜样的人就是幸福的人，因为他有前进的目标。

我们接着来看这篇序：后面一大段的内容，就是**"感慨时人"**。仲景对当时芸芸众生的愚昧无知无限感慨，由此我们也能看出医圣悲天悯人的情怀。然而，1800年后的今天，我们看看周边的人，包括我们自己在内，依然还是这副模样。

我们接着往下看：

怪当今居世之士，曾不留神医药，精究方术，上以疗君亲之疾，下以救贫贱之厄，中以保身长全，以养其生，但竞逐荣势，企踵权豪，孜孜汲汲，惟名利是务；崇饰其末，忽弃其本，华其外而悴其内，皮之不存，毛将安附焉？

仲景说：看看当时的名流，竟然一点都不留神医药，对于养生之道从来不关注、不学习。

后面就讲了学习医药知识的三方面意义：对上，可以为君王，为自己的双亲治病；对下，可以救助贫困的老百姓；对中也就是自己，可以养身保健。

但是，当时的名流却不关注这些，他们关注的是什么呢？“但竞逐荣势，企踵权豪”，“但”，是只是的意思，“企踵”是踮起脚跟的意思。只是追名逐利，对豪门对权势踮起脚跟来看。“孜孜汲汲”，是心情急切的样子，“惟名利是务”，就是对名利的疯狂追求。

张仲景说这是“崇饰其末，忽弃其本”。那么，什么是“本”？什么是“末”呢？自己的身体当然是最根本的，但是这些当世名流却不是这样认为的，或者说他们没有意识到这一点。

他们拼命地去追名逐利，去取这个“末”，所以就是“华其外而悴其内”，名利都是身外之物，但最终却把自己的身体搭上了，这就是“皮之不存，毛将安附焉”，人命都没了，你要名要利有什么用?！后文还会一再强调这个问题，这个就是全力以赴去追求物欲的众生相。

卒然遭邪风之气，婴非常之疾，患及祸至，而方震栗，降志屈节，钦（义：恭敬）**望巫祝，告穷归天，束手受败。赍**（jī，义：怀抱着）**百年之寿命，持至贵之重器，委付凡医，恣其所措，咄嗟呜呼！**

“卒然遭邪风之气，婴非常之疾”，就是突然一下得病了；“婴”是缠绕的意思，就是人被病魔纠缠；“患及祸至，而方震栗”，祸患来了，才突然惊醒，才知道身体才是最要紧。

有句话说得好：“年轻时拼命去赚钱，等老了就拿钱去买命”，事实上，命哪里是用钱买能买得到的。

“降志屈节，钦（义：恭敬）**望巫祝”，**平时，这些权豪一个个趾高气扬，一旦得病了，就到处乱求医，甚至去找那些会巫术的神婆之类的，任人摆布。

“赍（jī，义：怀抱着）百年之寿命，持至贵之重器，委付凡医，恣其所措，咄嗟呜呼”，“赍”就是“怀抱着”的意思，就是带上重金，耗费巨资，将自己宝贵的生命托付给一般的医生；“恣其所措”，就是任凭他怎么处理了。

事实不就是这样吗？我们现代有多少人平时使劲糟蹋，某天一旦诊断出癌症，自己吓坏了，家人也慌了手脚，然后把家里的钱全拿出来给医院，医生说开刀，病家问：结果会怎么样？医生回答：不好说。现在不就是这样吗？

我总结了一句话：**健时不学道，有病乱投医。**健康的时候不学习养生之道，等到生病就胡乱投医。这就要看你的缘分了，缘分好，能找到一个好点的医生；缘分差，找个庸医，那就麻烦了。

所以，这就提示我们一般的老百姓，在平时没有得病的时候就要留心养生、医药之道，这样的话，就不会出现一旦得病，就六神无主的情况了。

当然，有人说，不一定自己学，但是每个人都应该有一位值得托付健康的医生好朋友。这要看你有没有这样的福报。

厥（义：乃，于是）**身已毙，神明消灭，变为异物，幽潜重泉，徒为啼泣。**

“厥”是语气助词，乃，于是的意思。

等到命没有了，魂飞魄散，变为孤魂野鬼，还在黄泉之下悔恨难当。这个描述多么的深刻！我们现在多少人都是这样啊！不管你当多大官、发多大财，到了那一刻，悔恨懊恼，无不如此。

所以说，不懂调养身心、修福修慧之道，最终就会冤枉而死。当然，我想，现在听讲的大部分人，年龄都不是特别大，有人会觉得无所谓，我们还年轻，有的是时间，糟蹋糟蹋没关系的。但是古人又有一句话：**“莫待老来方学道，孤坟多是少年人。”**这是事实，后面我们会谈到。确确实实是这样，每一个人都会面临这样的问题，第一，死亡是必然会到来的；第二，你不知道什么时候会来。

痛夫！举世昏迷，莫能觉悟，不惜其命，若是轻生，彼何荣势之云哉！而进不能爱人知人，退不能爱身知己，遇灾值祸，身居厄地，蒙蒙昧昧，蠢若游魂。哀乎！趋世之士，驰竞浮华，不固根本，忘躯徇（通“殉”）**物，危若冰谷，至于是也。**

“痛夫！举世昏迷，莫能觉悟，不惜其命，若是轻生，彼何荣势之云哉！”读这句文字就体会到张仲景对于世人“追逐名利，不顾性命”，多么感慨。

“而进不能爱人知人，退不能爱身知己”，古代的读书人都是这样：“达则兼济天下，穷则独善其身”，而前文所描述的当世名流，既不能兼济天下，也难以独善其身。

“遇灾值祸，身居厄地，蒙蒙昧昧，蠢若游魂”，健康的时候，追名逐利，惟名利是务；一旦生病，就方寸大乱。大家看看，我们现在社会上有多少这样的人啊！

“哀乎！趋世之士，驰竞浮华，不固根本，忘躯徇（通“殉”）物，危若冰谷，至于是也。”是说为了追求物欲，最后把身体都搭上了，这是很危险的，就像站在结着薄冰的湖面，又像面临万丈的深渊，但是很多人却没有意识到。

前面一大段内容，都是在感慨世人。世人“竞逐荣势，企踵权豪，孜孜汲汲，惟名利是务”，最终的结果就是：**身心透支，身心俱坏**。不但身体坏了，心也坏了，这绝对不单纯是身体的问题，因为**在身坏之前，心就已经坏了**。

就“身”的层面而言，《庄子·让王》篇讲到一个通俗的比喻：所谓“用**随侯之珠去弹千仞之雀**”，就是说拿着一颗价值连城的宝珠去打一只遥不可及的小麻雀，这是很不值当的。庄子用这个故事来比喻那些为了追求名利而枉顾性命的人。其实，古人类似这样的比喻有很多，在老子的《道德经》中也有。尽管先贤苦口婆心，但绝大多数世人都是**“有病方知身是苦，健时多向乱中忙”**。

当然，现在大家对养生都比较重视了，出现了所谓的养生热，各个电视台都有养生的频道，很多退休的老年人都在看，甚至有的人还做笔记。现在的电视节目讲养生，主要是从饮食、运动、生活规律等方面进行讲述，当然，讲的更深一点的就是心理卫生，这样的节目不是太多。

实际上，就养生这个名词来讲，有几个层次：第一个是养身，就是讲怎么养这个肉体；第二是养心，这是更深一层面的了，就是心理卫生；第三是养性，孙思邈的《千金方》里面有很多养生方面的内容，他也提出养性，这是更深一层面了。所以，养生绝对不是单纯吃什么补什么，或者不同季节该注意什么，它有更深层次的含义。

每次讲到养生，我都会引用孙思邈《千金方》里面非常经典的一段话：**“养性者，不但饵药餐霞，其要兼于百行。百行周备，虽绝药饵，足以遐年；德行不足，纵服玉液金丹，未能延寿。”**

“饵药”就是吃保健品，“餐霞”就是练气功。也就是说，一个真正善于养生的人，不单纯是从饮食上、保健品上，或者从练功上去下功夫，更重要的是：要努力提高自己的德行。“百行”，就是一百种好的行为，古人讲"君子有百行",这个百是泛指很多。

"百行周备,虽绝药饵,足以遐年",就是说一个人的德行特别高的话,即使不吃保健品,他依然可以长寿;"德行不足,纵服玉液金丹,未能延寿",一个人如果坏事做尽,即便是服用玉液金丹,估计他也长寿不了。这是药王孙思邈所说的话。

所以,真正的**养生重在养德**! 类似的思想在古人经典中随处可见,像孟子所说的养"浩然之气",还有《论语》所说的"仁者寿"。**《中庸》里面也有一句很震撼的话:"故大德,必得其位,必得其禄,必得其名,必得其寿。"**

有的朋友可能就会提意见了:老师,好像不完全是这样! 也有好人短寿、坏人反而长寿的情况啊。这怎么解释?

其实对于这个问题,我们要深入去看,不能单纯地看表面。第一,一个人活在世上,有两方面的条件,一个是福,一个是寿。有的人命很长,但是他活在世上不是享福而是受苦的;第二,因果通三世,他这一辈子虽然做了很多坏事,那他上一辈子是不是积福了呢? 我们没有神通看不到,但这个理我们要懂。

另一方面,因为我们还是肉眼凡夫,我们认为这是坏人,那是好人,那他们是不是真的就是坏人、好人呢? 不一定! 以凡夫的标准来看往往会看错。

关于这一点,大家有兴趣可以去读一读《了凡四训》,其中有一段是这样的:**昔有儒生数辈,谒(yè)中峰和尚,问曰:"佛氏论善恶报应,如影随形。今某人善,而子孙不兴;某人恶,而家门隆盛;佛说无稽矣。"**

中峰云:"凡情未涤,正眼未开,认善为恶,指恶为善,往往有之。不憾己之是非颠倒,而反怨天之报应有差乎?"

当时有一些读书人，去请教中峰和尚说："佛家不是讲善有善报恶有恶报吗，他们就举例子说某某人挺好，家里却很衰败，子孙也不兴旺；某某人挺坏，家里发展的却很好，很兴旺。以此看来，佛说的话没有准啊。"

中峰和尚回答说："凡夫智慧之眼没有打开，往往以错误的标准来评判人，这样就会认善为恶，指恶为善"。后面接着说："你们这些人不为自己是非颠倒感到遗憾，反而埋怨老天爷的报应有差。"大家好好地品一品这句话**"不憾己之是非颠倒，而反怨天之报应有差"**。

实际上，所谓的善恶，我们很多时候看的都是表象，没有看到实质，最重要的是要看到他的用心，自私自利与利人利他是完全不一样的。

我在门诊上偶尔也会训病人，跟门诊的同学曾亲眼看到过，大家说，不对啊！好医生不是应该要语言柔和、慈眉善目吗？这主要是看你的用心，你是真心为了他好，该骂就得骂。佛门不仅有"菩萨低眉"，还有"金刚怒目"！

另外一方面，**司马迁说："人固有一死，或重于泰山，或轻于鸿毛。"**

孟子说："夭寿不贰，修身以俟之，所以立命也。"

实际上，命长几岁短几岁，本质上没有太大的区别，那怎么样来立命呢？孟子说"修身以俟之"，就是不断提升自己的修养来等待，看上去是消极的，实际上很积极，这样才能够立命。所以先要看破，然后再去争取。

实际上这里就讲到生死的问题了，古人常讲："生死事大！"每个人都要面对，这是每个人的头等大事。中国老百姓比较忌讳说死，说这不吉利。其实没有什么不吉利的，我们能够正视它，就是最大的吉利。

作为医生，我觉得更应该懂得这一点。**医生这个职业，它的本质是"求生"的，而真正的大医是在"死中求生"**。

孔子说："不知生，焉知死。"他比较强调现世。而释迦牟尼的思路就不同了，如果套用孔子这句话，佛会说"不知死，焉知生。"释迦牟尼佛首先会告诉你，人是会死的。**他先让你了解死是怎么回事，然后告诉你今生该怎么活。**

死是必然的，而且是不可期的，你不知道死亡什么时候会到来。另外，死后有六道轮回。当然，我们如果对佛教的道理理解不是很深的话，可能会觉得这是迷信，我们姑且认为这不一定很真实，但从文化的层面来看的话，这是很重要的。

其实，人需要有超现实的东西。过于现实的人，可能会胡作非为，或者惨淡无望。

我觉得作为医生，我们对于生命的认识程度应该比一般人要高一些，自己要懂得生死的道理，再去治病救人，你的感受是不一样的，你的眼界会更加开阔的。

好，张仲景原序的第一大段主要是悲悯众生的可怜。可怜在什么地方呢？一味地追名逐利，却不懂调养身心、修福修慧之道，最终冤枉而死。

我们继续往下看：

余宗族素多，向（义：从前）**余二百，建安纪年以来，犹未十稔，其死亡者三分有二，伤寒十居其七。**

他说：我家族人本来很多，从前有200多人。汉献帝建安纪年之后，十年之内，死了三分之二，而这死亡的三分之二的人当中，得伤寒而死的占了十分之七。比例是相当大的。伤寒，我们姑且将它理解为流行病的统称。

感往昔之沦丧，伤横夭之莫救，乃勤求古训、博采众方，撰用素问、九卷、八十一难、阴阳大论、胎胪药录，并平脉辨证，为伤寒杂病论，合十六卷。

仲景为这些病死的亲人而感伤，“乃勤求古训、博采众方”，努力钻研医术，并且参考《素问》《灵枢》《难经》《阴阳大论》等很多古代的医籍，写成了《伤寒杂病论》，一共十六卷。这说明张仲景不仅仅天分高，还很勤奋。

虽未能尽愈诸病，庶可以见病知源。若能寻余所集，思过半矣。

仲景说：依据这本书，虽然未必能使所有的病都治好，但是如果认真钻研的话，大概可以从中探求疾病的本源。所以，这里强调的是：治病最重要的是思路，而不仅仅是一方一法。正因为这样，后世都认为《伤寒杂病论》不单纯是为伤寒而是为百病立法。注意，这是非常重要的一句话！

夫天布五行，以运万类，人禀五常，以有五藏；经络府俞，阴阳会通；玄冥幽微，变化难极。自非才高识妙，岂能探其理致哉。

上古有神农、黄帝、岐伯、伯高、雷公、少俞、少师、仲文，中世有长桑、扁鹊，汉有公乘阳庆，及仓公，下此以往，未之闻也。

这两段话强调的是：医理难精，明医罕见。

因为医学难以精通，所以自古以来，真正的良医屈指可数。

观今之医，不念思求经旨，以演其所知，各承家技，终始顺旧，省疾问病，务在口给，相对斯须，便处汤药，按寸不及尺，握手不及足；人迎趺阳，三部不参；动数发息，不满五十。短期未知决诊，九候曾无仿佛；明堂（义：鼻子）**阙庭**（义：眉间，前额）**，尽不见察，所谓窥管而已。夫欲视死别生，实为难矣。**

这一段是感慨时医之浅陋。仲景说：看看现在的医生，既不研究经典，也不去探究与之相关的学问，只是守着家传的一两首验方。治病的时候，也仅仅是在言语上应付一下，诊查疾病既不细致，也不全面。四诊都没有用心去辨别，就轻易下一个诊断，开一张处方。那就是以管窥天，这样是很难达到准确诊断和治疗目的的。

孔子云：生而知之者上，学则亚之。多闻博识，知之次也。余宿尚方术，请事斯语。

这里仲景引用了孔子的一句话，意思是说：有的人天分特别高，所谓的“生而知之”；有的人虽然天分不是很高，但可以通过学习来弥补。张仲景谦虚地说：我不是天分很高的那种人，我愿意做后者——用后天的勤奋来弥补先天的不足。

到此，全文结束。

最后，我总结本文对当代人三方面的重要启示，供大家参考：

（1）因为世人忘躯徇物、愚昧可怜，所以，我们不要被物欲所累，应尽早学习调养身心、修福修慧之道。作为一名医生，更应该对生命有深层次的认识。

（2）因为医理难精、明医罕见，所以我们必须一丝不苟，努力学习领悟，争取成为一名能够身心并治的良医。

（3）治病最重要的是思路，而不仅仅是一方一法。中医的学习是需要潜心参悟的，你参悟程度的深浅，决定了你水平的高低。

好，我的分享就到这里，谢谢大家！（讲于微信群“董正平博士中医交流群”）

我为什么选择经方

主持人（开场）：

尊敬的董老师，亲爱的同学们，大家晚上好！

岁月流转，时光飞逝，转眼间，我们这个“经方讲座”已经进行了整整三个学期。“经方讲座”是董老师应同学们邀请而义务开设的，其初衷是为了普及经方医学的理念和方法，调动大家学习、运用、研究经方的热情，帮助同学们提高临床诊治疾病的能力。

我觉得能够遇到董老师，并且有机缘聆听老师的“经方讲座”，确实是我们莫大的福分！韩愈在《师说》中有言：“师者，所以传道、授业、解惑也。”我觉得老师现在所做的，就是“传道、授业、解惑”这样一件事情。感恩老师，感恩老师为我们带来的经方这股风！请允许我代表在座的各位，以及以前和今后在这个课程中受益的所有同学，向老师表示感谢，感恩您！老师！（向老师一鞠躬）！

机会如此难得，我更希望在座的各位能够好好珍惜这个讲座，珍惜跟老师在一起的每个时刻！下面就请老师来给大家讲述“为什么选择经方”，大家掌声欢迎！

董老师：

同学们，大家晚上好！

我没想到有开头这一幕。不过，其实很好，尊师是非常重要的！古人讲：有一分诚敬则得一分利益，有十分诚敬就得十分利益。这是很好的！

我曾经有个设想——在教室黑板的两旁，各挂一张画像：一位是张仲景，另一位是孙思邈。因为，《伤寒杂病论》是我们学问的本源，而《大医精诚》则是我们前进的方向。当然,这只是一种形式,它承载的,是中华文化尊师重道的内涵。

我跟大家虽然是师生关系,然而,我们又同是仲景先师的学生;所以,我更愿意以“朋友”(《礼记》:“同门曰朋,同道曰友”)或者“师兄”的身份跟大家做一点分享和交流。所以,刚刚的这一幕出乎我的意料,也让我感动!

前段时间,一直比较忙,所以,这个学期的“经方讲座”今天才开讲。下午临时有点事情耽误了一会儿,让大家久等了,真是抱歉!

参加过我们这个讲座的同学都知道,这是一个很实在的课程,介绍给大家的都是“干货”,就是把可以直接拿来用的东西,分享给大家。我们以前都是每次讲一首经方,包括它的理论和临床。本来,昨天我都已经选好了今天要讲的方子。后来我想,这是咱们本学期的第一次共学,可能有些同学以前没上过我们这个课;因此,有必要就经方相关的一些问题跟大家做一个介绍,这样的话,大家就不会有“我们为什么要学习经方”的疑惑。所以,我就定了今天这个讲题——我为什么选择经方。

之所以选择这个题目,一方面,是我对自己的一个回顾,就是反思自己为什么会走到这条路上来?另一个方面,是希望我的经历对大家有些许借鉴和参考的价值。

在座的,有中医专业高年级的同学,也有低年级的同学,是不是还有别的专业的同学?可能也会有。因为层次不同,所以每个人的基础可能会不一样。

跟我门诊的同学会发现,我每张处方的用药数量(也就是药味)相对少一些。时间长了,你又会发现,我在临床上,有些方子的使用频率非常之高,甚至在同一天的门诊,同一首方子会给多个病人使用,而这些病人的症状并不完全一样,甚至有的还相差很大。如果你学习了《伤寒论》

《金匮要略》等中医典籍的话，你就会发现，我使用的主要是经方，也就是张仲景《伤寒杂病论》中的方子，而且往往是以原方为主，有时略作加减。所以，我们主要使用的是经方。

可能有些不太了解的同学就会问：老师，什么是经方？你为什么选择经方？所以，我们就分以下几个方面的内容跟大家做一个交流。

第一，什么是经方？第二，什么是时方？（因为，要讲经方就一定要跟时方相对而言，经方跟时方是相对的）；**第三，经方跟时方的区别在哪？第四，**就是我们今天最主要的内容：**我为什么会选择经方？**（其中，联系了我自己的学习经历，以及从教以来对大家的期望）；**第五，**就是**经方治学的方法**（主要介绍我本人的经方治学方法，就是怎样去学习，如何去使用）。今天主要就跟大家分享这五大方面的内容。

首先，我们来看看经方。

这个“经”最原本的意思是什么，你们知道吗？你们有没有见过那种原始的手工织布机？以前农村会有。织布之前，先要有经线，就是竖着的线，然后再顺着竖着的这个线去编织，这个“经线”就是“经”的原意了。想想看，它是最主要的、纲领性的东西，先有了它，然后才能再去添加别的内容。

所以这个“经”，到后世就延伸为特指纲领、主干、大纲大法的东西。比如，儒家的四书五经。古代的一些典籍，包括儒经、佛经还有道家的经典，后来都称为经，它们讲的都是大纲和大法。

而我们今天要讲的经方，就有这个特点，它是大的纲领。用我们现在的话来说，经方的格局是非常大的，跟时方相比，它的格局要大好多；甚至很多时候，你用解释时方的那种思路是没有办法去理解经方的，这是个很有意思的问题，我们后面会讲到。

一般认为，经方是指汉代以前经典医药著作当中所记载的方剂，最主要的，是**特指张仲景《伤寒杂病论》里面的方剂。**

学过《中国医学史》的同学都知道，《伤寒杂病论》成书的时候是一本书，后来因为流传的原因就分成了现代我们见到的《伤寒论》和《金匮要略》两本书，也就是说，我们后世所讲的经方主要是指这两本书里面的方剂。

关于经方的传承，在我上大学的时候，学术界就在很热烈地讨论这个问题。

大家知道，在以往很长一段历史里面，我们都认为《伤寒杂病论》跟《黄帝内经》是一脉相承的。正因为这样，现存最早注解《伤寒论》的医家——金代的成无己，他注解的特色就是"以经解经"——用《黄帝内经》的理论来解释张仲景的《伤寒论》。大家都很认同，因为张仲景在自序里面也讲到："撰用《素问》《九卷》"。所以，长期以来，学术界都认同《伤寒杂病论》跟《黄帝内经》是一脉相承的。

后来，好像是因为《辅行诀脏腑用药法要》的出现，学术界就有了一些新的观点。有人认为《伤寒杂病论》跟《黄帝内经》是两个不同学派的著作：《黄帝内经》为"医经派"的著作，它强调了很多理论性的东西，像阴阳、脏腑、气血等等；而《伤寒杂病论》不属于"医经派"，它属于"汤液经派"或者叫做"经方派"。《伤寒论》和《金匮要略》的内容主要是用药物来治病，所以说，它的承传可能是始于神农。

大家都知道上古时期"神农尝百草"的故事。当然，我们现在认为历史上并没有这样一个确切的人，神农只是我们远古祖先的代称而已。不管怎么样，"尝百草"强调的是一个积淀的过程，不断地从实践中积累、沉淀，才有了现在我们所看到的《神农本草经》。

有一个叫做伊尹的人，据说他曾经写了一本书，叫做《汤液经法》。大家都知道，伊尹是商朝的开国宰相。据说他原来是个厨师，所以说，中医跟厨师有很大的渊源，厨师做饭要调和五味，中医用药也要调和气味。大家看《伤寒论》的第一张方子——桂枝汤，它的口感就非常好，基本上都是些药食同用的材料做成。

很遗憾，伊尹所作的《汤液经法》没有能够留传到现在。但是，有人考证，张仲景《伤寒杂病论》所载的大部分方剂都不是他自己创立的，而是从《汤液经法》中承传下来的。在孙思邈的《千金方》以及古代一些书籍里面，也有一些对《汤液经法》内容的记载。但《汤液经法》这本书，我们已经看不到了。所以说，《伤寒杂病论》承传了《汤液经法》的一部分内容，当然，也融入了张仲景本人的经验和智慧。

以上跟大家介绍了经方的本源问题。简单地回顾一下，什么是经方？汉代以前经典医药著作里面的方剂，又特指张仲景《伤寒杂病论》里面的方剂。经方是谁创立的？并不完全是由张仲景，不少是源于《汤液经法》以及前代名医的经验方。

那么，什么是时方？

大家读古代医书就知道，清代名医陈修园写过一本书，叫做《时方歌括》，当然他在写《时方歌括》之前，就写了《长沙方歌括》。这两本书都是用歌诀的形式写成，把方子的组成和功效融在歌诀里面。《长沙方歌括》中的歌诀除了有组成和功效，还有药物剂量。

《长沙方歌括》所载的，就是《伤寒论》的方剂。为什么叫长沙呢？据说，张仲景在汉末三国时期曾经当过长沙太守。而《时方歌括》是跟《长沙方歌括》相对的，一个经方、一个时方。陈修园在《时方歌括》里面，就提到了时方的概念。

我们现在一般认为：**时方，是指汉唐以后的医家所创立的方剂**。包括宋、金、元、明、清等朝代，这期间的医家很多，他们著书立说，创立了大量的方剂，这些方剂统称为时方。

以上跟大家介绍的，就是经方和时方的概念。

下面我们重点来讨论一下**经方和时方的区别**。今天，我们讲“为什么选择经方”，也就是说，经方、时方二者之间，最终我为什么选择了经方，而没有选择时方。

在选择之前，我们有必要先来了解一下它们各自的特点和区别。

我们先来说说时方，就是刚才讲的汉唐以后历代所创的一些方剂。它们的特点是什么？这些方剂**多以阴阳五行、藏象经络，甚至《黄帝内经》的运气学说等为指导思想而创立的。**

最具代表性的就是“金元四大家”所创立的方剂。像刘河间，他喜欢用寒凉药，你去看他的书，可复杂了！他就用《黄帝内经》里面的运气理论解释了一大堆，云里雾里的，很难理解；还有“易水学派”的张元素，就是李东垣的老师，他强调药物的四气五味、升降浮沉、引经报使等理论。

后世比较有代表性的时方著作，如张元素的《医学启源》（张元素的学术思想对后世影响极大），明代张景岳的《景岳全书》（他的文笔非常好！书中都是对仗的句子，还有排比句，读起来非常爽快，所以，后世很多文人爱读他的书）。

清代有一个人，也很了不起，也是“时方派”里面非常有代表性的人物，叫陈世铎，著作有《辨证录》等。《辨证录》这本书，内容非常丰富，所载理法方药都很详细，书中很多方剂都是他自己创立的，而且讲得头头是道。

这就是时方派代表性的一些医家和著作。

时方学术的影响非常深远，我刚才讲到，时方的特点是以阴阳五行、藏象经络等理论为指导。你一听，这不正是咱们所学的吗？现行的中医教材不就是按照这个思路来编的吗？《中医基础理论》《中医诊断学》

所讲的基本上都是这些东西。所以**现行中医教材受时方学术的影响非常大！**

因此，后世的中医，尤其是当代、现代中医的主体，是时方的临床思维。

该思维有何特点呢？大家看看《中医内科学》教材，基本上就以脏腑辨证为纲领，来认识和治疗各科疾病，这就是“时方派”的思路。它是**通过分析病人的临床表现，来判断脏腑气血阴阳的盛衰，然后确立治则治法，进而选方用药**。这就是我们现在所谓的辨证论治。

时方这种思路的**逻辑性很强，很有条理**，每一个脏腑有哪些证型，每个证型有哪些临床表现，都相对明确。它相对比较机械化，**容易掌握**。如果按照这种思路来看病的话，真的可以把它编成电脑程序，病人来了，输入临床表现，马上就可以得出“辨证论治”的结果。

下面我们来看一看经方医学的特点。

经方医学强调“方证相应”，即“方”和“证”的相应，这是经方医学的一大特点。

前人说《伤寒杂病论》**“罕言病理”**，也就是说，它几乎不讲病理。当然，也有个别条文讲到病理，这个“罕”的意思就是“非常少”，仲景基本上不会给你讲太多的理论。

大家去读《伤寒论》原文，会发现它很简单：大多时候，前面冠以一个病名，比如“太阳病”“阳明病”“少阳病”等，而后面跟着就是一些症状，有的还有脉象，再后面紧接着就是一个方子。它中间往往省略了病理，它不给你讲理。

《伤寒论》是以六经为纲，太阳、阳明、少阳、太阴、少阴、厥阴，这六经病为纲领分了六篇；每篇都是由一些条文组成，所以，每篇又都**以方证为目**。而**《金匮要略》是以杂病为纲**，《金匮要略》里面讲了很多内伤病，某一类病归为一篇；每一篇里面也是这样，由条文组成，依然是**以方证为目。**

经方临证的着眼点在哪儿呢？就在于这个方和证的相应。什么叫方和证的相应呢？我查了一下文献，有这么个讲法，叫“特异性方证组合”。我一看，这不就是我们肖老师讲座里面强调的**“特异性方证”**吗！

大家理解一下这个话：“特异性”，就是说，你别看这几个症状好像是随意列出来的，实际上，它们的组合具有特异性。另外，不仅症状的组合有特异性，组合之后的症状群和其主治经方也有特异性的对应关系。

前段时间，我的博士导师肖老师在北中医做了一场讲座，题目是：特异性方证——医学的最高境界。在老师看来，不仅中医如此，西医亦然。我没有现场聆听，只是看了老师的几张PPT，我非常认同这个观点。

老师提出：**“特异性方证”是医学的最高境界，而后世所谓的“辨证论治”**（笔者注：应该就是我们刚才所讲的时方思路），**是在还没有掌握“特异性方证”的时候，退而求其次的方法。**

“特异性方证”有点像是现代所谓的“特效疗法”（当然，它也要以“识证”为前提），如果有现成的，那我们肯定是要先学这个。当你还没有发现或掌握这个特效疗法时，就只能采取后世所谓的“辨证论治”了，而后者的效果则远不如“特异性方证”那么可靠。

个人觉得，肖老师以上论述把经方和时方各自的特点剖析得非常深刻。

那么，“特异性方证”的核心是什么？也就是说，方证后面那个内在的东西是什么呢？个人认为：与其说张仲景没给我们讲透，倒不如说这个东西没有办法讲透。

大家是否明白？这就是东方的智慧，它非常强调一个“悟”字。

个人认为，经方医学**对医生有三个层次的要求：**

第一个层次，相对比较简单，要求你对《伤寒论》《金匮要略》的**条文要非常熟悉，**做到烂熟于胸。这样的话，当你面对病人的时候，你就能将这个**病人的临床表现和你所学的条文马上对应起来：**《伤寒论》或《金匮要略》的哪一条，该用哪个方子治疗。临床当中，这种情况非常多见，一旦你对应上的话，疗效就会非常好，这是初步阶段。虽然说是初步，但却是必须的，而且也是你对经方建立信心的一个必经之路。

第二个层次，就相对高一些了，我把它表述为**“高层次的整体思维”**。这里所说的“高层次的整体思维”，如果非要解释的话，是指经方的方证相应，涵盖了我们后世所谓的八纲辨证、病性辨证，还有脏腑辨证、经络辨证等，所有这些辨证方法，在方证相应体系里面全部都涵盖了。因此，我们在运用方证相应的时候，以上各种辨证方法需要你站在更高的层次去整体把握，这就是经方医学的第二个阶段——“高层次的整体思维”。

第三个层次，我将它表述为**“灵性思维”，**这个层次是很高的，它有时候难以用语言来传递。也就是说，一个表象在你面前，你可以通过表象一眼看到它深层次的东西，而这个深层次的东西不一定能用语言说清。张仲景高明就高明在这里，一组临床表现，紧接着就来一个方子，他不去给你讲中间的道理，他要你自己去开发这种“灵性思维”。这是一种以心会心的状态，大概就是扁鹊“以此视病，尽见五脏症结”的功夫所在吧。

以上跟大家介绍的，是经方医学对我们的三个层次的要求，或者说是我们**应该去追求的三层境界**。

在这里我要多说一句，“时方医学”，它看上去很灵活。出现这个症状加一些什么药，出现那个症状又加一些别的什么药，非常之灵活。以前学习这套方法，觉得很好玩，觉得中医特别灵活。

而“经方医学”，相对来说是比较稳定的。一般来说，经方不宜随意加减，变化大了反而没有效果，或者效果会打折扣。对于这一点，习惯于时方思维的医生是很困惑的：我明明加上了一些对症的药，为什么反而没效果或者效果下降了呢？

诸位同学想象一下，为什么我们在使用经方时，如果加减变化较大，反而没有效果呢？其原因，我刚才已经提到：如果你的灵性还没有开发，你的心跟仲景还没有相通；那么，你的随意加减就会把原方搞得面目全非，又怎么可能有效？

好，以上给大家介绍的是经方和时方的一些特点和区别。下面我们来看一下第四个方面的内容，就是**我为什么选择经方？**

首先，我回顾了一下我走过的求学之路，我是走过弯路的，我不是一开始就学经方。我的福分还不够，不像你们，是吧？（众人笑）

我这段时间正好在整理以前的一些病历，那时的病历记录不是存在电脑里，都是手写的。在整理的过程中，我就发现：较早的，比如2003年、2004年的病历处方，完全是以时方为主，辨证用药都是时方的思路，药用得很杂。即便是偶尔用经方，也都是胡乱加减，似乎不加减就不能显示出自己的高明。现在看这些处方，说得严重点，几乎一无是处，尽管那时也曾治好一些病。

再看2005、2006年的病历，就处在过渡阶段了，在往经方上靠，但是还会做一些随意的变化。2007、2008年以后，基本上就专注在经方上了。

以上是从历年的病历看到我治病思路的变化，后面，我再跟大家讲讲我自己求学的经历。

由于家庭的原因，我很早就接触医学书籍。我曾祖父是以伤科、外科出名的，他是练武的，练武就难免会跟人家过招，所以练武的人都要研究伤科。我家有很多医书都是他老人家手抄的，在书上画一个人，然后说明某某穴位在哪里，这个穴位在什么时辰开合，受伤了怎么用药等等。

此外，家里还有好多外科方面的医书。内科方面的医书相对较少，我那时候看的最多的一本，是解放后出版的，我爷爷用牛皮纸包得很好，并且在上面用毛笔字写的书名——《实用中医内科学》（上、下册）。

这套以时方思路为主的医书，对我早期的影响很大。所谓先入为主嘛。

后来我到北京去上学，很早就跟老师在门诊学习临床，跟过好几个老师。我发现好多老师都是以时方为主，这是我当时看到的现状。

跟"时方派"的老师学习，有时候会感到很难把握老师的思路。开一个方子几十味药，然后又在这个基础上加加减减；很难把握老师到底是怎么治的这个病。甚至有时候会出现这种情况，即使这个病治好了，我们也搞不清楚是怎么治好的？如果效果不佳，我们更搞不清楚怎么回事了。这些药到底哪些起了作用？哪些没起作用？你很难去把握。

这是我早年跟老师临床的一些经历，虽然也有点滴的收获，但并没有质的提升。所以，一段时间之后，我决定不跟老师了；从此，我好多年没再跟老师上门诊，只是自己读书和思考。

我专门读《伤寒论》《金匮要略》的原文和一些经方医案，这里已经提及经方的学习方法了，后面我们会详细讲到。

我当初之所以会有这样的决定，是源于内心**对经方所抱有的一种信仰**。实际上，那时我还没有看到哪个老师用经方用得很好，但我对经方就有这个信仰。

为什么会有这样的信仰？首先，历代名医辈出，而自古至今，为什么唯有仲景被称为"医圣"？这是信仰的来源之一。第二，《伤寒杂病论》成书至今已经1800多年，指导着历代医家的临床，虽然有些医家会搞一些创新，但都不得不承认这本书的宝贵价值（可以说，《伤寒杂病论》创造了世界医学史上的一个奇迹）。正是基于这两点，所以我有这样一种信仰，就不再去跟老师了。即使同学介绍：某某老师怎么怎么厉害，某某老师如何如何有名，我都不为所动。

后来，在我硕士毕业的前夕，经一位师姐（她当时是博士，对经方也很有信心）的介绍，去跟冯世纶老师（当时已退休，在某药店坐诊）临床学习了一段时间。冯老是北中医已故经方大师胡希恕的学生。据说胡希恕老先生临床水平非常高，但他几乎没有正式出版过专著，所以学术界对他不是太了解。现在，他的书都是学生整理的，已经出版了不少。

我当年跟着冯老在临床学习了一段时间，我发现冯老看病跟其他老师完全不一样：他用的是纯正的经方思维，使用的基本都是经方原方，很少作加减。

由于跟冯老的时间不是很长，说实话，我现在回想不起什么经典的案例来。但是，他给了我一个眼界——原来中医还可以这样看病。他给我展示了一种不一样的思路。

后来，我就硕士毕业了，走了很多地方，在江湖浪迹了两年（众人笑）。非常幸运的是，在这个过程中，我遇到一位专注于经方医学的老师。当时，我们一起会诊过不少病例。

我们知道，**西医很讲究会诊，而我们现在的中医就很少强调会诊**。为什么呢？我想，如果中医会诊，就很有可能出现这样的情况：这个医生说“我的经验是这样的”，那个医生又说“我又有那样的经验”，等等。说了半天，可能没有多大意义。“时方医学”往往容易出现这样的问题，因为时方大多是各家的经验。这样的会诊只是各说各话，根本达不到综合各方意见，得出最佳方案的目的。

但是，**如果我们都是经方学者，会诊就很有意义**！诸位同学，这个时候，中医的会诊就会非常有意义。每位医者都能以经方医学为纲领、为指导，来探讨和分析病情，进而确立治法和方药，这个过程能碰出很多有价值的火花来。

当时，我跟这位老师会诊了很多病例。现在回想起来，我认为那是我整个学习过程中成长最快的一段时间，也是内心最为喜悦的一段求学时光。这种经方的思维，还有它神奇的疗效对我产生了深刻的影响。

后来，在2009年我再次考入北京中医药大学，攻读《伤寒论》的博士学位。

有意思的是，在入学之前，大概是七八月份的时候，我去曲阜参访一所学校（该校是我一位老师创办的），在那边住了一段时间。正好赶上了流感暴发，学生们一个接一个地病了，都是发烧，烧得很厉害。学校没有医务室，我就全权负责了（众人大笑）。隔离病人，开辟病房，看病，开药，观察病情，都全权操办，把我也累得够呛。

那个时候，经方的思路，我基本上已经建立起来了，效果还是蛮不错的，积累了不少案例。由此，我也对外感病的某些现行理论进行了反思。入学之后，有一天，肖老师把我叫到办公室，给我看了一篇他写的关于外感病初期辨治思路的文章，我深有同感。后来，这就成了我博士论文的研究方向。

以上跟大家介绍的是我整个求学的过程，介绍了我为什么会从时方最后转变成现在这种经方的思路。

下面要跟大家讲一讲，我现在**为什么要大力提倡经方**？

作为老师，我希望学生都能够学有所成，将来都能够成为治病救人的良医！那怎么样才能把大家培养好呢？

我们知道，中医，其实不单是中医，**中国很多的学问都讲求“师承”，**现在咱们学院也希望能将师承教育与院校教育结合起来。

关于师承，我在很多场合都讲到这个问题，师承确实非常好，它对于中医来说意义非凡。**其优势是：第一，有人给你指明方向，**并且在前面给你带路。有明师指引，就可以少走很多弯路。**第二，**也是非常现实的方面，就是**临床经验的传承**。不要说几十代、十几代，哪怕是五六代的师承，大家想想，五六代的师承加起来就至少有三四百年的积淀。这种经验的积淀，价值是非常大的。你看我们一路走来，很多经验都要靠自己积累，很多时候都要靠自己；如果你有很好的师承的话，数百年的经验积淀你都能学到，这是非常宝贵的。

因此，师承的可贵，主要体现在以上两个方面。

什么是真正的师承？这个问题一定要搞清楚！假如某位老师很有名，甚至是院士，然后你跟过他几天，你就说师承某某某，很多时候，我们写简历都是这样写。有的甚至从来没有见过这个老师，就读了几本他写的书，觉得这就是师承了。其实，这都谈不上是真正的师承。

真正的师承必须要有"信、解、行、证"四个完整的过程。首先，这位老师的人品和学问能让你产生信心，你发愿要去跟他学习，这就是"信"；然后，老师给你讲解，你自己也不断地去学习、去参悟，这就是"解"；之后，通过所学去指导你的实践，这就是"行"；最终，通过自身的实践证实老师所传的学问确实真实不虚，那就是"证"。

必须要有以上四个完整的过程，才谈得上是真正的师承。

我以前在课堂上也曾经提到，古代**祖祖相传的"师承三条件"**。这三个条件，说出来真是挺吓人的，但绝对是真理。

第一，以往所学一概不承认。你如果真要拜某位老师为师，首先要把以往的所学全部放下，放空；

第二，只能听这一个老师的课，至少在某一段时间内，你只能听这个老师的；

第三，你所读的书，所看的学习资料，必须先经过老师的认可，才可以看。

以上三个条件是有期限的，一般是三到五年。这样，你就有了扎实的根基，此时，才可以旁涉百家，既能取长补短，又能屹立不摇。

我们现代人，心都很大。现在，我们想看什么书就有什么书，只要你想看，基本上都能够找到，资讯的来源太丰富了。

我们一会儿看看这个，一会儿又看看那个，好像懂了很多，但到头来却一事无成。

这时，**我们才体悟到：刚才所讲的那三个条件多么重要！如果没有它，我们根本不可能踏下心来学习。**

如上所说，从“信、解、行、证”和“师承三条件”的标准来看，**师承太难了！自古至今都是难，于今尤甚！**

那怎么办？如果严格按照以上的标准，不要说我们没有师承，我们的老师那一代也几乎没有了。

在我硕士毕业的时候，有件事印象特别深刻。我有一个好朋友，也是七年的同窗，他的修养很好，是我上大学期间比较佩服的一位同学。在硕士毕业之际，他就跟我说，他决定放弃中医。大家想像一下，学了七年，最终却选择放弃。最后，他真的连中医医师资格考试都没有去参加。原因是什么呢？因为没有师承。他说：中医没有师承就不可能有成就，都是瞎折腾。他也是经过了很深入的思考，才做出这样的决定。没有师承，往往就容易出现这种情况：看看这个名医的经验，看看那个前辈的验方；到最后，你根本就立不住一个纲领，都是在试来试去。

现在我们回过头来想一想：**没有师承，我们该怎么办？**

其实，刚才我已经强调，除了修养和境界之外，“师承”有两个核心的具体内容：一个是治学的思路，就是研究这门学问的理路，老师可以领着你向前走；第二个就是几百年的经验积淀，老师可以传授给你。师承的价值主要体现在这两个方面。

诸位同学，现在我要告诉你们，**如果没有刚才我讲的那种师承，要想达到这两者的效果，最契入的方法就是经方医学。舍此，几乎别无他途！**

刚才我们讲到，经方"方证相应"的思路很质朴、很清晰，因为它"罕言病理"，你不须在那些玄理中绕来绕去。我们需要这种直截了当的思路。

另外一个就是经验的积累，这个太重要了！对于我们中医来说，经验的积累几乎就是生命的所在。章太炎先生，民国时期很有名的学者，他是国学大师，也研究中医。他说过一句很有名的话："自古至今这几千年来，中医的成绩，医案最著。"可见，他是崇尚实用的。医案记载的，是实实在在的治病过程，他认为这是最有价值的。

我觉得，在他的话后面，应该再加上一句："而在历代医案当中，经方医案是最具有价值的。"为什么这么讲？刚才我跟大家讲到，经方的药物组成比较精炼，经方医案的处方也相对稳定。因为有这两方面特点，这类医案，易学易用，很具有指导性和启发性。历代经方医案叠加起来，就是一个巨大的宝库。

你要看现代某些名医的经验，每张方子用一大堆药，最后你根本学不来。而经方医案非常凝练，药物组成又相对稳定，你就可以细心地去研究。比如说，你要研究桂枝汤，你就搜集历代名医使用桂枝汤的医案来看，这些医案会让你大开眼界。这种学习对临床大有帮助。

我们知道，科学研究的一个核心要求就是"可重复性"。比如，你用老鼠来做实验，最后得出结果；评价你的结论是不是一个科研成果，就看它是否可以重复。同样的实验对象，在同样的实验条件之下，看看能否得出同样的结果，这就叫做可重复性。它是科学研究的一个核心要求。

经方医案恰恰有这个特点，它的可重复性非常好。你看前辈是这么用的，你再自己临床试验试验，经方医案的重复性非常好。也就是说，别人的经验你完全可以学到。

这样的话，历代经方名医都是你的老师了，他们的临床经验，你都可以得到。

因此，从这个角度来看，师承的两个核心内容，通过经方医学，你基本上可以得到。正因为这样，我才大力地倡导经方，特别是**对于初学者，经方医学是一个非常好的入门途径，也是有助于你将来提高的坚实基础。**

清末有一位名医，叫陆九芝。他写了一本书叫《世补斋医书》，里面就谈到了学习中医的次第（先后顺序）问题。他说：**"学医从《伤寒论》入手，始而难，既而易；从后世分类书入手，初若易，继则大难矣。"**

就是说，我们学医，如果从《伤寒论》《金匮要略》入手，刚开始，可能会觉得很难。为什么会觉得难？前面谈到了：因为它不给你解释病理、药理。实际上，如果你不断地去琢磨、去实践，就能悟出很多东西，慢慢也就容易了，这就是所谓的豁然开朗。

如果从后世分类书入手（包括《辨证录》等时方医书，以及现行《中医内科学》等），刚开始，好像挺简单的。因为：一方面，它把病理、药理都给你讲得很清楚；另一方面，它的内容编排层次分明，似乎可以"按图索骥"。但是，学到最后，你会觉得非常难——"大难"！什么是"大难"？对一个医生来说，临床没有效果，这就是大难！

陆九芝在这里强调的，就是学医的次第问题。

现在，我们回头来看，为什么会大难？就是因为：刚入门的时候，没有抓住"经"，没有掌握"大纲大法"，没有建立经方医学的大格局。如果从后世分类书入门，你就一下子进到了小框框里面；没有建立大格局，临床遇到复杂性问题你就解决不了。这是个很严重的问题！

所以，我希望陆九芝的这两句话对大家能有所提醒和指导。

当你深入经方医学，反复地去思维、去实践，你就会感受到它的乐趣。正如陈修园在《长沙方歌括》中所说的那样：**"经方愈读愈有味，愈用愈**

神奇，凡日间临证立方，至晚间一一于经方查对，必别有神悟。”这就是经方治学之乐！

此外，我还要提出一点：**学习经方、使用经方，内心会比较踏实。**因为，你所用的，是几千年承传下来的经验，历代有大量的案例供你借鉴。如果你用对了，就会有效，并且你知道它为什么有效，这些经验也可以很快得以积累；即便你用错了，没有效，甚至病情加重，你也清楚你的过失在哪里，你可以进一步去反省，去做一些调整和变化。《论语》当中，记录了子贡的一段话：“君子之过也，如日月之食焉。过也，人皆见之；更也，人皆仰之。”**我们作为医生，对自己的临床得失，一定要心理清楚。相对来说，从事经方医学，更容易做到这一点。**

因此，我提出一句话：**“拒绝一辈子不明不白地做中医！”**

好，以上跟大家介绍的是：为什么选择经方。

下面就来说一说**治学的方法**——如何学习经方。

我在两年前曾写过一篇文章（在回老家过年的火车上写的），题目叫做**“刚日读经，柔日读史”**，我不知道大家有没有看过。

这是曾国藩说过的一句话。“刚日”就是单日，“柔日”就是双日。也就是说：儒家治学，有一种方法，即一天读经书（如《四书五经》之类），一天读史书（如《二十四史》之类），如此循环往复。

为什么要这样穿插着来读呢？你看儒家的经典，它是告诉你为人处世、修齐治平的原则和方法。而《二十四史》记载的，都是人物和事件，它是“经”在历史现实中的印证。二者穿插着学习，就是将理论和事实互参。这样的话，你对这门学问才会有比较深刻的认识。

我就借用这种“经史合参”的思路来学习经方。

“经”，可以代指《伤寒论》《金匮要略》的原文；而“史”，则代指案例，即刚才提到的经方医案。**一方面，读诵经方原文；另一方面，参看古今经**

方医案。这就是经方医学"经史合参"的治学方法。

如果想理解原文的意思，我个人觉得看现行教材就可以了。尤其是**对于初学者，我不赞同大家去看各家注解**。我们知道，历代注解《伤寒论》《金匮要略》的有几十家，他们都有各自的观点，各自的解释。你看的多了，脑子就像一团浆糊，莫衷一是。

以上跟大家介绍的，是我经方治学的第一个方法，姑且称之为"经史合参"。

下面跟大家介绍**第二个方法**，我这个话说得可能有点绝对了，只是为了表达一个思想，叫**"唯有经方"**（众人笑）。

这个话挺吓人的啊，别的老师听到了肯定会骂我。这里，**我想强调的是"专一"**。

实际上，经方的妙处，你只有在临床上才能体会。即使《伤寒论》《金匮要略》背得很熟，临床却不用，也难以有深刻的感受。"这就像看熟了地图，知道各地的方位，没能亲临其境，又怎能看见真风景呢？又像念熟了菜谱，没有实际吃过，又哪能尝到真滋味呢？"

所以，经方是要拿来实践的，要反复地去实践、去琢磨。不是浅尝辄止，而是一门深入地去学、去用。

怎么叫"一门深入"？用之有效，及时总结；用之无效，还要反复求索，总不出经方的范畴。

当然，有的人可能会认为这种见解太狭隘。**我想，有时候我们须要狭隘一点**。我如果告诉大家，我的胸怀可大了，图书馆几千册几万册书，你们都去看，一本一本去翻吧。这样，你很有可能会一事无成。所以，"一门深入"，对于初学者极为重要！

我还强调：**学习经方，一定要挖得深，要往"祖坟"里刨**（众人大笑）！你们看我最近的一些医案，最常用的经方也就三四十首。大家就会问:《方剂学》有好几百首方剂,老师怎么才用这么一点?告诉大家,你要能把这几十首经方深挖的话,那就很了不起了!我们常常听说,某某老先生一辈子就用一个方子(如小柴胡汤)加减变化,而成名医。何况我们还有三四十首呢!

一定要深挖!挖得深,你就知道:每首经方,变化无穷,能治疗好多病。

另外,这些经方可以配合起来使用,合方是经方医学非常重要的一个思路。**虽然说经方数量有限,但两个或三个经方可以联合使用,这样就能衍生出很多方子来。**

所以,你**要专注,要挖得深。这样的话,你对经方才会有深刻的体会,才会有一些新的思路源源不断地涌现出来。**

以上,就是这次课的主要内容。简单回顾一下:首先,向大家介绍了什么是经方,什么是时方,以及经方和时方的主要区别;然后,结合我自己的经历,以及对大家的期望,谈了为什么我要选择经方;最后,向大家介绍了我个人经方治学的方法。

通过今天这个简单的介绍,我想,大家对经方医学及其价值应该会有所理解和体会。

最后,祝愿大家在学习经方的道路上愈走愈好,最终,都能成为造福百姓的一方名医!谢谢大家!(讲于"经方讲座")

病由自生，还由自愈

各位朋友，各位同学，大家好！

实在抱歉，因为前段时间工作太忙，一直没能安排出时间来跟大家交流，以至于“人为什么会生病？”系列讲座还留下一个尾巴没有讲完。

用心听课的同学会发现：我讲课有一个特点，一般情况下，我不会在一开头就把最重要的东西抛出来。因为这样做，大家既不容易理解和接受，也不会珍惜。因此，这个尾巴，恰恰是我认为最最重要的东西，今晚在此与大家分享。

之前的5次讲座，我们跟大家分享了中医学致病因素最主要的两方面内容：外感和内伤。外感部分，主要跟大家介绍了**六淫（风寒暑湿燥火）、疫气（急性传染病的致病因素）**；内伤部分，主要跟大家介绍了**七情（喜怒忧思悲恐惊）**。逐一介绍了它们的概念和致病特点，其中还穿插地介绍了一些我个人的理解和临床经验。

人为什么会生病？这是一个很现实的问题，用智慧的眼光来看，回答这个问题，可以总结为一句话：**人之所以会生病，就是自作自受**。这是最理性的一句话。

大家不要觉得中国传统的文化都是迷信，不是的。能够自求的文化才是最理性的文化，什么叫“自求”，就是从自身找原因。

既然是自作自受，那么，自己就可以改变，**对于自己的身体状况，你掌握着主动，而不是外在的力量左右你**。我们要强调的重点在这里！

首先，我们来看看外感致病因素中的“六淫”，风、寒、暑、湿、燥、火，这是六种天气变化。使人得病了，就叫六淫。

大家想一想，致病了，它们就成了六淫；没有致病，它们叫六气，是正常的天气变化。

具体而言，比如说降温了，这就是寒，同是温度下降，有的人病了，有的人没得病。对没得病的人来说，这个叫做寒气，这是很正常的天气变化。但对于生病的人来说，这叫寒邪。

为什么同样是气温下降，有的人生病，有的人不生病呢？

大家知道，《黄帝内经》里面有一句非常重要的话 **"正气存内，邪不可干；邪之所凑，其气必虚"**。

就是说，一个人正气足的时候，外邪是不可能干扰到他的，特别像六淫这样的邪气；外邪之所以能干扰到他，说明他内在的正气已经虚了。

实际上，一个人的修为也是这样啊！我们经常看到有人抱怨说：这个世界太污浊了，处处都是污染、诱惑，所以我就被影响了。甚至于有不少贪官将自己的堕落归咎于朋友、妻儿。如果我们理解"正气存内，邪不可干；邪之所凑，其气必虚"的道理，就能把问题看得更加深刻。

古人说"由医可以入道"，因为理是相通的。

对于六淫致病，从理性的角度看，完全是可以避免的。

人的主动性有两方面：

一是增强体质。

方法有很多，主要体现在思想和行为两方面，思想上，包括心性的明达，精神的放松，《内经》说：**"恬淡虚无，真气从之，精神内守，病安从来"**；行为上，包括作息规律，适当锻炼等等，这个要细讲，内容就太多了，我不再细说。

二是"虚邪贼风，避之有时"（语出《黄帝内经》）。

像降温了，就多穿点衣服，这是我们可以掌握主动权的。所以，我讲"生病是自作自受"，如果我们能够注意保养、注意防范，六淫致病是可以尽量减少，甚至避免的。

对于六淫致病，我们可以反观自身，我们往往都是在作息不规律、压力大、精神紧张的时候，容易感冒。这就是“邪之所凑，其气必虚”的道理。

此外，外感致病因素还包括“疫气”。当然，随着现在医疗卫生的进步，烈性传染病已经越来越少了，但是，有时候也难免，像2003年的SARS，就属于烈性传染病。

得了传染病，每个人的情况也不一样，有的大病一场，有的就因此而去世了。

因烈性传染病致死的，与“横死”无异，跟因车祸、地震等突发事故而死，差不多，属于非正常死亡，通常认为，这是人力不可左右的。但是，传统文化会讲到更深层次的东西，**医学都在研究“生”的问题，但文化会探讨“死”的问题。**比如说：人为什么会横死？古人讲：人的大限到来，要么是“寿终”，要么是“福尽”。横死，往往是因为“福尽而死”。

自然寿命还没有到，但此生的福已经享完了，就会横死。他的福为什么尽了？一是前生积福太薄，就是上一辈子积的福太薄了；二是今生损耗太过，就是他这一辈子提前把福耗完了。这都是古人的智慧，大家去体会体会。可见，中国文化并不是宿命论，因为在这里面有人的主动性；所以，古人讲要惜福、积福，就是要多行善事，培植福德。

刚才讲的是外感致病因素中的六淫和“疫气”，下面我们来看看内伤致病因素。这可以说是我们当代最主要的致病因素，因为我们现在生活的环境好了，外感的病因就相对少一些了。

内伤致病因素，首先是七情，就是喜、怒、忧、思、悲、恐、惊七种情志的变化。人为什么会有七情的变化？当然，人之所以为人，就会有这七情的变化，而且在正常范围内一般不会让人生病，如果一旦太过了或者时间长了就会导致疾病。这既是疾病的原因，又是使疾病加重的诱因，我们临床观察就是这样。

那我们怎么来深刻地认识七情呢？**佛家是讲“三毒”——贪嗔痴，其实这七情就是从“三毒”衍生出来的。**

我们为什么会有贪嗔痴？从比较近的原因来看，是因为人生有顺境，有逆境，这就是外在所遇到的，在顺境当中就贪，贪名利，贪享乐；逆境当中就嗔恨，恨人、恨事、恨环境。人都是在顺、逆二境中流转，不能产生真实的智慧，所以就在贪、嗔之间迷惑颠倒地过了一生，这就是愚痴。

为什么会有顺和逆呢？我们要去找根本的原因：顺，就是我喜欢的、我要的、我乐意的；逆，是我不喜欢的、我讨厌的。这里面有个我，就是佛家讲的“我执”，根在这个地方。

如何才能“破除我执”，必须“通达空性”（这就是我为什么让大家学习《心经》的原因）、**通达“无常”**（身心世界都是刹那生灭的，身体是这样，精神心理也是这样），《金刚经》：**“一切有为法，如梦幻泡影，如露亦如电，应作如是观。”**

在儒家经典《中庸》里面讲的，叫“喜怒哀乐之未发谓之中，发而皆中节谓之和”，人在心静如水，不起波澜的时候，就是“中”的状态；虽有情绪变化，但控制在一定范围之内，就是“和”的状态。

所以，真正要达到未发或者不发，儒家强调“知天命”。“天命”，通常解释为“天道的意志”，古人说：“命就是自己的本分，守住本分就立住了天命”，要从自己、家庭、五伦关系入手。

内伤致病因素，第二是饮食。这都不需要多讲，大家已经达成共识了。中医讲饮食的不洁、不节制和偏嗜，都可以导致疾病，具体内容我就不细说了。

现在人真的是挺麻烦的，我们知道现代人的饮食文化之后再去看一看《老子》，老子说**“五味使人口爽”，**就是说吃各种各样的美味反而让你的味觉减退了，你吃不出“真味”。我们贪图口味，结果搞出各种添加剂，仔细去想一想其实很可怕的，我们本来需要的很简单，白菜豆腐其实挺好的，但是为了使你吃出口味来，你看超市卖的那些成品食物，其中加入了多少添加剂，这是挺可怕的。

关于肉食，中国佛家是讲慈悲，不吃肉。西方人不讲这个啊，但现在西方有好多人也不吃肉，为什么？为了爱惜自己的身体，因为肉太不安全了。你看看养鸡场，他们为了让鸡快速地长大，就喂很多的生长激素给鸡吃，之后我们再吃它的肉不就进了我们体内了嘛。大家都知道，养鸡散养几个没问题，一般不会生病，大规模养的话，鸡一生病就全倒了，老板赔不起啊，就天天给它们喂各种药，就是没有病也得喂着药保证它们不生病，等长大就赶紧卖出去，一般商人的思维就是这样的，一定是把风险和成本降到最低，产品尽快出手，那我们吃了这些不就麻烦了吗。

还有鸡蛋的问题。正常散养的母鸡，有的时候一天能生一个蛋，或者隔两天才能生一个蛋。而现在养鸡场的蛋鸡，据说一天能生2个蛋。怎样才能使母鸡一天生2个鸡蛋呢？给它喂促排卵激素。前不久，有一位工程院院士、著名医学科学家到我们学校来演讲，就提到这个问题，他说，这种不断被催出来的鸡蛋（卵细胞），有类于癌细胞（无限制的增生）。那我们岂不是天天在吃癌细胞！想想都可怕！

现在，食品安全问题已经提升到了前所未有的高度。在可能的情况下，我们尽量选择安全的食物。

内伤致病因素，第三是劳逸。

过劳有体力和脑力之分，现在很多人都熬夜，特别是有了手机，有了微信之后，当然有的人还在玩别的东西，最终把自己折腾得够呛才睡。说白了就是折腾自己，我们仔细去思维，为什么会这样？我们观察周边，反观自身，为什么？我们需要这么多吗？我们真的需要关注这么多人的生活吗？包括明星、非明星、朋友圈种种，那我们为什么要这样把自己折腾得够呛，最后实在不行了才睡？

是因为**我们的心无处安放**。所以，你才会关注外在的种种。如何"安心"？这是一个千古命题，从慧可禅师向达摩祖师求法开始，无数哲人都在追问这个问题。

曾经有人问某位高僧，说什么是道？高僧就说了一句话，他说："该吃饭的时候吃饭，该睡觉的时候睡觉。"这个问的人就很疑惑，说：大家不都是这样吗?！饿了就吃饭，困了就睡觉啊。高僧说："不是。"我们仔细观察周边，观察自己，我们真的不是啊，我们把自己搞得越来越复杂，这就叫自作自受。为什么？**就是这个"贪"字在起作用。**

所以，要想身体好，**一方面要修心，另一方面要使自己的生活规律，就是内外双修，**那就可以避免很多问题。

过劳的另一种情况是房劳，就是纵欲。中医很重视这个问题，我通常讲课的时候都会跟大家引用唐朝的一位道士吕洞宾的一首诗，他最后成仙了。他说：**"二八佳人体似酥，腰中仗剑斩愚夫，分明不见人头落，暗里教君骨髓枯。"**就是说十六岁的少女，她的肌肤好得不得了，像酥油一样润滑细腻，但是她腰中却有一把剑来斩贪色纵欲的凡夫，没有见到人头落啊，但是这个人的骨髓就慢慢的枯竭了（纵欲会耗伤肾精，"肾主骨生髓"，肾精耗损则骨髓空虚）。当然这个细说的话又要多说两句了，有人说无所谓了，不就损耗了一点蛋白质吗，一杯牛奶就补回来了，但是我们反问一句，精液是可以繁衍生命的，牛奶可以吗？不要说一杯牛奶，就是一吨牛奶、一大卡车牛奶也不可能繁衍出生命来啊。不管是动物还是植物，它的生殖的物质（包括人类的精子、卵子）都是最宝贵的，植物的种子也是这样。

正因为这样，古人在谈养生的时候非常强调保养肾精。

所以，纵观前面我们所讲的那些所谓的中医病因，人之所以会致病，无不是“自作自受”。正因为我们认识它的本来面目，我们才有能力去改变它，就是要从改变自身做起。

那么，怎样才能好病？

我们通常是借助外力，就是采取一些治疗手段。中医有服药、针灸、按摩等治疗措施，西医有药物、手术、放疗等，这些都是帮助祛除外邪，调和气血阴阳，都是立足在正邪两方面来起作用。

当然，实际上医药的作用是很有限的，中医是这样，西医也是这样，比如，真到恶性肿瘤要切除、放疗、化疗，没见几个能活得很好的。

其次是依仗自力。这是我们要重点强调的，咱们刚才已经分析了那些病因的本质，依仗自力，比较浅的层次就是**调整生活习惯，**当然这也是必须的，还有**转变思维模式，**再进一步就得**修道**了。实际在儒释道三家都有这样的文化，我们现在很少有人说，更何况用了，大家都觉得是迷信，其实在基督教里面都有，就是所谓的忏悔，通过忏悔的方法有些病能好。

大家想一想，人都有良知的，当你在某一种情景之下做出了不对的事情，而这个事情可能跟你的良知是相互抵触的，这个时候在你心里就会产生一个结，因为事情的不同，这个结的大小、深浅也不同，最深的那个结是很麻烦的，很难动摇。

如果学过中医，你就能理解，那个结在心里面，必然会影响你内在的气血的运行，而且这种影响是潜在的，是不知不觉的。当你通过当众发露忏悔，把这个结打开，你的气血一下子就通畅起来了，整个人的气质、面貌、身体就会发生变化，这个叫变化气质。所以说，要从这个角度去理解的话，忏悔疗病一点儿都不迷信。

实际上，按照理性的角度来讲的话，人要想病好，应该以自力为主，然后兼以外力（一定要反躬自求）。

那么，在疾病诊治过程中，医生扮演着怎样的角色呢？其实，我在讲《大医精诚》的时候已经讲到这个问题了，而且讲得比较详细，正因为得病是自作自受，**所以，医生乃至整个医药，仅仅是助缘，**起辅助性的作用。

大家将来都会做医生，所以，我们认识到这一点之后，就医生自身而言，我们自己乃至整个医学不可以“妄自尊大”，不要觉得医生或者整个医学多了不得，人类经常是自欺欺人。我记得我高中时代就说人类基因组计划如何伟大，如何了不起，把基因组搞明白之后，好像天下就没病了。人类基因组计划到现在已经完成多少年了，解决什么问题了吗？所以，人类总是自欺欺人，不要把自己、把医学看的有多么了不得，医药只是一个助缘。

真正在治疗过程中，医学所起的作用是很有限的。所以，我们作为医生要认识到这一点。

病人也应该认识到这一点，很多病人认为，我既然已经找了医生，花钱了，医生、医院就要完全为我的身体健康负责，真有这样愚痴的人，而且很多，这其实是对自己身体极大的不负责任。先不论以上所谈的“自作自受”，单纯从医学这门学科的复杂性而言，医学永远存在不确定性，因为人的身心太复杂了。

前段时间我看到一篇文章，是某位前辈从医几十年的心得，他说：“再有把握的病，都不能百分之百保证治好，因为医学永远有不确定性。”所以，一个真正的医生不会给你打包票，会打包票的医生只有两种：第一，妄自尊大的疯子；第二，谋人钱财的骗子。作为医生，我们要知道自己究竟扮演着怎样的角色。以前，我曾经说过这样一句话：**“作为一名医生，既要有悲天悯人的情怀，又要有洞彻因果的智慧。悲天悯人，方能竭尽人事；洞彻因果，方能恭听天命。尽人事而听天命，明医之事毕矣。”**

今天的讲座主要是想提醒大家：多从自身去寻找疾病的原因，我们可以通过提升自我进而达到防病治病的目的。由于时间关系，今天就讲到这里，谢谢大家。（讲于微信群“董正平博士中医交流群”）

第二章 医学随笔

刚日读经，柔日读史

曾有不少学生问我："您研读仲景，有什么门径？"说实话，我刚开始没有仔细考虑过这个问题，问的多了，我也就上心了。终于有一天，我恍然大悟：如果我真的有什么门径，那就可以借用曾国藩的两句话来概括，这就是"刚日读经，柔日读史"。而且，这绝不是我的独家创见，我想，这应该是当代经方医者修学的不二法门。

简要一点讲，就是儒学所谓的"经史合参"。我觉得，这句话借用到经方的研习上，是再恰当不过了。

朗诵、参悟仲景原文，就是读经；赏析诸家经方医案，就是读史。我们一直提倡"白天临证，夜晚读书"，我觉得这"夜晚所读之书"，对于经方医者来说，绝大部分应该是仲景原文和经方医案。

当然，有人可能会说："不对啊，你还漏了经方学术的大部分——历代注解仲景者不下数十家，这些书你怎么不强调呢？"

说来惭愧，对于这些注疏，我读过的少之又少。即使是备受推崇的第一注——成无己的《注解伤寒论》，我下了几回决心，咬了几次牙，也没把它从头到尾地读完。

由此，不能不承认：我不是一个老实的读书人，尤其不是那种学富五车的伟大学者。

时至今日，我还顽固地认为这些注疏没必要全读，至少我没有这么做。当然，我也偶尔会查阅一下前辈们的注解，这时，可能是因为我非常想把某条原文或某首经方彻底搞明白。不过，说实话，这种情况并不是太多；绝大多数时候，我宁愿似懂非懂地、傻傻地读着原文，也不愿过多地去查阅注解。

这固然是由于我比较懒惰的缘故，但我还是倔强地相信：用心读诵原文，时间久了，就必然能与仲景神交。这种学习方法要远比研读历代注解更直接，也更有效。它一方面省去了查阅注解的繁琐，另一方面，也避免了被注家引入歧途的危险。这好像有点“以小人之心，度君子之腹”的嫌疑，不过，我还是认定了这件事。

以上是关于为什么“读经而不读子（姑且将其理解为历代医家注疏）”。

下面我们来聊聊“读史”，也就是赏析历代经方医案。

近贤章太炎曰：“中医之成绩，医案最著。”我认为，在汗牛充栋的古今医案当中，最为宝贵的，是经方医案。所以，第一注——《注解伤寒论》，我从没通读过；但第一案——《伤寒九十论》，我却是认真研究过的。

以我目前的体会，我发现，一方面，经方医案具有很好的启发性。不管是醍醐灌顶，还是当头棒喝，那真叫一个“爽”字了得。另一方面，经方医案还有很好的可重复性。也就是说，前人治的某则案例，很有可能会在今日的临床重现。当然，这里所谓的“重现”，绝不可能是一模一样的雷同，而是症状和病机有可能极大程度的重合。这也是我们在临床一次又一次体会和惊叹过的。

在读案的过程中，我发现有不少经方医案记录得非常精炼，往往是寥寥几笔，就把病情和论治介绍完了，而且多是“效如桴鼓”。刚开始研习经方的时候，我特别喜欢读此类医案。因为它们能给人予极大的信心。对于初学者，信心是最大的关键。

随着临床实践的不断积累，我渐渐地更加欣赏和钦佩另一类医案，我往往能从中得到无尽的启迪。这类医案记述非常详尽，甚至有自己多次的误治。经过几番思索，而后明辨病机，最终择一良方，遂起沉疴痼疾。比如，我刚刚读的一则余听鸿先生的医案就属此类。

余先生治一“恶寒发热，胸脘阻格作呕”的妇女。前医已用胃苓汤而不效，余先生用小陷胸汤，病情不减反生他变，继投四逆加人参汤救逆。开方后回到家中，心中依然彷徨。细细思索，终于悟出其病机当为“上下格拒”，应该用乌梅丸治疗。

次日复诊，得知患者用前药后“神识仍蒙，作哕便溏不止”，先生遂用乌梅丸。一剂而病情扭转，又服两剂而痊愈。先生由此感叹道：“医学一道，岂易谈哉！药不中病，百剂徒然；药能中病，一剂而安。仲景书岂可不读哉！”

必须指出的是，读经与读史不可偏废，而应互相印证，互相启发，是谓“经史合参”。

还是那句话，不管是读经，还是读史，或是经史合参，都非常强调一个“悟”字。读书治病，绝非按图索骥。学者如果能参透此理，思过半矣。

（笔者注：本文是笔者多年前针对初学者而写的。笔者认为，初学者借助现行《伤寒学》《金匮要略》教材理解原文就够了，不赞同花过多时间去研究历代《伤寒论》《金匮要略》注释。待临床数年之后，再有选择性地学习历代注释，此时，启发和借鉴的价值就会很大。）

师道、孝道与医道

一、“教学”与师道

可以说，世界上没有哪个民族比中华民族更重视“教学”的了。《礼记·学记》开篇就将“教学”的重要性强调得无以复加：“发虑宪，求善良，足以謏闻，不足以动众。就贤体远，足以动众，未足以化民。君子如欲化民成俗，其必由学乎！……是故，古之王者，建国君民，教学为先。”可见，如果想使人心向善、社会安定，除“教学”之外，别无他途。

“教学”既然如此重要，那么它最关键的环节又在哪里？我们的祖先早就一语道破：“凡学之道，严师为难”（《礼记·学记》）。

“严师”，最通行的解释是“尊敬老师”；而它的另一层含义则是：“老师由于具备高尚的道德、渊博的学问而受到尊敬”。可见，“严师”有两方面的内涵：“为师之道”与“尊师之道”，前者以老师为主体，后者以学生为主体，二者又相辅相成、不可分割。

由此可知，“严师”是指“师道的建立”。而“师道”是师生关系的最高指导原则，也是古往今来道德、学问赖以延续的命脉所在。在很大程度上，“教学”的成败，取决于“师道”的建立与否。

值得注意的是，《说文解字》中讲到：“教，上所施，下所效也”。可见，“教学”最原始、最基本的方式就是“模仿”。因此，“老师”作为“教学”的主导，在“教学”过程中必须以“身教”为先，“言教”次之。所以《论语·子路》中说：“其身正，不令而行；其身不正，虽令不从。”

二、师道与医道

如果要评选“古代优秀医学教师”的话，金元医学四大家之一的李东垣先生肯定榜上有名。东垣年老还乡，为学问没有传人而感叹，得知罗天益“性行敦朴”，又以“学传道医人”为己志，遂倾囊而出，将平生的学问毫无保留地传授与他。不仅如此，为了让学生能够专志于学业，还特意“予之白金二十两”，来补给其家庭日用所需。东垣临终时，将自己的著作分门别类，列于案上，然后把罗天益叫来，嘱咐道：“此书付汝，非为李明之、罗谦甫，盖为天下后世，慎勿湮没，推而行之……。”此情此景，至今读来还是让人感动。

同为金元医学四大家之一的朱丹溪则是尊师重道的楷模。首先，他之所以弃“举子业”而学医，是遵从理学老师许文懿公的劝导；此外，为了向名医罗知悌学习，他几度往返，程门立雪，最终相见，并“尽得其学以归”。

然而，与古代相比，师生关系在现行的大学教育体制里真是大相径庭。除了上课，师生之间几乎“老死不相往来”，更谈不上什么深情厚谊了。略略还沾着点“师徒名分”的，当属研究生教育了。可是，不知从何时起，“弟子”常被充当“苦力”，“恩师”也被习称为“老板”，仅凭这两点改变，我们就不难看出：“师道之不存也久矣”。

就当今医学界而言，像东垣这样的老师、丹溪这样的学生可能是找不着了（至少到现在为止，我还没有得闻或得见）。但事实却摆在我们面前：东垣由于深明“为师之道”，他的学术得以承传并发扬光大；丹溪因为力行“尊师之道”，他的道德学问与日俱增并垂范后世。可见，今日社会，“医道”的继承与光大，有赖于“师道”的回归与复兴。

三、孝道与医道

如果再仔细阅读东垣和丹溪的传记，我们不难发现，他们不仅遵循“师道”，而且恪守“孝道”：东垣因母亲得病，庸医误治，“竟莫知为何证而毙"，乃"痛悼不知医而失其亲"，并发下誓愿——"若遇良医，当力学以志吾过。"而丹溪则因为母亲"病脾"，早年即留心于医药。纵观古代名医"学医的动机"，因为双亲患病而专心致志于医学的，真是数不胜数。

《孝经》说"孝子之事亲也，……病则致其忧"，又说"身体发肤，受之父母，不敢毁伤，孝之始也；立身行道，扬名于后世，以显父母，孝之终也。"因此，就"学医"而言，精通医道，侍奉好父母，保养好自身，是"孝之始"；悬壶济世，救民疾苦，则是"孝之终"。可见"孝道"既是"医道"的起点，也是"医道"的归宿。其原因何在呢？因为"孝道"是一切德行的根本，这"一切德行"当然也包括"医德"。我们不敢奢望一个连父母都不孝顺的人能成为"普救含灵"的"苍生大医"，因为，一个连双亲都不敬爱的人，是不可能真心诚意地去敬爱他人的。故《孝经》有言："不爱其亲而爱他人者，谓之悖德。"

四、孝道与师道

"孝道"因为是一切德行的根本，所以也是"教学"的重中之重。《孝经》说："夫孝，德之本也，教之所由生也。"因为"孝"是万德之"本"，而"圣人"在教化百姓时，由于抓住了这个"根本"，所以"其教不肃而成，其政不严而治"。

就"教学"中的"师道"而言，"孝道"依然是"师道"的大根与大本。

作为"弟子"，在家能孝顺父母，出外才能尊敬师长，我们很难想象一个连父母都不尊敬的人能够"尊师重道""程门立雪"。故《孝经》又说："不敬其亲而敬他人者，谓之悖礼。"

同样，为人师者，如果做不到"父慈"，也难以做到"师严"。一个连自己儿女都没有办法教育好的人，很难成为一名真正意义上的良师。

五、结论

（1）“医道”有赖“教学”以承传；而“教学”成败的关键在于“师道”的存亡；

（2）“孝道”为万德之源，也是“医道”的起点和归宿；

（3）“孝道”为“教学”的重点，也是“师道”的大根与大本。

因此，今日社会，“医道”的继承与光大，有赖于“师道”的回归与复兴，更赖于“孝道”的唤醒与弘扬。

不学神农，难成明医

近来发生的一件事情，更加坚定了我对于中医学习方法的一个设想，而这个设想将在本学期开设的《伤寒论》师承课堂中得以实践。

前段时间，全家人都陆续感冒了，我也不例外。

起初的症状是咽喉疼痛不适，过了两天就出现了比较明显的头晕、恶寒、鼻塞、喷嚏、大量清涕，咳嗽吐痰等症状，自己开了2副小青龙汤喝，病情很快得以缓解。

奇怪的是，最近两天，本来已经基本消失的咳嗽又卷土重来，昨天午后尤其明显，到了晚上，甚至有呛咳的表现。

其实，前两天，咳嗽就有所反复，我也未曾留意，昨晚的情形则不得不让我对近些天的生活进行了一番反思。

最近因为比较劳累，每次外出，母亲都用水杯泡上一撮人参片让我带上喝。连续喝了好几天，自己也没太在意。

昨天傍晚从门诊回来，跟母亲说："不知怎么回事，咳嗽好像又加重了。"当时，我们都没有找出确切的原因。

晚饭后，母亲说："可能是喝人参泡茶引起的，人参是偏于寒性的。"

母亲的话，真是一语点醒梦中人。我自己从医多年，竟然没有敏锐地发现这个问题，反而是被文盲的母亲识破，真是惭愧。

我喝的是生晒参片，医书所载人参，多指此物。

现代通常认为人参具有"大补元气"的功效，但很少人注意《神农本草经》载其"性微寒"，除了补气之外，尚有生津的作用。清末名医郑钦安更是大声疾呼"人参是补阴之品，非回阳之品"。

由此可知，阳气不足之人，不能单纯使用人参（可以用红参，因红参性温),如果使用,应配合附子、干姜、炙甘草、桂枝、肉桂等温性药,《伤寒论》中的诸多处方都体现了这一点。

我本人体质偏于虚寒,上个学期讲课多的时候,曾用炙甘草、肉桂、人参3味药代茶饮,感觉甚好。

而此次感冒,证属风寒,过早进补,已犯大忌,更何况是单纯服用“微寒”的人参(有“闭门留寇”“雪上加霜”之嫌)。

我向来认为,要想成为一名好中医,必须效仿神农——亲尝百药。如何才能辨出药的“真味”呢?必须静下心来,去认真品尝。

我此次之所以误服人参达数日之久,就是因为近来忙于事务,只是把它当一般解渴的茶水随意饮用,而未能用心体察的缘故。

本学期,应“仲景经方研习社”之请,本人将系统讲授赵开美重刻宋本《伤寒论》。

其中一个设想就是:在课程讲授过程中,争取让学员把《伤寒论》中的每一味药、每一首方,都尝一遍。

为了让大家更好地体会药物对气血阴阳的作用,在尝药之前,会安排一个先行准备——静坐。

因此,在讲授《伤寒论》的同时,还要向大家介绍静坐的方法。

再回到本文的主题:要想学好中医,必须亲自尝药。如果对中药有排斥心理,奉劝还是尽早改行为好。

孙思邈、地藏菩萨与心医

在门诊跟患者交流时，针对某些病情，我经常会问："您的情绪如何？"

这是一个不浅不深的问题：相较于只是了解患者身体的不适，这个问题已经涉及到心理层面，可谓深了一层；然而，情绪依然还是表象，情绪后面有更深层次的原因。

了解患者的情绪，就像把紧闭的门窗开了一条缝，有些许的光亮、气流，甚至气味透了出来，但外人还是无法洞悉房屋里面的情境。

对于大多数生性内敛的中国人来说，要达到心理层面的交流，并非易事。原因不只是出自患者，很大程度也源于医生。

也许有人会问：对于一位中医内科医生而言，诊治疾病是否有必要深入患者的心理？

诚然，我是一名中医，而非心理医生；但通过多年的观察、学习和思考，我发现：每个人的身、心都是紧密相连的，很多身体的不适有时候是心理状况的一种映射。如果心理的问题没有得到很好的解决，身体的不适就很难得以根治。

如何才能把门窗开得更大一些，甚至进入房屋去感知患者内心的世界，这对医患双方都是考验。

对患者而言，打开心扉并没有想象中那么简单——患者不仅要对身心相关的理念有深切的认同，还要对医生给予极大的信任。

对医者而言，这无疑是一项艰难的课题。正因为这样，不少从事医学的人，终其一生也不去涉足这个领域。究其缘由，并非因为他（她）不明白身心相关的道理，实在是因为这个道理在实践操作的环节有诸多的困难。

我想，孙思邈是深入研究并且实践过这项课题的。不然的话，他不可能在《千金方》的一开头就讨论《大医习业》和《大医精诚》这两个专题。

《大医精诚》这篇文章，本书前文已经详细介绍了，在此就不再赘述。

而短短只有两三百字的《大医习业》，对于中医学者来说，实在是一篇极为重要的教诲。

孙真人在文中谆谆劝勉学者：不仅要参悟医理，学习前辈名医的经验，还要深入儒、释、道三家之学。因为："不读五经（笔者注：儒经），不知有仁义之道；……不读《内典》（笔者注：佛经），则不知有慈悲喜舍之德；不读《庄》《老》（笔者注：道经），不能任真体运……。"

虽然孔子也曾半开玩笑半认真地说过"道不行，乘桴浮于海"，但整体来说，儒家是侧重于"入世"的。《大学》"修身、齐家、治国、平天下"的宏图，鞭策着无数的儒者在世间努力进取。

佛家强调"五蕴皆空""人生如梦"，虽然也有大菩萨为度众生而深入世间，但整体来说，佛家是侧重于"出世"的。

以老子为代表的道家则介于"出世"与"入世"之间：老子强调"见素抱朴""绝圣去智"，强调"自然""无为"，然而《道德经》自古以来就被视为最高明的"帝王术"——参悟并实践其中的道理，可以成就帝王的功业。

实际上，以上介绍的，仅仅是儒、释、道侧重点的不同。后世学者综合三家，总结出"以出世的胸襟做入世的事业"这样一句话。这话说得固然好，但真正能达到这种境界的人，自古至今，少之又少。

以佛家的眼光来看，世间"生、老、病、死"，无不是苦。而地狱之苦，则甚于世间千万亿倍。地藏菩萨发下誓愿："地狱不空，誓不成佛。"这是菩萨最广大、最深切的慈悲。

光有慈悲仍然是不够的，还必须具备同样深广的智慧。悲智圆融，才能与众生同行，并最终引领其出离苦海。

对“心医”而言，要深入患者的内心，当然没有地藏菩萨深入地狱那么艰难，但其过程确有类似之处。

学问家多半解决不了实际问题，只有踏上真修实证之路，才可能成为一名真正的“心医”。

体悟“生气通天”

据说，叶天士先生的传世名篇《外感温热论》是“先生游于洞庭山，门人顾景文随之舟中”，先生即兴讲学，门人笔记成文。我每读至此，不禁掩卷遥想，心中无限向往这种师徒共游的野趣。

其实，中医的学习，不仅仅是要闭门苦读和随诊师侧，更须要迈出房门，去细心观察宇宙，去体悟阴阳变化于天地之间。

昨天晚饭后，我独自一人信步来到学校北门外的元大都公园，徜徉于林间河畔，去感受天地间的这片勃勃生机：嫩黄的柳芽已经挂满枝头，成群的麻雀在林间嬉戏。抬头望天：蓝蓝的，稀稀地分布着几缕白云，愈发显得高远。

《黄帝内经》中说“自古通天者生之本，本于阴阳”，又说“阳生阴长，阳杀阴藏”。天地之间，阳气渐旺则万物生长，阳气渐衰则万物伏藏（所谓的“万物生长靠太阳”），如此形成了四季的更替。若从阴阳二气去观察，阳气渐盛则阴气渐衰，阳气渐衰则阴气渐盛，由此可知，阴阳二气的盛衰进退，皆以阳气为主导。天地是一大宇宙，人身是一小宇宙，作为一名中医，若能参悟此理，则思过半矣。（写于2010年初春，北京）

关于肉体、精神和死亡

这看上去好像是一个很哲学的命题，然而它却与每个人息息相关，并且无法回避。

今天，岳父打来电话，说姥爷这两天身体不太舒服。我问是什么情况，岳母解释说：这段时间农活多，累着了；此外，前些日子有个60来岁的亲戚刚去世，昨天又有一个99岁的邻居走了，这些对老人都是不小的刺激。

是的，死亡对每个人来说，都是充满恐惧的，更何况是一位已经八十多岁的老人。

死之所以可怕，很大程度上是缘于它的不可知。台湾著名漫画家朱德庸说："死后的世界，对我来讲是人生最大的一个冒险，因为没有一个活人有经验，可以来告诉你。"（录自《患儿朱德庸》）

正因为这样，所以当子路问孔子"死亡是怎么回事"时，孔子的回答是"未知生，焉知死？"

死亡是神秘的，是不可知的，但是"如何去生"却是我们可以选择和追求的。

任何动物都有生存的本能，这种本能可能是来自于对这个"肉体的我"的确认。人在婴幼儿期就有求生的本能，长大成人后，对肉体的执着就愈加明显。

很奇怪，从小以来，当生病难受时，我都会想：我会不会就此而死去。尽管如此，这些小病小灾并没有让我意识到人对肉体的执着，直到有一天，我的牙齿出现了问题。

在博士毕业之际，我得了牙髓炎。实在疼得难受，我去了北京口腔医院。医生说，需要先钻孔把牙髓去掉，再做进一步处理。一听说要在牙上钻孔，我是天大的不乐意，转身就走了。

又忍了几天，最终没法，还是钻孔了。之后，因为学业忙，耽误了后面的治疗，结果在某次吃饭时，病牙被咬裂了。

医生说，需要拔牙，我当然不同意，要求留牙做保守治疗。之后，治疗过程几经周折，我始终不同意拔牙。

至今，牙根还是留着，但咀嚼效果已经大不如前了。但我还是在心里庆幸：我的牙没有被拔掉。

尽管，我们对肉体无比执着，但人之所以为人，是因为他（她）有精神的体验和追求。我想这就是老子为什么强调“死而不亡者寿”的原因。

在精神上，活着的时候，可以去体验和追求；面对死亡，更需要有所寄托。宗教对于人类有很多的价值，而在这方面则尤为突出，甚至不可替代。

当然，宗教不仅介绍了天堂和极乐世界，还强调了轮回。轮回跟死亡一样，是个神秘的命题。而朱德庸在同一篇文章的末尾则这样说道：“如果真能够选择，我选择不来，我选择不再来，我选择无知觉、无生命地飘浮在宇宙里，我选择没有我。”

空巢老人的来电

今天上午在图书馆看书，接到一位阿姨的来电："董大夫，我姓Y，曾经找您看过病，您给我扎针并开了汤药……"

我一时没有反应过来，经过老人的提醒，终于想起来了：一个多月前，有一位推着小车的阿姨曾找我看过病。她的主要症状是头晕，发作时天旋地转，非常严重，所以，出外必须推着一个扶手的小车。记得，我当时给她开的是通窍活血汤，此后，就一直没见她来复诊。

"哦，我想起来了，您来过一次，后来就没再见您。"

"是啊，那边的房子新装修，我就搬到XX区去住了，离您坐诊的地方太远，所以就没再过去找您，"她继续说："我的身体太难受了，找了很多医生都没治好，我觉得您看病认真，又很为病人着想，我希望能继续得到您的治疗。"

我说："您过奖了，这是我应该做的。"

老人接着说："我现在身体难受时，就连房门也出不去。"

"那，平时都是谁照顾您啊？"我问。

她说："现在我一个人住在这里。我只有一个孩子，她平时上班忙，也顾不上我，我觉得活得特别没有意思……"老人呜咽了起来。

此刻，我终于理解了，理解了她的唠叨，理解了她的不安。

记得，那次给她诊脉时，她就一刻不停地陈述着身体的病痛，待我开方子的时候，她还一再地叮咛："我的身体很敏感，热药和补药都不能开太多，黄芪用量一多就胸闷，桂枝用量一多就上火……"

我终于理解了，理解了她的唠叨，理解了她的不安：身体的病痛可以用药物来治疗，而内心的孤寂与不安，又由谁来慰藉？我的双眼不禁也渗

出了泪水……（写于2012年11月，天津）

补注：

后来，那年的秋冬，我每周都骑自行车去阿姨家为她治疗两次。每次，阿姨都会在窗户前等候我的到来。一旦我在楼下出现，她就会尽快为我打开单元的感应门。

等我进到阿姨家里，一碗热腾腾的八宝粥已经放在桌上，旁边还有一些小吃。“外面一定很冷吧，先吃点东西暖和暖和。”见到我，阿姨的脸上总是洋溢着微笑。那份情意，我此生都无法忘怀。

这是2012年发生在天津的事情（当时，我在天津中医药大学任教），转眼间，4年已经过去。在此，遥祝阿姨一切安好，也祝愿全天下的母亲幸福安康。

话是开心的钥匙

今天是元旦，接到好几个问候电话。其中最特别的一个，是来自一位远方的患者。

“董大夫，祝您元旦快乐！我是您的病人……”

我当时一愣，这个名字我并不熟悉，更何况，曾经接受过我诊治的病人有不少，我也不可能一一都记住名字啊！我小心地询问：“您是在哪找我看过病啊？”

“在那个博什么堂……”（应该是我曾经坐诊过的“博爱堂”）

这就更奇怪了！竟然连我坐诊的堂号都记不清了，这是一位什么样的病人呢？

电话那头又传来了声音：“董医生，我现在老家找了一份工作，过上了平稳的生活。衷心感谢您对我的帮助。”

我当时还是一头雾水，这个神秘的病人到底是谁呢，难道是那位来自沈阳的病人？我心里在揣测。所以，轻声地问了一句：“您老家是？”

“重庆。”

啊！我一下子想起来了：“哎呀！我想起来了，您还是好久以前找我看过病的啊。”

“是啊，已经快一年了。见过您之后，我就听从您的建议，回老家了。现在一切都很好，再一次地感谢您。”

2011年初，有一个周六，我上午在河北某市为一千多名医务工作者作了一场演讲，之后，马不停蹄地赶回北京的门诊部，当我走进诊室时，已经迟到一个多小时了。

这时，一位中年妇女走了进来：“董大夫，我已经等您好久了。看了您的简介，我非常认同您的观点，所以特意来找您诊治。”原来，她通过“简介”看到了我“治身、治心、治家”的理念。

病人先是掏出了好几种西药：“董大夫，他们说我是精神分裂症，给我吃了这么多种药……”

通过病人的陈述，我了解到，她这次是从重庆到北京来上访的，具体是因为什么事情我已经记不清了。只记得她当时向我讲述了社会对她的不公、自己所遭受的种种的委屈，最后竟然到了家庭破裂、生不如死的境地。“他们都说我是精神分裂症，还要把我关起来。董大夫，您说我是吗？”

精神分裂症是一种精神科疾病，是以基本个性、思维、情感、行为的分裂，精神活动与环境的不协调为主要特征的一类最常见的精神病。

说实话，我并不是这方面的专家，对这一疾病是不敢轻易下诊断的。但是，出于一种从正面引导病人的潜在意识，在耐心地听她陈述完（整整有一个多小时）之后，我安慰她说：“根据我的初步印象，您可能还不能被定性为精神分裂症，即使是，也没有到那么严重的地步。其实，您是一个心地善良、有责任感、有担当的人，不要到处去跑了，这样对您的人生可能不会有多大的意义，回老家去吧，找一份工作、踏踏实实地过日子比什么都重要。”

经过一番开导，病人离去时，脸上洋溢着微笑，从她的眼神中，我看到了一种对生活重新点燃的希望。

从那以后，我没有再见过她。

真没想到，将近一年之后，竟然能接到她从老家打来的电话。我无比地为她高兴，并衷心地祝福她。（写于2012年元旦，北京）

学医如行路

刚到天津的时候，骑自行车去拜访一位朋友。由于路况不熟，所以事先查好了路线，并带上了地图。走了一段，还是不放心，就停下来向路边的一位老者询问。老者说："你算问对人了，这条路线我特熟。沿此路一直往前，到第一个立交桥，先不要右拐；到第二个立交桥，再右拐。" 老者一再叮咛。

终于过了第一个立交桥，继续往前又骑了好一段路。我心里在打鼓：怎么还不见第二个立交桥啊?！拿出地图来查看：不对，应该右拐了，这样才能少走一点路啊！我找了一个路口，就往右拐去了。结果，自己一面看地图，又一面问路人，跌跌撞撞，走了好多冤枉路，才到达目的地。

后来，多去了几次，终于把最方便的路线走熟了。这时才恍然大悟：原来跟老者说的一模一样，而且人家说得已经够清楚了，只是我当初信他不深，又自作聪明罢了。这不禁使我想起多年前跟随祝肇刚老师抄方的事。

那时跟祝老师抄方，见他极爱使用归芪建中汤。由于该方用药平淡，当时很不以为意。多年后，待到自己深研仲景桂枝汤类方，并施之临床，乃悟：归芪建中汤实乃调补气血虚寒之第一方！所以，我现在临床也常常用它。

回想自己行路的过程以及随祝师学习的经历，觉得很有意思："行路" 好比 "治病"，"到达目的地" 好比 "治愈疾病"，"路线" 好比 "治疗思路和方法"，"地图" 好比 "医书"，而 "老者" 好比 "老师"。

附：治病如下棋——中医治病，犹如下棋，首先必须统观全局，找准棋眼，然后落子。棋子一旦落下，整个棋局将发生何种变化，又将如何应对，这一切必须了然于心。

未曾谋面，却影响终身

记得，高考填报志愿的时候，我的第一志愿全是中医院校，第二志愿则是西医，班主任很是不解："以你的成绩，完全可以上一所名牌大学，为什么要选择学医，而且还是要学中医？"

填完志愿，回到家中，我跟父亲汇报，他非常支持。

我之所以选择学习中医，跟家庭的影响有非常大的关系。我的曾祖毕业于赣州法政学堂，却遵循耕读传家的祖训，回乡继承了祖上的几亩薄田。曾祖在赣州读书期间，得到一位行走江湖的高人传授武艺和医药。据说当时拜师学艺的人不少，唯有曾祖得其真传。关于学艺的一些细节，我爷爷曾不止一次跟我提起过。

曾祖回乡后，遂以武艺、伤科、外科出名，最具影响的是他的武艺。可惜的是，由于时代动荡，我爷爷所承传下来的，恐怕还不及曾祖的十分之一。曾祖在我父亲出生的前一年就去世了，当然我更是无缘得见。尽管未见其人，但曾祖的书法我从小就熟识，因为他手抄本的医书成了我儿时临摹的字帖。

还有一位未曾谋面的先辈，是同宗的一位曾祖（年龄比我亲曾祖小不少，我父亲与他甚熟）。老人是家传中医，又毕业于兽医学校，遂成人、兽名医。由于地主身份，老人还坐过几年监狱。据说在监狱的时候，他就以医术闻名，后来被提前释放了。虽然回到家中，但在以阶级斗争为纲的年代，他的人身自由仍受限制。

有关这位曾祖的事迹，我听闻的不少，值得记述者有二：

我的爷爷亲口跟我讲过，我奶奶四十多岁的时候，得病了（具体症状我已忘），很多医生都不明其证。后来找我这位同宗的曾祖看，老人把脉后，跟我爷爷说："恭喜你，又要当爸爸了。"我爷爷大惊："她身体向来不太好，年纪又这么大了，怎么可能？"老人很肯定地说："没有错，而且怀的还是个男孩。孩子出生后，别忘了给我送红蛋啊！"

几个月后，我叔叔降生了（我父亲是老大，我叔叔是老幺，两人相差21岁）。

类似的案例好像有不少。我父亲跟我说，老人脉诊水平确实一流，看病的时候，先非常认真地把脉，之后就能把病人的所苦一五一十地道来。

又有一次，某生产队有头大水牛难产，饮食不进已数日，眼看命在旦夕。队长托人连夜来请，老人遂"潜逃出境"。

见到病牛，在其颈部摸脉，片刻之后，老人跟队长说："我开个方子，你马上安排人去买药，连夜煎药灌服。服药后，母牛就会进食，明早小牛就会出生。你们不必担心，我今晚在这住下，等明天母子平安之后再走。"后，果如其言。

当时陪老人出诊的是同宗的一位爷爷，他和我是忘年交，是他亲口跟我说的这个病例。

今天上午拜访一位同行好友，谈起以上事例，都感慨不已：与先辈相比，我们的水平还远远不如。

除夕将近，此文就算是对先辈的追念和对自我的鞭策吧。

“早临床”的利与弊

在师徒授受的年代，中医的教学方式也各有不同。姑且不论教学的具体内容，单说读书与跟诊的先后顺序，也因师傅的教学理念而异。

有的师傅主张先读书，后跟诊：先由师傅指定几本书，让徒弟回家去好好研读（读书过程如果有疑问，可以向师傅请教），经过一段时间，把书读熟之后，再安排徒弟跟诊。

有的师傅则主张读书与临床并进：白天在门诊跟师抄方，夜晚回家读书。

近些年来，“早临床”似乎已经成了医学教育的一项共识。据说西方有些医学院，在学生入学之初（尚无任何专业知识），即安排到医院见习一段时间。

对于医学生的培养而言，“早临床”的优势是：对未来的职业、疾病的表现、病人的痛苦等等，预先有一个感性的认识，进而激发出内心的责任和学习的动力。

对于中医而言，“早临床”的优势还表现为徒弟对师傅临床经验的传承：通过尽早临床跟诊，徒弟可以在短期内掌握师傅诊治疾病的经验。

如果要问我的观点，我可能会根据学生的学习目的和根性的不同而选择不同的教学顺序。

在此，我不想发表长篇大论，只想从另一个角度来认识“早临床”：谈一谈它的弊。

如果中医仅仅是一门经验医学的话，我们尽可以早跟诊、多跟诊就好了。因为，对于经验医学而言，它的学习过程就可以看成是单纯的临床经验的传承和积累。

不可否认，中医确实有经验医学的某些特点。但是如果仅仅把中医的教学看成是临床经验的传递，我想不仅我不会同意，历代医家也不会认同。

在佛家，一位真正具有登坛说法资格的修行人，必须获得一定的证量。也就是说，他在佛法上，不仅仅是停留于知识层面上的认识，必须具有真修和实证，而且证的“量”还不能太小。

在这一点上，中医跟佛法确有类同：历代医家对于中医的学习都强调一个“悟”字。然而，平心而论，自古至今，有人已悟，有人未悟；有人小悟，有人大悟；有人悟得深而广，有人悟得浅而窄。

从“悟”的造字来看，其义是指“吾”“心”的觉醒。

禅宗强调：这个“悟”，不能用言语、文字来表达，必须通过自己的身心、性命去体会。师傅可以给你指一条路，然而，你是否愿意上路，在路上能坚持多久，都取决于你自己；而途中的种种苦乐顺逆，也唯有自己承担。

中医的学习也有类于此：一名真正意义上的师傅，必须具备一定的“证量”，他也不会轻易将证悟所得告诉徒弟。这并非师傅吝啬，实在是因为这样做，效果甚微，有时甚至适得其反（障碍徒弟自心觉醒之路）。

回到“早临床的弊端”这个主题。下面，我举一个具体的例子。

诚然，本人非大悟之人，仅仅有一点小悟而已。我现在临床使用的方剂，由多而渐少。有时，一天门诊，数十位病人，男女老少，病种各异，而我使用的方剂，仅有3、5首而已（进行简单化裁），甚至有1、2首方子占了绝大的比例。

试想，如果跟诊的学生没有“自悟”的过程，甚至连“自悟”的理念都没有，他（她）将作何感想？

他（她）可能会认为：学中医太容易了，3、5张方子就足以应付天下之病了。

如果这样，学生的“自悟”之路就可能被障碍住了。

他（她）不明白：董老师为什么会从千千万万张古方里选出这3、5张。他（她）更不知道：董老师专志于仲景之学七八年之后，又用了半个月时间闭门谢客，潜心反思与参悟，才终有所得。

教育本来就是百年大计，而中医人才的培养尤其不易，它既要遵循传统，又不能脱离当代，其中种种环节，实在难以尽述。以上仅是笔者一孔之见，与学生共勉，也就教于海内方家。

药物滥用，将摧毁你的自愈力

在一些媒体上经常能看到所谓“人生三大幸事”之类的话，各种说法，琳琅满目。从医日久，猛然发现，人生还有“一大幸”好像无人提及，但我认为它才是“幸中之幸”，这就是：老来不吃药。

经常看到一些老年人每天大把大把地吃各种药片，最终仍然病痛缠身。种种痛苦，有些是疾病本身造成的，有些则是由常年吃药所致。

特别是一些治疗慢性病的西药，长期服用，虽然可以控制某方面的症状，但往往会造成其他的问题，这就是所谓的副作用或不良反应。

出现问题之后，医生的处置往往只有两种：1. 再换一种有类似作用但在这方面不良反应较小的药；2. 再加用一种药来对治新出现的问题。平心而论，无论是哪一种，都不是从根本意义上解决问题的办法。

作为一名中医，我越来越感到：现代的医学、现代的医生（包括一部分西医和中医）越来越追求“有为”——我们绞尽脑汁去研制新药，去发明新的诊断和治疗仪器；我们以此为傲，以此为进步。

殊不知，古人说：“人身自有大药！”这种“大药”，就是人体的自我调整能力（或称“自愈力”）。

《伤寒论》的开篇，在谈桂枝汤等方药之前，连续用了4则条文（第7-10条）集中讨论了太阳病的“自愈”和“欲解时”等问题，可见张仲景对人体“自愈力”的重视。

过度的“有为”不仅会摧毁我们身体中本有的“大药”，还会衍生种种新的问题。最典型的例子就是抗生素、激素的滥用所造成的危害。

当然，“有为”与“无为”是一种辨证的关系，不可以过分强调某一方面。什么时候该“有为而治”，什么时候该“无为而治”，唯有智者能准确把握。

一代宗师为何不著书？

自古医界，开宗立派之人，多有著作传世，“金元四大家”是最典型的代表。

然而，清代鼎盛时期，苏州有一位医生，在当时已名扬天下，后世更受到无数学者的顶礼膜拜，被奉为“一代宗师”，却无真正意义上的著作传世（留存文字多为其学生所整理）。他，就是大名鼎鼎的叶天士（名桂，字天士）。

对于“一代宗师为何没有著作传世”这个问题，历来是这样解释的：“叶天士生前伤病盈门，日日忙于诊治病人，无暇亲笔著述。”我上大学的时候，老师们就是这样解释的。

这种解释当然没什么原则性的错误，却给我们留下这样一个印象：叶老先生除了吃饭、睡觉之外，都在不停地为患者诊脉、开方——整日忙得不可开交。

其实，对叶天士的生平稍加研究，再结合自己的从医体会，可以发现：事实并非如上所述。

病人多，是客观事实，但也并非没有闲暇的时候。我们看看《温热论》的成篇过程：据说，某日叶老先生带着群弟子泛舟游于太湖之上，应学生之请，即兴作了一场小规模讲座，《温热论》就是当时学生留下来的笔记。

除了出游、讲课之外，叶老先生的闲暇时光都在干什么呢？《清史稿 · 叶桂传》露出了一点端倪：叶桂在世八十年，临终前警戒他的儿子们说：“医可为而不可为，必天资敏悟，读万卷书，而后可以济世。”

可见，叶老先生平日虽不动笔写书，但一定是夜夜读书（年轻时的叶天士还四处访师求道，曾先后拜17位老师）。

是的，只要选择了中医，就不能奢望一蹴而就。“白天看病，晚上读书”，“活到老，学到老”，自古名医，无不如此。临床遇到的病情千变万化，即便是有着相当悟性和丰富经验的医生，也难以能做到个个都胸有成竹。因此，必须不断地读书，吸收前人的经验并结合自己的思考。

实际上，名气越大，病人越多，需要钻研的临床问题就会越多，我想，这就是叶老先生夜夜忙于“读书”而无暇“著书”的原因所在，这也是一位负责任的医生的真实写照。

对于中医师而言，读书主要分两大块：

（1）按自己的计划读书：比如，已经下决心重新研读《伤寒论》，那么每晚就必须研究3-5条，如此循序渐进，方能积少成多；

（2）有针对性的读书：比如，近期在临床遇到的棘手病例，必须有针对性地对这方面资料进行收集、整理和研究。

医生最忌：盲目地自我感觉良好，不总结、不反思，不阅读、不钻研，最终，恍惚度日、毫无所得。

一代宗师尚须勤学，更何况我们这些后生晚辈呢！

医不叩门,“叩”还是“不叩”

“医不叩门”,历来被视为医家守则。

确实,在很多时候,不要说旁人,即使是自己的亲朋好友生病,如果对方不请,作为医生的你也不可轻易过问。这并非医者心地不够慈悲,实在是因为其中有一些不得不考虑的“人情”。

历代医家都强调,医者要“不失人情”。所谓“不失人情”,就是要充分顾及人心的微妙之处。

“不请自往”,为什么是医者的禁忌呢?因为:对方既然没有请你看病的主观动机,也就说明他(她)对你的信任程度并不高。如果没有充分的信任作为前提,医患双方是难以达到共同努力、战胜病魔的目的的。

“不请”,自然是无信任可言;即使是“请”,也不见得有“八分的信任”。我的一位同道好友曾跟我直言:他从来不在诊室之外帮人诊脉。他告诉我:他曾多次在饭桌上拒绝为人诊脉。

作为中医,我也多次遇到这种情况:在朋友聚会的时候,有相熟的,也有不太相熟的,有些人在听说自己是中医时,就会伸出手来非常热切地想让我把把脉,当然也会随口说上几句饱含热情的恭维的话。起初,我都会非常用心地诊脉,并分析健康状况,甚至在其要求下,开出处方。

不过,这样的事经历多了,我渐渐发现:很大一部分“饭桌上的病人”,往往在“饭终人散”之后,就没了任何的消息。这样也就渐渐醒悟:他们并不珍惜你的劳动,甚至仅仅是让你诊诊脉,聊作消遣而已。

当然,这有“以小人之心,度君子之腹”的嫌疑;但如果真是这样,我想任何一位医者,都会感到心寒。因为,一位负责任的医生在给人诊病时所付出的脑力劳动的强度，不是一般人所能理解的。

我想，我那位好友之所以不在诊室之外帮人诊脉，大概有这方面的考虑吧。

医学之所谓“广博”，不仅是因为其科学体系的庞大复杂，还因为它是研究“人”的学问。正因为这样，无数先贤才会谆谆告诫后世学者：要“不失人情”。

那么，“医不叩门”是不是就是铁的定律呢？当然不是！

这个老祖宗留下来的规矩，在大部分情况下，我们是要遵从的。但有时也有例外。在某些情况下，即使患者没有明确、积极地“请”，你也可以轻轻地叩一下门。

一种情况是：你非常确信，你一旦出手，马上就能帮患者解除病痛，而且这时患者也乐于接受你的帮助。

比如，微信公众号“医路偕行”此前曾刊登我的一篇文章《考车、治病两不误》，记述我在排队等待考车时，主动出手帮一位陌生人点穴治疗急性腰扭伤的事情。

还有一种情况是：患者虽然没有非常主动的要求，但内心对你还是有足够的信任。这个时候，或许你并没有十成的把握，但你认为自己对于患者的诊治还有一定的施展空间。这个时候，也可以轻轻地叩一下门。

最近，我也遇到了第二种情况。

一位大姐经朋友（我的老病人）介绍前来门诊求治，她的主要问题是：3年前出现“咽干”，后来逐渐发展为“舌干，舌尖麻、疼”，期间多方求治，效果不佳。

首诊，我开的是柴胡桂枝干姜汤；复诊时，尽管效果不大，这位大姐还给我介绍了几位病人过来（我想，并非因为我的医术高明，大概是因为看我比较顺眼吧)。大姐说:“我坚信您能治好我的病!”

就这样,一直到第五诊,她介绍的几位病人早就有很明显的疗效了,她自己连续吃了4周的药(期间两次变换治疗思路),却仍然无大改善。

这时,她有点犹豫:“董大夫,您看我还有必要继续吃药吗?”我注视着她,轻轻地说了一句:“对于您的病情,我这个礼拜又做了一番新的思考和钻研,我建议您再吃一周看看。”

第五诊,我开了一张只有7味药的小方。我说:“期待您下周给我带来好消息。”

第六诊,大姐如期而至。我满怀希望地询问:“情况怎样?”大姐说:“好像还是老样子。”

要是以往,面对这种情况,我或许真要崩溃了;但奇怪的是,这一次,我的内心依然非常笃定。只是在上周原方的基础上,把其中的一味药的剂量稍微加大了一点,又加了一味肉桂。

昨天,大姐因为有事没能来门诊,她让朋友稍来了一句话:“董大夫,终于见效啦!”并且特意要去了我的联系方式。

今晚,大姐通过微信跟我联系,我让她继续吃几副药巩固疗效,下周六再看。

在这个圣诞夜,也送上我们对大姐衷心的祝福。希望她能够越来越好!

主要参考书目

《医学衷中参西录》(民国)张锡纯 著,人民卫生出版社,2006

《伤寒发微》(民国)曹颖甫 著,学苑出版社,2011

《伤寒论方解》中国医学科学院江苏分院中医研究所 编,江苏人民出版社,1959

《中医历代方论精选》李飞 主编,江苏科学技术出版社,1998

《伤寒学》熊曼琪 主编,中国中医药出版社,2003

《金匮要略》范永升 主编,中国中医药出版社,2003

《方剂学》邓中甲 主编,中国中医药出版社,2003

《张仲景方剂学》吕志杰 主编,中国医药科技出版社,2004

《岳美中医案集》中国中医研究院 编,人民卫生出版社,2005

《谦斋医学讲稿》秦伯未 著,上海科学技术出版社,2009

《黄煌经方使用手册》黄煌 编著,中国中医药出版社,2010

《伤寒论方剂当代研究》张保国 著,科学出版社,2011

《神农本草經輯注》马继兴 编,人民卫生出版社,2013

《许叔微医学全书》刘景超等 主编,中国中医药出版社,2006

《注解伤寒论》(金)成无已 著,人民卫生出版社,2012

《伤寒明理论》(金)成无已 著,学苑出版社,2008

《伤寒论条辨》(明)方有执 著,山西科技出版社,2009

《金镜内台方议》(明)许宏 著,上海卫生出版社,1957

《医方考》(明)吴昆 著;张宽等 整理,人民卫生出版社,2007

《医宗金鉴》(清)吴谦等 编;郑金生 整理,人民卫生出版社,2006

《金匮要略方论本义》(清)魏荔彤 著;松江何等 评定,杜雨茂等 点校,人民卫生出版社,1997

《伤寒来苏集·伤寒附翼》(清)柯琴 著,中国中医药出版社,2008

《绛雪园古方选注》(清)王子接 著,中国中医药出版社,1993

《伤寒溯源集》(清)钱潢 著,学苑出版社,2009

《金匮要略心典》(清)尤怡 著,中国中医药出版社,2009

《张璐医学全书》(清)张璐 著,张民庆等 主编,中国中医药出版社,1998

《医门棒喝》(清)章楠 著,李玉清等 校,中国医药科技出版社,2011

《血证论》(清)唐宗海 著,魏武英等 整理,人民卫生出版社,2013

《伤寒贯珠集》(清)尤在泾 著,张立平 校,学苑出版社,2009

《金匮要略论注》(清)徐忠可 著,邓明仲等 点校,人民卫生出版社,1993

《金匮方歌括》(清)陈修园 著,上海中医药大学出版社,2006

《长沙方歌括白话解(第2版)》聂惠民等 编著,人民卫生出版社,2006

《温病条辨》(清)吴瑭 著,南京中医药大学温病学教研室 整理,人民卫生出版社,2005

《王旭高医书六种》(清)王泰林 著,上海科学技术出版社,1979

《成方便读》(清)张秉成 著,张效霞 校,学苑出版社,2010

《古今名医方论》(清)罗美 著,李飞等 校,中国中医药出版社,2007

图书在版编目（CIP）数据

经方浅悟 / 董正平著. -- 北京 : 中医古籍出版社，2017.9

ISBN 978-7-5152-1518-1

Ⅰ. ①经… Ⅱ. ①董… Ⅲ. ①经方—汇编 Ⅳ. ①R289.2

中国版本图书馆CIP数据核字（2017）第168835号

经方浅悟

董正平　**著**

责任编辑　赵东升

装帧设计　默慧文化

出版发行　中医古籍出版社

社　　址　北京东直门内南小街16号（100700）

印　　刷　北京艺堂印刷有限公司

开　　本　710×1000毫米　1/16

印　　张　25

字　　数　300千字

版　　次　2017年9月第1版　2017年9月第1次印刷

印　　数　00001-10000册

书　　号　ISBN 978-7-5152-1518-1

定　　价　39.80元